自然が正しい

C'EST LA NATURE QUI A RAISON

モーリス・メセゲ
Maurice Mességué
グロッセ世津子●訳

地《ち》湧《ゆう》社

自然が正しい

自然が正しい　目次

第5章　ハーブに秘められた効能　127

第6章　病気は警鐘　183

＊本文中の小さな〔　〕内は訳注です。

パリ
フシュロール
プロヴァン
セーヌ＝エ＝マルヌ県
フランス
フルーランス
ギャヴァレ
バルジャック
トゥールーズ
ガスコーニュ地方
オート＝
プロヴァンス地方
ガール県
ジェール県
オート＝
ガロンヌ県

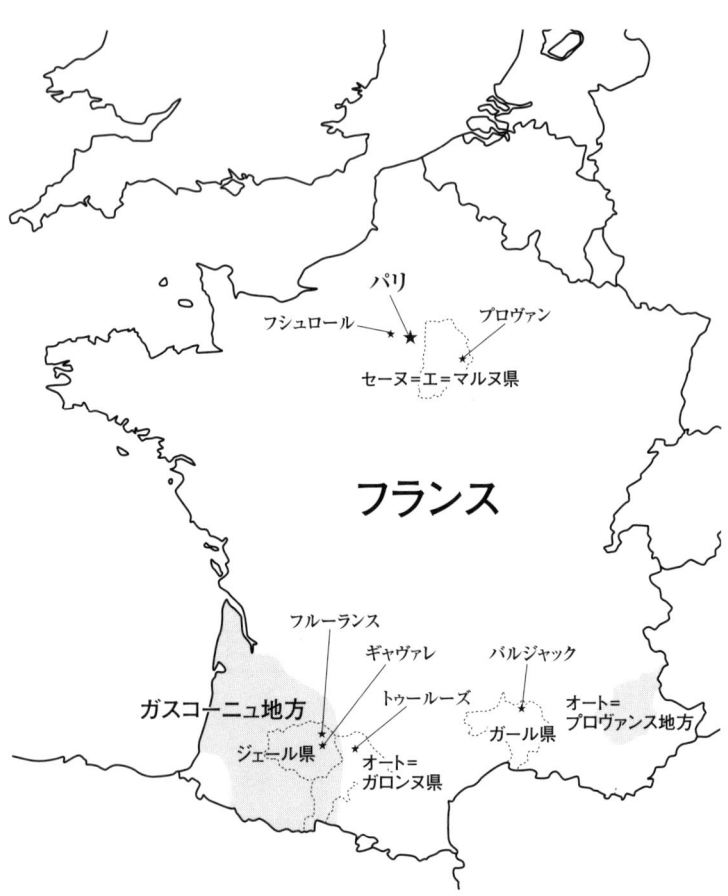

第1章　魔女裁判——汚染

ずいぶん昔のことですが、ジェール県〔フランス南西部のガスコーニュ地方の一部〕にあるギャヴァレという小さな村で、私は子ども時代を過ごしました。なんだ、また子どものころの話か、田舎の話かと言われるかもしれませんが、いつであれ、はるか遠く物事の根源にさかのぼってみる価値はあります。ギャヴァレでは、人間よりも動物の数のほうが多いという状況でした。大型の家畜だけではなく、乗客の重みで壊れそうなノアの方舟《はこぶね》のように、あらゆる種類の小動物も含めてです。ごく自然ないざこざはもちろんありましたが、人間も動物もみな仲良く一緒に暮らしていました。晩春から初秋にかけてのすごしやすい季節には、垣根の下で昼寝ができたためしはありません。垣根に棲む野鳥の鳴き声がそれほどどうるさかったのです。私の足のあいだを転がるように走り抜けるウサギたちは、私が生長を楽しみにしていた草を食べまくり、伸びる暇さえ与えませんでした。

でも近頃は、故郷に帰ると恐ろしくなります。畑にもうウサギはいません。垣根にももう鳥は棲んでいません。ほかの動物たちもいなくなってしまいました（専門家の計算によると、地球上からおよそ百二十種の哺乳類と二百五十種の鳥類が消滅したそうです）。ノアの方舟は荒廃し、人間はますます孤立していきます。

いったい何が起きたのでしょうか？　どうして、おとぎ話がこんなに悪い結末を迎えるのでしょうか。おとぎ話には魔女がつきものですから、きっと魔女がいるのです。呪いの視線を動物や人間や作物に投げかけた魔女、全部台無しにしてしまった魔女が。

昔、田舎では魔女がいると信じられていて、警戒し、監視し、裁き、火あぶりの刑に処していました。その後、理性と科学の時代になり、善良な人々は、魔女なんて存在しない、それは単なる想像の産物で、心配する必要などなかったのだと言われました。でも、それは誤りです。魔女は今でも存在します。自ら魔女の見習いを買って出る人間が、自分たちで魔女をつくり出しているのです。人間の頭から生まれる呪文で武装した魔女を。

ですから、中世のように魔女裁判を復活させて、グレーヴ広場〔パリのセーヌ河岸、今の市庁広場に当たる。そこで公開処刑をした〕で犯人を火あぶりにしなければなりません。私は、まさにそうしようと思います。

地球に死をまき散らす魔女を告発します。後ろ指をさします。読者のみなさんもご存知でしょう。それは、「環境汚染」です。

声を大にして言いたいのです。魔女集会はもうやめなければいけません。人間が最終決定権をもち、運命を掌握し、子孫を救わなければなりません。「自分の死後、大洪水が起ころうと知ったことではない」と言うことはできません。このまま行くと、ノアの方舟の話のようになってしまいます。その前に行動を起こし、環境汚染という大虐殺の生き残りである動物たちと一緒に方舟に乗って、彼らがふたたび子孫を増やすことのできる港へと無事連れていってあげなければなりません。

まずこの大虐殺の犯人を探しましょう。そして、環境汚染裁判を起こしましょう。裁判についてはよく知っています。ずいぶんしましたから。何年も自分の弁護のために呼ばれました。今では、役割が逆転しました。起訴するのは私です。でも踏むべき手順は熟知しているので、作法に従いました。

一九七一年六月二十七日、私が町長を務めるジェール県のフルーランスで、「全国自然保護会議」

を開催したのです。「環境汚染を告発する全国訴訟」と呼んでもよかったのですが、これではちょっと響きがおどろおどろしくて、人が集まらなかったかもしれません。

とは言うものの、実際は訴訟なのです。検察側の証人席には、専門家、医師、研究者、農学者が座っていました。歴史から学ぶことのできそうな判事や公的立場にある人も何人か招待しました。そして、一般の人も。庶民的な裁判所にしたかったので、誰でも出席するように呼びかけたのですが、成功したと思います。千五百人もの人が集まりました。

傍聴禁止はこうした行動の主旨に反することですから、裁判はフルーランスの中心にある、昔の卸売市場の屋根の下で公然と行われました。まさにぴったりの空間でした。十三世紀の城塞を想像してみてください。敵の襲撃の際に村人の避難場所であった「村庁舎」を防備する、あの強固な建造物です。では、現代にどうして？　それこそ我々をここに導いたのは、敵の襲撃があったからではないでしょうか。襲撃の中でも最も腹黒く、破壊的なやつです。この社会の敵ナンバーワンと闘うために、町民が団結して参加したのです。

市場広場にある「四季の噴水」〔十九世紀に市場広場の四隅に造られた噴水。それぞれが各季節を表す〕、道路沿いの水鉢型プランター、そしてあらゆるバルコニーが、花で埋めつくされるよう力説しました。もちろん、町民には贅沢《ぜいたく》な出費だと非難されましたが。「町長はやりすぎだ。こんな小さな町にこんなに花を使うなんて。高くつくだろうに」

けれども私は縁起をかつぐ人間です。裁判の日に花、それは欠かせないものでした。

かつて、ペストが蔓延する界隈では、瘴気祓《しょうきばら》いをするために、ミント類やほかの香りのするハーブの束を鼻先に掲げもったものです（ちなみに、十七世紀にペストの大流行を経験しているフルーランス町民は、私が何の話をしているかわかっています)。アラブ諸国の露天市では、今でもこういった習慣が残っています。

ときどき、私はささいなことを根拠に理論を構築すると非難されます。確かにそういう面もあります。ささいなことが好きなのです。私は、単純な人間です。木は、私にとって森より大切であり、専門家が示す環境汚染で全滅した種の統計より、私の手の中の死んだ鳥のほうがかわいそうに思えるのです。町民のみなさんが署名した協定書以上に、私の町フルーランスの質素な家のバルコニーに咲く花に感動するのです。あの日は、花鉢の数を数えました。そして、みんなが私に賛同してくれているということがわかりました。裁判のあとで、全員が「有罪」に票を入れるだろうということもわかりました。

結局そうなるとわかっていたのに、どうしてあんな大騒ぎをしたのでしょうか? 私が正しいことを証明するには、専門家を身近に連ねる必要があったからです。いつも証拠を求められますから。しかし、私に証拠はありません。本能的に物事がわかるだけです。証明することはできません。そうやって治療し、そうやって生き、そうやってあらゆる行動を起こしています。本能的に。

あの日、環境汚染の専門家が言ったことは、世界を震撼させるに足るものでした。彼らは、旧約聖書の黙示録に出てくる光景――毒に汚染された川、不毛と化した大地、荒廃した森林、死に絶えた動物たち、煙と有毒ガスに満ちた世界、恐ろしい病に体が利かず、おろおろしながらさまよう人間たち、を描写したのです。

発表のすべてをご紹介はしません。それが目的ではありませんから。それに今日では、この問題に関する本や報告書や講演に事欠きませんし。参加者も、身のまわりで目撃した環境汚染の実態について発言しました。彼らの証言は、私にも専門家にも貴重なものでした。

犯人がいつも名刺を置いていくわけではないのですが、すぐに「環境汚染」が犯人だと判明した災害の話も聞きました。

こうした証言を聞いて、確信しました。二十年前、私の考えを説明しても、砂漠で説教しているような気になったものです。それが、今では同じことを話しているのに、こんなに多くの農家や著名な専門家が一同に会して支持してくれるのです。勇気がみなぎる思いでした。そして、声を限りに叫びます。「環境汚染よ、ストップ。必ず負かしてみせる、さもないと我々が環境汚染にやられてしまうぞ！」

それは、もう死活問題でした。この本を書いているあいだに、私の鶏が二羽鶏小屋で死にました。獣医を呼ぶと、「ゾウムシの駆除処理をした小麦を食べたんでしょう」とのことです。

そこで、買わせてあった小麦の袋を二つすぐに捨てました。私の鶏小屋にいるほかの鶏たちが、同じ理由で死ぬのを見過ごすわけにはいきません。たとえ鶏が生き延びても、それを食べる私の子どもたちが病気になるのを見過ごすわけにもいきません。

殺虫剤の裁判では、ＤＤＴをはじめ他のあらゆる「破壊者」に対する大々的な反対運動と同等の扱いで、死んだ二羽の鶏も名を連ねました。確かにゾウムシは、多大な被害をもたらしました。コロラドハムシも、ネアブラムシも、コガネムシも、アブラムシも、ケムシも。これらの虫は、確かに聖書に出てくる「エジプトの災い」かもしれませんが、抹殺するために限度を超してしまいました。一匹のハエをつぶすために原子爆弾を落とすようなものです。哀れなクモやイガやあるいはハエが、アパートを横断するたびに、家庭の奥さんがたは殺虫剤のスプレー缶に駆け寄りますが、あとで私のところに来るのです。やれ子どもが湿疹だ、夫がぜんそくだ、自分自身もアレルギーだと言って。奥さんがたは、関係ないと思っているでしょうが、私は大いに関係があると思っています。

ええ、確かに我々の頭にはもうシラミはいません、ベッドにノミはいません、がらくたの中にいつもいたカメムシも。がらくたももうありませんがね。我々は、衛生的な暮らしをしています。我々は清潔な人間です。清潔ですが死んでいる、いやそこまでいかなくても、今にも死にそうです。

飛行中に雷に打たれて死んだ鳥を解剖してみると、有機塩素だらけだったなんて発見もあります。鳥の解剖は私の仕事ではありません。鳥のことがあまりにも好きなので。でも科学分野の人たちは毎日しています。これは、フランス南西部の自然保護協会の代表で農業技師でもあるマック・クルオが、全国環境汚染会議でほかの発表と肩を並べて報告したものです。

私自身も、以前アルザスで借りた狩猟場でキジが死ぬのを見ました。猟場の番人に尋ねると、

「ジャガイモについたコロラドハネムシを食べたからですよ」

「というと?」

「ジャガイモには、殺虫剤がかかっていたんです」

ということは、そのジャガイモの葉を食べたコロラドハネムシを食べて、キジが死んだということになります。すると、同じ植物の根(塊茎)を食べる我々は、どうなってしまうのでしょう?

人間が介在する罪の一つとして、病気のニレに散布されるDDTを挙げなければなりません。ニレは秋に落葉します。ミミズがその葉を食べます。ロビン〔ヨーロッパコマドリ〕がミミズを食べて、不妊症になります。ヤマシギにも同じことが起こります。

ある日、ロワール渓谷で果樹栽培をしている人がこんな話をしてくれました。

「果樹園で落ちたリンゴを食べた子豚が、一時間も経たないうちにたくさん死んでしまいました」リンゴをかじるということは、アダムにとって罪だったかもしれませんが、子豚には関係のないことです。なのに、どうして罰せられたのでしょう。果樹栽培者は、こう付け加えました。

「実は、数日前にリンゴに殺虫剤をかけたんです」

彼自身も、手に負えない湿疹に苦しんでいましたが、原因は明らかでした。果樹栽培という職業はさまざまな疾患にさらされていますが、すべて原因は同じです。この問題に関する科学的調査もされましたし、関係者はそのことを充分知っていて、危険を受け容れているのです。まあ、それは当事者の問題としましょう。しかし、こうした危険を、まったくそういう意識のない消費者に押しつける権利はありません。

一家の主婦が、家族の健康を考えてスープを作ろうとリーキを買うとき、たぶん自分が毒を盛ることになるとは思ってもみないでしょう。このネギが、殺虫剤の中でも最も危険なパラチオン処理されたことは知りもしないのですから。この薬品散布は、収穫の二週間前に止めなくてはならないことになっていますが、こうした規定が守られているという保証はあるのでしょうか？　いっさいありません。チェックされないのです。

怠慢が原因のこともあります。偶然が原因になることも。不幸な事情が重なることも。最近、友人が私の住んでいる地方に、夏休み用の家を借りました。都会人ですから、果樹園の木にスミレ色のプラムを見つけてすっかりうれしくなり、田舎での休暇の思い出に、この太陽がいっぱい詰まったおいしい瓶詰を持ち帰ろうと、ジャムを作ることにしました。瓶に詰めながら、当然味見したいという衝動に勝てませんでした。一時間後、家族全員六人、トゥールーズ〔フランス南西部にあるオート＝ガロンヌ県の県庁所在地〕の病院に運ばれました。中毒です。

あとで調べた結果、責任の所在がわかりました。家の大家さんが、貸す直前に殺虫剤をかけたのですが、伝えるのを怠ったのです。

友人一家は無事でしたが、一九七一年四月三十日に男性が一人、これといった理由もなく突然亡くなりました。十八歳のルネ・デュロさんは、ブドウ畑に農薬散布したばかりでした。三面記事程度のものにすぎないと言われるかもしれませんが、犯罪がまた一つ増えたのです、しかも誰の仕業か明らかな犯罪です。

私は化学はあまり得意ではないので、自由販売の殺虫剤と恐るべき大量兵器の見分けがつきません。とは言うものの、それほど賢くなくても、包装に書いてある成分の中から例えばヒ素の派生物を見つけることはできます。ヒ素ですよ！　イタリア貴族のボルジア家では、すでに使っていました。現代でも夫や姑を毒殺したいということでしたら、簡単です。その辺の小動物を殺すという名目で畑に送り出すのです。手袋も、マスクも、メガネも取り上げて。まあ、好きなたばこくらいはポケットにしのばせてあげてください。彼らは、戻ってきません。

説明しましょう。しごく簡単です。手元に殺虫剤の使用説明書があります。メガネがなくて読めないようでしたら、命取りになるような間違いを犯して死んでしまうかもしれませんよ。まず、これが第一段階です。

この農薬を使用するにあたっての注意事項をそのまま読み上げます。

《散布中食べないこと、飲まないこと、吸わないこと。上着とゴム手袋とサンバイザー着用のこと。噴霧の吸引を避ける。強風時の使用は避ける。作業後、水と石鹸でよく洗う。不調を感じたら医師に相談する。混合液の残りを動物が飲みそうな水や魚の棲む川に流さない。器具を念入りに洗浄する。草が充分濡れる程度に雨が降らない限り、散布した畑周辺の草を動物が食《は》むことを妨げる。空になった包装容器は解体する……》

《特定の要因（環境、風、気温など）の影響下では、除草ホルモンは、散布場所の近隣において、農薬に弱い作物（ブドウ、果樹、野菜など）に被害をもたらす危険があるので、薬品が飛び散らないように要注意》

《風のない、できれば日陰で気温二十度以下の穏やかな日のみ散布すること。日陰で二五度以上のときは、絶対しないこと……》

《食べ物から離し、子どもの手の届かないところに置く。可燃性。凍結厳禁》

ということは、爆発物のように農薬を取り扱わなければならないということです。そういえば、大半は、意味深長な髑髏《どくろ》の絵がついています。ただし、おしゃれな箱や容器を売り物にするパンフレットにはついていませんが。

殺虫剤の使用説明書を読むと、例外なくこんなことが書いてあります。《製造業者は、事故に対する責任をいっさい負いかねます……》もう少し慎重派は、すでに列挙した危険に加えて、《不測の事態》と明記しています。

ある有名な殺虫剤にはこんなことが書かれています。《薬効：十五日》さらに、《使用期限は収穫の十五日前まで》。ということは、十四日目にはまだ強い毒性をもつこの薬は、十六日目には、まったく無害で私たちの食卓に上る勘定です。身震いしてしまいます！

ここで殺虫剤についてお話していることは、除草剤にも、殺菌剤にも、殺鼠剤《さっそ》（齧歯類《げっしるい》を殺す）にも言えることです……。

こうした薬品は、すべて「農薬」――疫病神すべてを破壊するもの、というレッテルのもとに分類されています。しかしながら、最悪の災いの種は、我々が考えているようなものではないような気がします。

さらに、動物や人間に与える有害な影響や波紋はあるとしても、少なくともこうした薬品は効果があり、実際狙った「疫病神」は破壊すると考えるかもしれません。果たしてそうでしょうか。

次から次へと殺虫剤に追われた虫は、抵抗力がついてきます。ウィルスにも当てはまる「種の進化」という自然の法則です。ある種が打ち負かされて消え去るかたわら、ほかの種が、よりかたくなになって生まれます。さらに厄介なことには、人間が、結果的に益虫であっても弱い種を殺すために、害虫で抵抗力のある種が発展するのです。益虫が害虫を食べてくれていたのですが、天敵が死んでしまうと、害虫はあらゆるものを押し切って増えていきます。自然のバランスを、人間が崩したのです。研究者たちはこの問題に取り組み、「再出現」という理論を打ち立てました。私は、なんと呼ばれているのか知りませんでしたが、畑ではこうした惨事が毎日起こっているということを風の便りに聞いていました。

私のいとこのミッシェル・デカンは、私が子ども時代を過ごした村ギャヴァレで、相変わらず土地を耕していて、時折、彼がいかに気落ちしているかを語ってくれます。

「モーリス、ここ十年どうしていいかもうわからなくなっているんだ。ブドウにつく虫を追い払おうと薬をかけると、今度は、ハダニでいっぱいになる。確かにブドウにいた虫はいなくなるんだが、ハダニが毎年春に戻ってきては、どんどん被害を大きくするんだ」

「それで、ハダニ退治にほかの殺虫剤を使うのかい？」

「それが、残念ながらないんだよ！　ハダニには、何にも効かないんだ」

それから、毎年春が来ると、いとこにハダニはどうなったか聞くようになり、ある日、二年前のことですが、ミッシェルはとうとうこう言いました。

「モーリス、もううんざりだ。一つ試してみようと思うんだ。徐々に薬品散布を減らしていくことにした。どうなるか様子を見ることにしたよ」

私は、この実験の経過を毎月追ってみました。もう二年続いています。いとこのブドウ畑のハダニは消えました。房につく虫はほとんど目立たないので、気がつかないくらいです。何が起こったのでしょうか？　自然のバランスが戻ってきたのです。説明はしません。私の仕事ではありませんから。ただ事実を認めるだけです。

いとこのミッシェル・デカンは心配事だらけです。昨日はブドウのことだと思ったら、今日は小麦です。普段は陽気な彼が憂鬱《ゆううつ》な顔をしていると、つい聞いてしまいます。

「ミッシェル、何がうまくいってないのか教えてくれよ。子どもが病気にでもなったのかい？」

「いいやモーリス、病気なのは土地さ。手当しようと薬漬けにするんだが、状況は悪くなる一方だ」

「そうか、もっと詳しく話してくれよ」

「小麦畑だが、ヒナゲシ、ヤグルマギク、アザミがたくさん生えていた。きれいなんだが邪魔になってしまって、除草剤をまいたんだ。一年目は、畑は草もなく良かった。二年目になると、ヒナゲシもヤグルマギクもアザミも消えて、スズメノテッポウとカラスムギだらけになってしまった。カラスムギは恐ろしいやつだよ。小麦畑を食い荒らすのさ」

「そこで店に行って、スズメノテッポウとカラスムギを退治する除草剤はないかって聞いたんだろう?」

「ああ、聞いた。ほかの薬品を売ってくれたが、スズメノテッポウやカラスムギは、実際退治のしようがないと言われたよ。それでも毎年どんどん農薬を増やすんだが、畑は相変わらず汚くなるだけさ……」

なんと言う悪循環でしょう。農業における化学物質の使用は毎年増えています。その量は膨大です。だからといって、何も解決されていないのです。相変わらず雑草も害虫もはびこっていて、私たちの土地は疲れています。私たちも、長いこと病気して薬を飲みすぎたあとでは疲れますよね。

もし、土地を元気づけようと思って突然化学肥料を与えるのをやめたら、同じ条件下で無肥料だった土地からかつて得られていた収量をかなり下まわるということは、今日では自明の理です。人工的に肥えた土地というのは、絶対休ませてもらえず、実は疲弊しているのです。何がなんでも生産するように、ひたすら人間に鍛えられるのです。しかし、私たちは、大地自身の豊穣《ほうじょう》さを取り戻そうなんてことは考えもしません。

さらに、化学物質の使用は、輪作などにも問題を引き起こします。農家は、意に反して難解な計算をし、「残留期間」の法則を学び、説明書に書かれている文言を注意深く読むのです。

六か月残留する除草剤もあれば、一年あるいはそれ以上のものもあります。いろいろな種類の穀類に対してどのような影響をおよぼすか、警戒する必要があります。例えば、なかなか消えないある種の農薬(小麦を駄目にするが、トウモロコシは駄目にしない)で処理したトウモロコシ畑に小麦を蒔《ま》くとしたら、二年は待たなければなりません。

大地だけが、このような乱暴な扱いに苦しんでいるわけではありません。水も、被害を蒙っています。畑にばらまかれた化学物質は、雨に運ばれて、私たちの水源や池や川を汚染していきます。

何千という魚が死に、家畜はもう水を飲むことはできないのです。昔、私はギャヴァレの近くにある水源という水源、小川という小川を知りつくしていました。田舎の子どもであった私は、よく涼みにいったものです。手のひらで澄んだ水をすくい上げ、これ以上の喜びはないくらいおいしい水を飲んだものです。今では、水源から家畜の群れを離し、毒を飲まないように、汚染された水源のまわりに有刺鉄線を張り巡らしている有様です。

昔のような水はもうほとんど見つかりません。水は、むしろ我々を脅かす存在になりつつあります。チフスや赤痢など危険な細菌に汚染された川ではもう泳げません。どす黒い潮が、海岸を襲います。我々が吸っている空気も、車や工場から出る有害ガスを含み、他のものよりましとは言えません。人間のあらゆる営みから出るごみは、慢性的な悩みの種になっています。私たちは、廃棄物の山に飲みこまれています。殺虫剤の空の容器を川に捨てて汚染する農家から、廃棄物を吐き出して近隣を汚染する工場まで、ごみを捨てるためになんと多くの罪を犯していることでしょうか。

ゼロが多い数字を覚えることは苦手な私ですら、その数には圧倒されます。イル・ルースの現市長で、友人の一人であるパスキーニ先生の警告的な言葉を思い出します。一九六四年のことですが、当時彼は国民議会の副議長を務めていました。

「環境汚染に関する初めての法律に投票したんだけれど」と、彼は言いました。「これを機に、フランスの川に捨てられたごみの量を計算してみたんだが、モーリス、どのくらいか見当がつくかい？」

「さっぱり」

「およそ六百万トンにもなるんだよ。なんと貨物列車一万台分さ」

私は愕然《がくぜん》としました。この一万台の貨物列車が、学校の授業で我々が得意げに学び、大切にしなさいと言われたあの美しい川へ、汚物をまき散らしている様子を想像してしまいました。

この友人ピエール・パスキーニは、私同様、狂信的な自然保護者なのですが、つい最近、ある特殊なケースの話をしてくれました。規模が小さいからといって、取るに足りないとは言えない話です。

「かなり悲しい裁判の弁護をやったところなんだよ。原告は、オート＝プロヴァンス地方にある小さなイゾル川なんだが、人間の怠慢で死んでしまったんだ。ある日、釣り人が、何千という鱒《ます》が腹を上にして死んでいるのを発見したんだ。調べてみると、数キロ離れた上流で、カタツムリの殻を塩素で洗った人たちがいて、結果的にイゾル川を汚したということが四か月かかってやっとわかったんだ」

香水で有名なグラース〔カンヌ北方の観光保養地〕に住むもう一人の友人も、彼の懸念を語ってくれました。

「君はいいよね。花畑に囲まれて暮らしているんだから」と、私は言いました。

「ところが、ちっともなんだよ。グラース地方は、汚染の濃度がかなり高いって知ってたかい？香水工場の廃棄物には濃度の高い化学物質が含まれていて、地域の川を汚しているんだ。人間にも動物にも影響が出て、汚染反対運動の引き金になったのさ」

耳を疑いました。グラースは、バラとジャスミンの畑に囲まれて暮らすことを夢見させる小さな町なのに！

今では、バラさえも汚染されているとは。見た目にこんなに美しく、触れるとこんなに柔らかく、香りはこんなにフレッシュなバラが、どうやったら死ぬのでしょうか？　バラをつねに崇拝し、バラに囲まれて生きてきた私にとって、痛みを伴う話でした。やはり、「魔女」はいたるところにいて、最も魅惑的な装いに身を隠し、我々を欺こうとしているのです。

動物や人間が、大地や水より大切に扱われているなんてことはありません。病気を避けるためというより、もっと収量を上げようという欲にかられて、家畜や家禽《かきん》は化学飼料で育てられます。彼らにとって危険であるばかりか、間接的には我々にも危険なことです。確かに、家畜の結核や口蹄疫《こうていえき》は減少しましたが、代わりにこれまで縁遠かった文明という病気に苦しんではいないでしょうか?

環境汚染裁判において詳しい証拠を提出してくれた農学者マックス・クルオの言葉を、そのまま引用させてもらいます。

「現存する病気のリストに終わりはなく、家畜汚染がどれほど深刻かを物語っております――寄生虫症(カンテツ症、円虫症、コクシジウム症)は一般的に見られ、肝臓の八割までが屠殺場で押収されています。トキソプラスマは、抗生物質を乱用する工場生産の家畜を襲っています。こうした家畜には、骨や筋肉や内臓の退化がみられます」

「家畜のブルセラ症あるいは伝染病による中絶は、年間六百億フランに上ります」

「子牛の敗血症は当たり前で、舎飼いの子牛の三五%が貧血です。法律で禁止されているにもかかわらず、ホルモン剤まで打たれています」

「乳腺炎は、酪農農家の牛小屋では日常茶飯事です」

「人工授精は子宮炎を引き起こし、牝牛に心理的欲求不満からくるコンプレックスが見られます」

貧血の子牛とトラウマの牝牛、かつては田舎の自慢であった美しい動物たちの現状です。

「あぁ町長さん、家畜はもう前のようではありません」と、家畜商人がフルーランスの家畜フェアで私に不平を言います。「昔の家畜はもっとたくましくて抵抗力があったものですよ。ところが今じゃ、あんまりにもひ弱で、放っておくとすぐに細菌や事故の餌食《えじき》ですよ」

「万が一、戦争のせいでフランスからガソリンが消えてなくなるようなことがあったら、犂《すき》を引っ張れる牛は一頭も残っていないでしょう」

ところで、化学肥料で作られた食べ物や病気の動物を食べ、汚染された水を飲んだ人間は、いったいどうなるのでしょうか?

専門家の報告によれば、フランス人の脂肪一キロあたりに四〜五ミリグラムの有機塩素が含まれているそうです。

飛行中に雷に打たれて死んだ野鳥の体から検出されたあの有機塩素です! 人間の脂肪も、野鳥のそれと同じように分析されているのです。「我々の飛翔は中断されなかった」と言う人がいるかもしれませんが。それも、今のところ、ですよ。いったいどのくらいの量に達したら、そう言わなくなるのでしょうか?

我々より慎重な隣人は、こうした一連の毒物施用をやめさせようとしました。イギリスとドイツでは、フランスで日常的に使用されている殺虫剤の大部分を禁止しました。結果として、脂肪中の有機塩素の比率が、一キロあたり二ミリグラムまで減ったそうです。

強力な除草剤は、先天性奇形を引き起こします。事実確認がなされ、広く伝えられました。ニクソン大統領がベトナムでの使用を禁止したほどです。この枯れ葉剤は、ベトナムの森林から葉を一掃し、身を隠す敵に対して効果的な武器だったのです。彼は道徳的観点から使用を禁止しました。この卑劣な武器は、兵士のみならず一般市民、特に子どもたちを襲ったのです。しかも、樹木一本生えない森の中で、女性たちは身体に重度の障害がある赤ん坊を産み落とすことになるのです。

しかし、こうした悲劇が私たちにどんな関係があるのでしょうか？

極めて関係があります。この下生え除去の特効薬は、私たちの領土で自由販売され、さまざまな商品名のもとに農家の人たちに高く評価されているのです。今私の手元にメーカー六社のものがありますが、公表はしません。禁止うんぬんの決定は、高いところから来なければならないものですからね。しかし、政府が必要な対策をとるようになるまで、まだまだ身体障害児（サリドマイド児のことは覚えていますでしょう？）の誕生に立ち会わなければならないのでしょうか。

我々自身の健康より気がかりな子どもたちの健康が、最も頻繁に脅かされています。エネルギーの源だよと、子どもたちに勧めているホウレンソウやニンジンは、伝説的なポパイの上腕二頭筋とバラ色のほっぺをくれるはずが、実は硝酸塩だらけなのです。硝酸塩は、危険な亜硝酸塩に変わります。新生児にこの亜硝酸塩中毒が見られたという報告があります。

美しいけれど完全に人工的なあのリンゴ「ゴールデン」については、なんと言ったらいいのでしょうか。

テレビでキャンペーンを張っているほどです！　魔法使いが白雪姫を亡き者とするためにさし出したあの毒入りリンゴに、ますます似てきています。

「ホルモン入り鶏肉」は、確かに動物の成長を早めても、人間を女性化するという悪影響をおよぼす発情ホルモンの危険ありということで、世論を騒がせました。最も大事なもの、つまり生殖能力にかかわるということで、消費者は強く反応しました。結果、エストロゲン〔発情ホルモン物質〕の使用が、一九六五年のデクレ〔行政権力による文書化された命令〕によってフランスで禁止されました。とは言うものの、一九六九年に、ホルモンで育てられた子牛一万五千頭が発見されましたが。こうした不正行為は、日常茶飯事的に行われています。

ひっきりなしに動物たちに与えられる過剰な抗生物質は、人間にも影響をおよぼします。こうした薬にアレルギー反応を示すこともあるでしょう。もっと深刻なのは、のっぴきならぬ事情から医者が患者に抗生物質を処方しても、患者は飽和状態にあるため、まったく効き目がないということにもなりかねません。

何よりもいちばん危険なのは、科学がまだまだ無力であるガンの恐怖です。にもかかわらず、毎日発ガン物質のリストは長くなるばかりです。もちろん、たばこも煙も有毒ガスも発ガン性がありますが、なんといっても食品に含まれる化学物質に勝るものはないでしょう。名前を挙げればきりがないくらいですが、へこたれないで新しいものを追加せざるをえません。着色料（菓子や保存食品）、固定剤、酸化防止剤、人工香料、成熟促成剤（例えばバナナ用）、酸、アルカリ性塩（ソーダやジャムに入れる）などなど。

かつてはブドウ棚から生まれる自然のジュースであり、我々の先祖の活力の源であったワインは、どんな操作が行われているか知る由もない実験室の飲み物になってしまいました。白ワイン一本に、マッチ箱一個分の硫黄が含まれていることもあります。保存にいいそうです。我々は？　保存してくれるのでしょうかね。あるいはむしろ、火薬に火をつけるようなものではないでしょうか？

以下、法律で認められているワイン添加物の一覧です。

・硫酸カリウム
・無水亜硫酸

・結晶硝酸
・骨炭
・フィチン酸カルシウム
・硫化ナトリウム
・活性炭
・アスコルビン酸
・ソルビン酸
ただし許容量は法律で限定されているということですが、それで安心できるでしょうか?

さあ、公然と魔女狩り宣言をしましょう。世界中の人たちよ、武装しましょう。ある人はペンで、ある人は棒で。全国レベルの運動や個人的行動を起こしましょう。敵を藪《やぶ》の中から狩り出し、火あぶりの薪《まき》を高く積み上げましょう。隣国も亡命を拒むのです。インターポール(国際刑事警察機構)の鋭い監視だけが、「相互汚染」から私たちの惑星を守ることができます。

四方八方勝利するまで、何ものも私たちを止めることはできません。

第2章 人間と植物——和解の時

我々人間の不幸を嘆くより、幸福になるチャンスがあるということをもっと力説してもいいと思います。今日的病とも言える「極端な悲観論」は避けたいものです。

とはいえ、危険が迫ると頭を砂の中に隠すと言われているダチョウのように、「頭隠して尻隠さず」式に、「闘って何になるのだろう。これが現実さ。環境汚染はすでに存在するし、今世紀最大の悪かもしれないが、我々にはどうすることもできない」と言ってしまうのも適切ではありません。

人間はいつでも生き残るために闘ってきましたし、恐怖心は最強の預言者でもあります。どんなに無頓着な人でも、いったん恐怖心に火がつけば、天才的ひらめきが生まれるものです。戦時下では、恐怖心から英雄的行為が生まれたりします。まさに我々は戦時下にあります。環境汚染が我々の共通の敵です。危険の察知が、知恵の始まりです。交通事故を目撃した人は慎重に運転するようになるでしょう。心筋梗塞《しんきんこうそく》を経験した人は体をいたわるようになるでしょう。毒に侵された鶏を見た人は、子どもたちのことを心配するようになるのではありませんか。

その上、時代の流れとして、「率直」であることが良しとされています。医者は、患者が大人らしく行動し、必要な決断を下し、家族を安心させるためにも、患者に真実を伝えたほうがよいと考えるようになっています。時には、患者はこうして新たに獲得した意志の力で困難に立ち向かい、病気が徐々に後退するということも起りうるのです。

環境汚染に対しても、このように立ち向かう必要があります。確かに重要な決定は各国政府に委ねられますが、政府決定を方向づけ、鼓舞し、支持し、後押しするのは世論でなければなりません。推進力は、国民から生まれるのです。

フランスには自然省というものがありますが、仕事を山ほど抱えています。どこに命令を下していいかわからないくらいです。すべてを一からやり直し、規定し、監督しなければならなくなっています。

他国に違わず、この分野において気持ちが動くのが遅々としているフランスですが、それでも無気力の頂点にいるわけではなく、環境汚染に関する国際的政策がまだ固まっていないというのが実情です。この問題に関する国連の態度には、ぞっとします。発展途上国において、今から二〇〇〇年にかけて、化学肥料や殺虫剤を大量に使用するよう提言しているのです。当然、こうした国では、まず伝染病を一掃し、なんとしても生産を向上させて飢えを克服しなければなりません。問題は、健康であることより生き残ることなのですから。体に良いものを食べるというより、ただ食べること、が急務なのです。

人道的に考えれば、こうした懸念は理解できます。豊かな国の住人である私は、貧しい国を旅しながら、悲しそうな目をしてやせこけた子どもたちを見ると、心が痛みます。自国の人間が舌なめずりするようなごちそうのことを考えるのさえためらわれます。「我々には関係のないことだ。豊かな国は、量は気にしなくていい。生産量を落としてでも質を追求しよう」と言うのは筋違いというものです。地球上のあらゆる国は、一方が増えればもう一方が減るという枠組みの中にあるのですから、最も裕福な者が全力を上げて生産し、最も貧しい者を助けるというのが正義の連帯ではないでしょうか。

現実はなかなかこうは動いていません、残念ながら。収穫物をさばけなくて怒り狂った農家の人たちが、トラックに積みこんだカリフラワーやトマト、あるいはモモを歩道にばらまく光景を、この国で何度見たことでしょうか。そんなとき、食卓でパンを残す子どもたちに、「お腹をすかしているインドの子どもたちのことを考えなさい」と言っていることを悲しい気持ちで思い出すのです。

一方にあり余っているからといって、他方の人たちを養うことに直結するとは限らないというのも事実です。単なる距離的な問題というより、あまりにも多くの政治的、経済的、商業的問題が立ちはだかっていて、飢えるかわいそうな「ビアフラ人」と道路に転がるつぶれたモモの距離を遠ざける一方です。後ろめたさを感じますが、豊かな国のエゴイズムや、我々の国は庇護しているのだというような見当外れのうぬぼれを忘れて、現実の問題から目をそらすようなことがあってはなりません。

明白な事実を受け容れなければなりません。あらゆる空とあらゆる気候のもとで、みんなが道を誤ったのです。そろそろ針路変更をして、全力を上げて舵を取りなおさなければいけません。これまで、目標は「量」に集中していました。これからは、「量と質」です。質を問うあまり量をないがしろにしてもいけないのです。それこそ、ふたたび誤った見解に陥ってしまいます。

さて目標が定まりました。しかも二つです。その交差するところにリアリティがあるのです。

こうした方向性の中で手段を講じ、定めた針路を見失うようなことがあってはなりません。解決策を見つけるには科学者を、それを実行するには政治家を信頼しましょう。天地開闢《かいびゃく》以来、もっと困難な問題でさえ、人類は解決してきたのですから。学者の知識を、根拠のない行為（例えば、月へ行くとか）に投入するより、何よりもまず現実主義的「征服」に利用しなければなりません。我々が欲しいのは、月より健康です。地球上で特権的立場にある我々でさえ健康が欲しいのです。貧しい人たちや恵まれない人たちにも健康が欲しいのです。友達である動物にも、鳥にも、蝶《ちょう》にも、花にも健康が欲しいのです。彼らがいなかったら、この地球はなんて味気ないものになることでしょう。優先順位を決めるべきです。私は、まず健康と言いました。征服への夢はそれからです。月の征服は二の次にしましたが、スピードが出すぎる車（どこへ行くために？）、余計な機器や装置でごった返した家（どんな幸福を目指して？）、商品があふれかえった店（長生きを保証してくれるのか？）も、征服するのを二の次にすべきものの中に入れていいと思います。

たとえどこかで見失ってしまったとしても、我々は本来幸福で健康な存在なのです。ふたたびそれを目指すことに異議を唱える人はいないと思いますので、どうしたら達成できるのか考えてみましょう。最も荒っぽいキャンペーンから最も控えめな試みまで、達成のためならいかなる手段も良しとしましょう。

「世直し人」のごとく揶揄《やゆ》されながらも、舵を取りなおそうとしている勇敢な船長たちには頭が下がります。巨大な帝国主義に対してキャンペーンを挑んだアメリカ人弁護士ラルフ・ネーダーに拍手を送ります。「ワシントンのドンキホーテ」「環境汚染十字軍」「アメリカに対して犬より人間の扱いを改善することを求める男」などなど、さらには「将来のアメリカ大統領」という異名が付けられた人物です。万が一そうなれば、大陸が一つ、改革期に突入した証になるでしょうが。

ラルフ・ネーダーの闘いは、母国の人の安全を守ることから始まりました。巨大企業ゼネラルモーターズに関する資料を作成して、市場に危険な自動車を送り出していると弾劾《だんがい》したのです。それから、徐々にあらゆる領域において消費者擁護にまわり、健康に害をおよぼすあらゆる環境汚染を告発するようになりました。とうとう彼は問題の核心に触れます。一国の経済界から当然期待できるはずの清廉潔白さは疑わしいものであると。彼の主義主張は他国にもおよび、他国の産業界であっても容赦なく攻撃します。フランスでは、自動車製造業者数社を相手に批判することも辞さず、さらには、消費者保護連盟の無気力さや、業者の行き過ぎを告発するとなると腰が引けてしまうマスコミに対する批判も恐れませんでした。

彼の声に耳を傾ける価値はあります。地球上に山積するごみに関して、一部の解決策になりそうな動きがこれもまたアメリカから入ってきました。より耐久性のあるものを生産し、必要に応じて良好な条件下で修理できる技術を見つけようというものです。そうすれば、買ったばかりのものは捨てなくなるだろう、消費者の教育はすぐにできるだろう、と彼は確信しています。しかし、実際に難しいのは、産業界に耐久性のあるものを作らせることです。もうずいぶん前から、方法はわかっているのです。伝線しないストッキングの作り方も、息切れしない自動車の作り方も。知っているのに、わざわざ彼らの意に反して、利害に反して、生産するよう仕向けなければならないなんて。

ところでこの件に関して、環境汚染に関する政策だけではなく、モラルもつくり出していくことが重要だと思います。フルーランスの会議で参加者の一人が立ち上がり、乱暴な口調で叫びました。「あなた方の話を聞いていると、大して汚してもいない者に後ろめたさを感じさせるような話しぶりだが、攻撃するなら矛先は大企業ではないのか！」

確かに、工場など大規模な環境汚染をする企業は、同時に大きな対価を支払って当然です。しかし、現実はそう簡単にはいきません。企業は廃棄物を垂れ流し、毒を放出しています。とばっちりを受けるのは、近隣住民であり、消費者です。環境汚染に対して課税することはできないのでしょうか？企業の行き過ぎをある程度抑える手段になるのではないでしょうか？

身体障害児を生み出す枯れ葉剤を禁止した各国政府にエールを送ります。近隣諸国もこのような動きに追随してくれることを願っています。しかし、ＤＤＴのような特定の薬品は、深刻な問題を引き起こします。一九七一年十一月にローマで開かれた会議の席上、世界中の国から集まった農林大臣四十名を前にして、アメリカの科学者ノーマン・ボーローグは、次のような発表をしています。彼は、穀類に関する業績が認められて、一九七〇年にノーベル平和賞に輝いた人です。「もしＤＤＴの使用を禁止したら、世界は飢えに苦しむことになります。飢えを選ぶか、毒を選ぶか、なんというジレンマでしょうか。最小限の悪を取るとしてＤＤＴを選ぶとしても、効力は同じでも危険の少ない薬品を見つけるために、是が非でも研究に研究を重ねましょう」

微々たるものではありますが、環境汚染にブレーキをかけるべく対策を講じようとしているフランス政府に拍手を送ります。特に、「生物分解しやすい」洗剤に関するつい最近の政令（一九七一年十月一日施行）には拍手喝采です。「生物分解しやすい」、これほど完璧な自然の法則を言い表すには、なんとも粗野な表現ですが。事実自然界では、あらゆるものが微生物の働きによって、元素に分解されるようになっています。人間すら死ねば塵となり、植物が腐植土に変えてくれます。それなのに、我々が発明した洗剤はこの法則からはずれています。川に流されれば永久に浮かびつづけ、藻の層となって年々厚みを増しながら川をふさいでいきます。今回の政令は、最低限（八〇％）の生物分解度を呈する製品のみを認めるとうたっています。これは、正しい方向へ進む第一歩です。敬意を表しましょう。

とは言うものの、こうした政令でさえ、大海の一滴にすぎません。毎日、何百という政令を発布する必要があります。すべてが、より包括的な一つの政策の一環として位置づけられなければなりません。水に関する政策、我々が呼吸している空気に関する政策、我々の暮らしを支えている大地に関する政策、森林に関する政策、等々を考案しなければなりません。そして、すべてが、「自然界のバランスを取り戻す」という共通の「分母」に立脚するのです。

森林の健康を守る必要性を力説させてください。森林火災を防ぐことはもちろんですが、伐採傾向を食い止めなければなりません。「樵《きこり》よ、ちょっと手を止めましょう」と、ロンサール〔フランス・ルネサンスの詩人。一五二四〜八五年〕は書いています。木の伐採には五分しかかかりません。しかし、木を育てるには五十年かかります。さらに、木はとてつもない酸素の供給源なのです。都会の埃《ほこり》にまみれた我々の肺は、健康を保つために木が必要なのです。海は、一日に一平方キロメートルあたり〇・五トンの酸素を供給してくれます。草原は一トンです。そして、森林は三トンです。

この数字は、フルーランスの環境汚染会議において提示されたものです。参加者に与えたインパクトがあまりにも大きかったので、閉会するにあたって、「さっそくフランス全土に、モニュメントの礎石を置くように、植樹しよう」という決議がなされたほどです。一九七一年の秋を皮切りに、フランス高齢者協会は、庭を所有する会員(フランスにはおよそ二百万人いる)に、庭に一本の木を植えるよう呼びかけました。これは、手から手へ、古い世代から新しい世代へと手渡される松明《たいまつ》です。子どもたちは年寄りが植えた木に水をやり、かくして森林がよみがえるのです。

次から次へと障害物に遭遇し、環境汚染撲滅キャンペーンの歩みは遅々としています。私たち人間がふたたび自然に近づき、あらゆる環境汚染を拒むことを課す法的決定が下されたとしても、そうした政令が施行されるように監視しなければなりません。これは重要な問題ですから、適格な管理体制と、不正行為があった場合の厳しい罰則規定を設ける必要があります。こう考えると、なんとも「もうすぐ成るはまだ成らず」です! ある物質の有害さが発見されてから、実際にその物質が市場から消えるまで、なんと長い時間が経過し、なんと多くの人が犠牲になることでしょうか！　例えば、バターのホウ酸添加は、一九一六年に医学会によって糾弾《きゅうだん》されましたが、政令によって禁止されたのは一九六四年、つまり半世紀後のことです。しかも、誰がその政令の施行を保証してくれるのでしょうか？　不正取り締まり局だけでは、（製造過程における）食品の取り扱いについて、その全てを管理するには力不足です。

ジェール県の獣医課幹部の一人（名前を公表するのは控えますが）が、こんなことを打ち明けてくれました。「どうしろと言うんですか。我々が屠殺場で監視することになっている子牛がどうやって作られているか毎日見ているんですよ。もう十年も子牛を食べていません！」

子牛はもう食べない、牛肉も、鶏肉も、バターも、ホウレンソウも、リンゴも。そんなことを目指しているのではありません。私たちは、全部食べたいのです。私たちを守る立場にある人間が、無力感で絶望的になっているのは、彼らの仕事の仕方が悪いのではなく、もっと権限を与えるべきなのです。

例えば、殺虫剤の実際の有害度を調べ、危険なものを禁止しようとする努力は続けられてはいますが、そのあいだもっと見つけやすいように全部着色させるべきです。

食品の包装には添加物をすべて明記させるべきです。

食中毒はすべて行政ルートを通じて公表されるようになれば、誰でもファイルを作成し、統計をとることができます。化学物資の取り扱いによる農業従事者の労働災害についても同様です（農業労働専門医によれば、このような統計は存在しないそうです）。

行き過ぎた行為を告発する消費者連盟を祝福しましょう。しかしながら、フランスでは充分な数に至っておらず、消費者向けの情報は不充分です。反対に、ドイツでは、市場で販売されているあらゆる商品の欠陥を告発する雑誌がいくつかあり、発行部数も多く、それだけ一般の人が、こうした問題について貪欲《どんよく》に知りたがっているということだと思います。

数々の前向きな試みの中で、何よりもまず生命そのものの法則を取り戻すような方法を研究している国立生物学研究所の業績に、私は注目しています。

有機農業では、自然の肥料しか使わず、輪作の法則に従って、穀物と牧草を交互に栽培することで土地を休ませ、すばらしい成果を上げています。特定の土地で穀物だけを作りつづける代わりに、ある時期は穀物を作り、ある時期は家畜が草を食《は》みにくる牧草地にするということです。こうした栽培と飼育の組み合わせは、どちらか一方に限定することで、結果的には土壌に無理を強いたり化学物質で家畜をいじめたりするようなやり方に、勝るとも劣らない収益をもたらしてくれます。

さらに、研究者による有機農業では、念入りに選別された種子を使い、もともと特定の寄生虫に抵抗力のある新しい品種を導入しています。どんな種であろうとむやみに蒔《ま》いて、収量を上げるためにあとから殺虫剤をまき散らすよりも、はるかに分別をわきまえた手法と言えます。

分散している土地をまとめてより合理的に管理しようという区画整理の主旨はいいのですが、どうもうまく実行されていないように思います。

土地台帳から小さな林地や生け垣や用水路を抹消して、大規模栽培に便利なように平坦に造成することに成功したかもしれませんが、自然界のバランスを崩してしまいました。生け垣、傾斜地、用水路には、ちゃんと存在理由があるのです。春にサンザシの花の香りを嗅ぎにいって、枝のあいだに隠れるように念入りに作られたひな鳥の巣を見つけるのが好きな自然愛好家としてのみならず、大地を守る者として言っているのです。強風は畑を荒らし、大雨は土砂を押し流します。幸い生け垣があれば風をさえぎってくれますし、水による浸食を抑えてくれます。用水路は、大雨の際の排水システムの要です。こうした「装置」を計画的に撤廃することは、災害に自ら身をさらしにいくようなものです。

さらに、害虫がその土地に執拗に棲みつく責任の一端は、このような区画整理によって奨励される単一栽培にあります。広大な区画では害虫は無尽蔵に餌《えさ》にありつけますが、土地が細かく分散すると、敵の軍団も拡散せざるをえません。それに加え、栽培もローテーションを組めば、害虫は混乱し、野営地を畳むことを余儀なくされ、遊牧民のように毎年違う土地に避難場所を求めてさまようことになるのです。簡単でしかも自然な方法であるなら、害虫に対するゲリラ作戦としてどんな手段を講じてもいいと思いますが、敵のモラルを切り崩すのにこんな簡単なやり方がほかにあるでしょうか？　戦時下でこうした作戦が有効と実証されているのですから、目的は違っても応用しない手はないと思います。

ロシアでは、格別興味深い実験をしています。土地を碁盤の目状に分割して、交互にある土地が「警察官」の役割を果たして、よそ者を監視するというやり方です。交番にあたる畑には豊かな蜜源となる植物を植えて益虫を引きつけ、蜜を与え、ついでに隣の畑の害虫を食べてもらうのです。

この例に見られるように、自然界のしきたりを注意深く観察することによって、動物と植物のあいだにある関係性、つまり地球上のあらゆる生き物の相互扶助の大いなる連鎖という、私たちが忘れてしまった法則を再発見できるのです。小さなミミズから森に生える大木まで、すべてに存在理由があるのです。

万物は相互に関係し合い、影響し合うという感覚を私はいつももっていました。こうした感覚から、詩人はソネットを生み出しましたが、現代の科学者は、そこから報告書を作成します。両方ともいいと思います。詩は、夕食後の団欒《だんらん》に読み、報告書は、朝、畑で活用できますから。

ある種の生き物に対して、私たちは、役に立つとか害になるとか、誤った概念を築いてしまいました。例えば、あの不遇のミミズにオード〔古代ギリシャで伴奏付きで吟じられた抒情詩〕をささげるべきです。ミミズは、庭の畑のキャベツやラディッシュを食い荒らす害虫とされていました。ところが、ミミズの中で最もありふれたものでさえ、実は模範的労働者なのです。熟練工としてメダルを授与すべきです。一匹だけで、一年間に一平米あたり四百二十キログラムの有機物を分解してくれるのです。まさに「分解」のチャンピオンです。分解された物質は土地を肥沃《ひよく》にし、どんな肥料よりも優れ、これ以上自然なものはないのです。アメリカ人は、ミミズをすっかり追い払ってしまってから、今度は取り戻そうとしています。ミミズを讃える銅像こそ建てませんが、飼育農場を建設しています。

土はバクテリアに満ちあふれていて、彼らもまさに変換工場そのものです。しかし、人間は、殺虫剤で貴重なバクテリアを殺し、土地を不毛にしているのです。医学においても似たような方法がとられていることは周知の事実です。抗生物質は、危険なウィルスを除去しますが、腸内菌叢《きんそう》〔腸内に生きている細菌の集合体〕も破壊するということがわかりました。破壊された腸内菌叢は、ビール酵母とヨーグルトで時間をかけて「種を蒔いて」いかなければ取り戻せません。だからといって、抗生物質は絶対摂取するなということではありません。乳幼児の死亡率や、あらゆる重い感染症や外科手術後、避妊手術後、そして産褥期《さんじょくき》の感染を最小限に抑えることを可能にした偉大な発見なのですから。医学の力を否定するつもりは毛頭ありません。ただ、ささいな病気には、並行して利用でき、補完的、シンプルかつ効果的な解決方法を謹んで提案したいだけなのです。私たちの体にすることを、私たちの大地にもしなければなりません。自然のバランスを崩すようなことは絶対にしてはいけないのです。

有害ということで特定の動物を撲滅しなければならないと間違った決定が下されたこともありました。猛禽《もうきん》類がいい例です。天敵撲滅キャンペーンが繰り広げられ、ハイタカを殺すと褒《ほ》められ、賞品まで出ました。車の荷台に死んだ鳥をくくりつけて、近所の農家をまわってうれしげに見せびらかすハイタカのハンターが、私の田舎には数年前にまだいたことを覚えています。見返りに、彼は卵、鶏、ソーセージ、あるいはちょっとした贈り物を受け取っていました。農家にしてみれば、彼は、四六時中猛禽に荒らされる鶏小屋の救世主であり、守り神だったのでしょう。キツネやタヌキを殺した人も、同じような待遇を受けていました。ところが、ハイタカが全滅したことで、野ネズミの天下になり、収穫物に大損害を与えてしまったことにやがて気がつくのです。今度は、野ネズミを撲滅します。するとナメクジが幅を利かせはじめます。結局同じことの繰り返しになります。ハイタカは、ナメクジを餌にしていた野ネズミを食べてくれていたのです。神は、ちゃんと考えて万物を創られたのです。

私たちの過ちが引き起こした例はほかにもあります。森林の下草を一掃することで、無数の蟻《あり》を殺してしまいました。この小さな虫がカシノキやマツやカラマツの寄生虫をやっつけて、要塞の警備を担ってくれていることなんかすっかり忘れて。

私たち人間は、神から授かったこの地球上で、「小さな陶器の店に入って通り道にあるものは片っ端から蹴散らしていく象」のような振る舞いをしています。本来なら、最も小さい草一本、最も臆病な蟻一匹踏みつぶさないように、細心の注意を払わなければならないのにです。

動物と植物のあいだには、すばらしい暗黙の合意のようなものがあります。それを、傷つけてはいけません。かつては、アブラナの畑には必ず蜜蜂《みつばち》の巣箱を置いたものです。蜜蜂にとってはおいしいハチミツ、アブラナ畑にとっては、蜜蜂の受粉のおかげで収量が上がるといった具合です。畑を化学肥料漬けにするより賢いやり方だったと思いませんか？　にもかかわらず、一九六四年に、私たちは重大な過ちを犯してしまいました。アブラナにつくある種の寄生虫を殺す新しいリン系の殺虫剤を乱用したのです。無数の蜜蜂が死にました（パリ近郊だけで、二万の群体が破壊されました）。蜜蜂とアブラナは友達だったのに。お互いに助け合って生きていたのに。何の権利があって、彼らの仲を引き裂いたのでしょうか？

目の不自由な人と体の不自由な人が助け合って生きる――ラ・フォンテーヌは寓話の中で人間をこう描写しています。しかし、動物と植物も等しく相互扶助を実践しているということを私たちは忘れてしまいました。彼らの道徳に従いましょう。得るもの大ですよ。ある状況までは自然は無償で始末してくれますから、お金と労力を渋る私たちにも利益はあります。だからといって、この自然という資本を浪費してはいけません。立て直するとなると非常に高くつきます。

フォンテーヌの寓話のテーマにもなっただろうと思われる話をもう一つしたいと思います。「人間は、つねに己よりより小さき存在を必要とする」という有名な教訓を物語る、モモの木とキンレンカの話です。

キンレンカが、とても立派なモモの木の根元に住みつきました。フランスでは果樹園の誇りとされるような立派な木です。さてキンレンカの運命は？　果樹園に似つかわしくないと邪魔者扱いして追い払うべきでしょうかね。とんでもない。その年、モモの木は、いつもの寄生虫アブラムシの侵略を免れたのです。実は、キンレンカの生えるところにアブラムシは来ないのです。そこで、賢明な生産者は、一本一本の果樹の根元にキンレンカを植えることにしたのでした。

外見に反して詩人というより学者であるドイツ人、ルドルフ・シュタイナー博士は、二十世紀初頭、「モヴェ・ゼルブ（＝悪い草）」という誤った呼ばれ方をされている草をもっと利用して、畑や庭の周囲に残すことで他の寄生生物を遠ざけることを提唱しました。キンレンカやミント類など特定の植物は、実際に虫を遠ざけますが、中には寄生植物を追い払うものもあります。農業を営む従兄のミッシェル・デカンプは、畑のまわりや真ん中にヒナゲシ、ヤグルマギク、アザミなどを植えることで、猛威を振るうエンバクやあっという間にはびこるスズメノテッポウを見かけることはありませんでした。花で畑の手当をするなんて、やたら殺虫剤や除草剤をまき散らすより自然だと思いませんか？

私は、植物で治療をしていたのですが、患者さんたちはかなり満足してくれていました。ですから、植物で植物を治療しない手はないと思います。動物や人間と同じように、植物のあいだにも愛憎関係があります。愛し合う植物もあれば、いがみ合うものもあります。失われた楽園を再建したいと思うなら、私たちの相棒である植物や動物の相性や欲求も尊重しなければなりません。人間と同じです。名医は、患者の感情にも細心の注意を払いますからね。

理想的には、ささいな癖やチックに至るまで、自然をよく観察できなければなりません。子どものころ、私はよく学校をさぼってその辺をぶらぶらしたものですが、知恵を授かるには最良の「学校」だったと思います。私の前にもやった人はたくさんいますが。例えば、ロンサールは、次のようにうたっています。「まだ十五歳にもなっていなかったが、私は宮廷なんかより山や森や水のほうが好きだった」と。

ですから、お子さんが藪《やぶ》を漕いで泥だらけになったり、蟻とお喋りして夕方遅く帰ってきても叱ったりしないでください。子どもたちのほうが正しいのですから。生け垣の隙間《すきま》で学んだことは、教室の椅子《いす》に座ってやっとのことで覚えた九九と同じくらい、一生役に立ちます。

本能的つまり自然に行動する子どもたちの賢さを高く評価する手前、たいへん感動的な自主的行動を紹介しましょう。さまざまな団体が集まったフルーランスでの環境汚染会議で、オート＝ガロンヌ県の「動物と自然学会」の会長ルワイアン女史は、環境汚染反対のために子どもたちが起こした行動について発表してくれました。学校でこの問題について子どもたちに関心をもたせようとしたところ、すぐに夢中になったそうです。しかも真剣に取り組もうと決め、このことをテーマにしたキャンペーンを実施することにしました。中には共同決議を採択したグループもあり、みんなに知ってほしいと思いました。

例えば、「私たちは、お手本を見せること、動物や植物を通して自然を尊重することを誓います。このことを両親に話し、両親からまわりの人たちに話してもらいます」

「村周辺の野原を一丸となって清掃し、努力しなければならないのは私たち子どもです。自分たちの未来のために……」

キャステルサグラ（タルン＝エ＝ガロンヌ県）の小学校の中級科の生徒は、自分たちで作成したチラシを配布しました。

「私たちの海岸、私たちの森、私たちの野原や畑、私たちの国立公園、私たちの川をこれから訪れるあなたにお願いします。作物、樹木、柵、動物、そして他人の所有物を尊重し、尊重させてください」

「あなたの痕跡をいっさい残さないでください。きれいな空気を吸ってください。空気を汚さないでください。水の中で疲れを癒してください、でも汚さないでください。森では火を焚かないでください。どこへ行っても行儀良くしてくれれば、いつでも大歓迎です。この地方の美しさを守り、過去を尊重してください」

「ありがとう」

自然はいつでも子どもたちの良き友ですから、子どもたちが必死に守ろうとするのは当然のことです。

野原という学校に通う喜びに出会うことのなかった都会の子どもたちは気の毒です。私たちと大地を結びつけるこうした無数のささやかな友情を自然と守ってこなかった親も気の毒です。こうした友情を失った人たち、あるいはこうした友情に出会ったことのない人たち全員に、「野原へ出かけてゆきなさい」と私は言いたいのです。

人間は、誰しも心の中に大地のかけらを持っていて、農家の親類縁者がどこかにいるものです。幸いたいていのフランス人は、田舎に住んでいるおばあちゃんや、年とったおばさんや、もしくは友人がいます。別荘や定年になったら住もうと思っている小さな家を持っている人もいます。そうでない人も、どこかの小さな村で休暇を過ごすことができます。海や山へ行くよりも安上がりで、元気回復につながります。観光協会が相談に乗ってくれます。あと、数県ですが農家キャンプというのもあります。

こうして、都会の人も、農村の人と仲良くすることができます。長いこと知らないふりをしてきて、おのおの完璧なまでに孤立を身にまとってきた両者が仲良くすることを願ってやみません。知り合いになることで、お互い得るものは大きいでしょう。都会人は、見かけほどお高くとまっていません。

確かに習慣としてネクタイ派ですが、そうしたうわべだけのプライドの陰で、苦しいときに身を隠す動物のあの謙虚さも持ち合わせているのです。私の診療所に受診にくる都会の人がそうでした。日光に対して目を細め、ちょっとした隙間風に震えていました。花を摘みにいくように勧めると、うぶなくらい赤くなるほど、自然に対してどぎまぎするのです。

農村の人はといえば、彼らにもコンプレックスがあります。確かに大地の恵みとの触れ合いは保ってきましたが、彼らと無縁な都会の生活からはすべてがほど遠いのです。農家の息子が大地と縁を切るとき、必ず家族を否定し、家族との縁も切ります。ある日村に戻ってきたとしても、高慢ちきな態度をとるだけです。

こうやって、少しずつ農村の人と都会の人のあいだに溝ができてきました。私は、こうした溝を埋めたり、橋をかけたりしたいという野望を抱いています。この本が、都会の人と農村の人の橋渡しになればと願っています。和解のときが来ました。都会の人は健康と幸せを手に入れ、農村の人は繁栄と復権を手に入れるときです。

第3章

家庭の主婦よ、決めるのはあなた方です

解決策を提示せず、読者に不安と悪夢を与えるだけならば、この本の狙いは失敗に終わります。ときどきこう言われます。「店頭に並んでいるものが全部有毒なら、抗生物質漬けの鶏肉や、殺虫剤のかかったリーキや、発ガン性の飴《あめ》しか見つけることができないなら、どうやって家族を養ったらいいのですか?」

「実は、私たちの欲しがるものが店頭に並んでいるのですよ。小売業者に、あなたが何を欲しいと思っているのか伝え、要望をかなえてくれるように仕向けるのは、あなた方主婦の役目なんですよ」というのが、私の答えです。

消費者は、横暴な振る舞いを許してはいけません。消費者はお金を持っているのです。何だかんだいっても、お金は原動力ですからね。小売業者は、消費者の気に入るように何でもしますよ。今まで、この「気に入る」ということは、見かけがきれいで安い商品を提供することでした。ですから、もしそうした判断基準が変わったらどうなるでしょう? もし消費者が、「外見や色やパッケージは関係ありません。私が欲しいのは、品質つまり商品の純度です。そのためにはお金を払ってもいいと思っています」と言ったら?

愚かではない小売業者はこう思うでしょう。「お客さんは、自然なものを欲している。それを提供できなかったら、同業他社がやるだろう。そうしたら、お客さんが流れてしまう。それなら、私がお客さんを満足させたほうがいいに決まっている」

こんな風に風向きが変わっていくのです。購買力とは、行動力でもあるのです。消費者に最終決定権がないというケースはまれです。

闘い、まさにこれは人の命がかかっている闘いですが、三ラウンドの展開になるでしょう。第一ラウンドは、食生活を変え、家計の配分を工夫し、価格をけちらないよう、さらに、スーツの新調や最新型の新車をあきらめて、必要なら家族を養うのにもっとお金をかけるよう消費者を説得することです。この第一段階は容易でしょう。消費者は、たとえそうは見えなくても、すでに半ば納得しているのですから。もちろん、まだときどきプライドが頭をもたげますが。この私が、しかもこんなに長いあいだ、道を間違えていたなどと認めるのは腹立たしいことですからね。

第二ラウンドは、消費者が望む品質を、小売業者に要求しなければなりません。ここは、そう易々とはいかないでしょう。魅力を駆使する、脅しを使う、買わない、どんな手を使ってもいいのです。家庭の主婦のみなさん、あなた方ならできます。行きつけの肉屋さんや食料品店に行って、まず優しいまなざしを向け、あなたが欲しているおいしい肉や新鮮な卵を、なんとしてでも見つけてくれるように仕向けることから始めてみてください。万が一、あなたの魅力を駆使した試みにも動じないようでしたら、躊躇《ちゅうちょ》することはありません。だますのです。容赦なくこう言うのです。「それなら、お宅の競争相手のXさんのお店に行きます！」と。

そして、そうしてください。態度を和らげないで。向かいの競争相手の店に行って、同じように演じるのです。魅力、脅し、あるいは必要なら戸をバタンと閉めてその場を立ち去る……。

一人、十人、五十人の主婦が、地域で、できれば店が混雑する時間帯に、こんな風に反乱を起こすことができたら——最初は控えめに、徐々に挑発するかのように、ひいては向かいの小売店に毅然と向かうかのように振る舞えば、棚に新しい商品が並ぶことでしょう。張り紙あるいは石盤には、こう書かれるのです。「この棚の商品は、自然食品です」

主婦万歳！　このラウンドで勝利をおさめるのです。「女性が望むことは、神がお望みになること」という諺《ことわざ》があります。

高邁な理想のためです。山をも動かす信念をもって、この運動を行ってください。ドンレミ村〔ジャンヌ・ダルクの生地〕の一人の普通の羊飼いの娘が、ある日声を聞き、その声に従うことは正しいと信じたがゆえに、絶対なる命令に背いたのです。かくしてジャンヌ・ダルクは、あらゆる道理を覆して、敵をフランスから駆逐しました。今日では、普通の家庭の主婦が、買い物かごとゆるぎない信念をもって、環境汚染を地域から撲滅することができるのです。そして、ほかの人の手本になるのです。

第三ラウンドは、小売業者の番です。「化学物質漬けの食品はさばけないので、もういりません。お客さんが拒否するのです。反対に自然のものがあったら……できないのでしたら、ほかを探します」と言って、仕入先や製造業者や畜産業者や農家を攻撃するのです。

今度は、仕入先のほうが、困惑して耳をぼりぼり掻くことになるでしょう。どうやってこの新しい市場に対応したらいいのか？　ニーズがあるのなら、応えなくてはならない。先見の明のある製造業者は、ニーズの先取りさえします。マーケティングという新しい技術の目指すところはそこにあります。消費者や小売業者の購買の動機を、表現される前にキャッチしようとする調査です。熱心な生産者は、それを嗅ぎつけて、品質や食品の純度に目を向けようとしている今日的嗜好になお一層応えるべく新しい食品を市場に送り出しています。ですから、自然食品の店が増えつつあるのです。

全国食事療法連盟会長グラール氏は、一年間で自然食品店の売り上げは、フランスで行われた数々の環境汚染撲滅キャンペーンを受けて、三〇～四〇％増加するであろうと、教えてくれました。消費者が非常にこの問題に敏感になっている証拠です。しかし、まだ充分ではありません。すべての食料品店において、一般的な商品の横に自然食品が欲しいのです。「食事療法」という言葉の陰に、「自然」からはほど遠い凝りすぎたものや異国趣味のものも含まれているのが現状です。

闘いはすべての食料品店相手に行われなければなりません。もちろん、一日で戦に勝てるわけではありません。客には尻をたたかれ、仕入先にはブレーキをかけられる小売業者は、一朝一夕にして店の棚をひっくり返して、在庫を捨てるわけにはいきませんが、気は確かですから、慎重に事を進めるでしょう。ほかの商品の横に「自然な」食品をいくつか付け加えることから始めるかもしれません。そして、お客さんの動向をうかがうのです。ほかの商品に比べて値段が高くても売れ行きが良いことを目の当たりにするでしょう。そこで、自然食品をもう少し注文し、混ぜ物の多い食品の注文を少し減らす、等々をしながら、ついには是が非でも新しい仕入先を探すために「骨を折る」ことでしょう。

生産業者は、余儀なく考え方を見直さざるをえなくなるでしょう。自分のところの製品が市場で評価されなくなった日には、工場の一部改修、製造技術の向上や変革を迫られることでしょう。すでに、フランス市場で有名なある食肉加工食品会社の社長が、「当社の販売目録に自然食品を加えたいのですが、見つけるお手伝いをして頂けませんでしょうか」と、助言を求めて電話してきました。

一朝一夕にして、この会社が従来の加工食品にピリオドを打つことはありえませんが、並行してより自然なものを提供したいということなのです。それだけでも大したものです。

ほかの生産業者、畜産業者、農家についても同じです。成果を得るには、少々手荒なことをしなくてはならないのです。

友人だと私は思っている農家のみなさん、ほかの人たちへと同じようにあなた方にこう言っても、私のことを悪く思わないでください。「抵抗するなら、ぶちのめすぞ」

ギャヴァレの農家やフルーランスの市場に売りにくる近隣の農家の人たちと、この問題について討論すると、彼らはこう言います。

「町長さん、我々は途方にくれています。もう何年も、『昔の農業は終わった。時代の波に乗らないとおしまいだ。生き残ることはできない』と言われています。だから流れに乗りました。集約栽培や舎飼い〔家畜を畜舎で飼うこと〕のマニュアルを何冊も読みました。新しい資材にも投資しました。化学肥料や殺虫剤も購入しました。それなのに、今ではこう言われます。『お門違いだ。全部捨てて、昔の農業に戻りなさい。さもないと、良識ある人たちから罪人のように扱われ、収穫物は燃やされてしまうだろう!』と……」

でも私は、子どもたちや患者さんが悪さをしたときも厳しく接します。状況によって寛大にもなりますが、重大事を前にしての弱さには決して寛大ではありません。ここまで来てしまったのも、我々があまりにも頻繁に目をつぶりすぎたからです。どういう行動をとるべきか、完全に見直す必要があります。

実践抜きで理論を組み立てるのは性に合わないので、実際に実験してみました。三ラウンドの闘いを仕掛け、勝利したのです。

小さな試みですが、進歩の第一歩はこんなものです。「実験室」で実験して、成功したらほかでもやります。フルーランスでの実験が、事例としての価値があり、有益な結論を引き出すことができますように。世界中のいたるところで、同じような実験が行われていると確信しています。実験者が後生大事に実験結果を秘密にしていたら、誰にも知られません。私は隠し事をするような人間ではありませんから、私の健康法や美しさの秘訣や生きる喜びなど、ポジティブな体験もネガティブなものも、持っているものはすべて喜んで公表します。

さて、一農家の息子として私が抱いている愛情にもかかわらず、農家の人たちは、ほかのみんなと同じように間違いを犯したと言わざるをえません。安易に、稼げるといううまい話を信じて流れに乗ったのです。ほかの人たちへと同じように農家に対しても、歯に衣着せぬ言い方をしますが、だからといって、彼らに対する愛情がなくなったわけではありません。

私にとって町民の健康が第一ですから、まず私の町フルーランスに専心することにし、実験の場としました。フルーランス町民の健康のお手伝いをすることが、町長としての私の義務であると同時に、人間としての義務だったのです。

私にとって町長であるということは、事務所の中にとどまって書類にサインすることではありません。確かに、フルーランスの町役場は神聖な建物であり、この暑いガスコーニュ地方にありながら柔らかな影を落とし、バルコニーから見える通りや家並みはいたって感じの良いものですが、どうもバルコニーにとどまるタイプでもありません。そこで、通りに下りてみました。そして、フルーランス町民に幸せか聞いてみました。

「私たちは金持ちではありません」という答えがまず返ってきました。「生活は快適さにも欠けます。大それたものを欲しがっているわけでもありませんが、わずかながらでも手に入れたものは、完璧であってほしいのです」

町役場に訴えにくる住民たちの心配事の中に、繰り返し出てくるものがいくつかありました。例えば——

「水質汚染が心配です。運河の水は腐って悪臭がします。小川も池も同じような状況です」

「ごみであふれかえっています。町のごみ処理場だけではもう充分ではありません。どうしたらこうした環境汚染から逃れることができるのでしょうか?」

「屠殺場が老朽化しています。衛生上の管理は充分でしょうか? しっかり管理されているのでしょうか? 我々は、良質の肉が欲しいのです」

町の汚染源を減らすということは、行政が抱える大きな悩みです。最大限の努力をしなければなりません。

自然保護連盟は、地域レベルでの環境汚染を監視することの必要性を、全国の首長に絶えず訴えています。連盟は、「環境汚染に対する意見書」を配布し、特に殺虫剤などの農薬に対して農家の注意を喚起しています。こうした農薬は今のところ禁止されていませんが、有毒性は知られており、現在一歩踏みこんだ調査の対象になっているところです。さらに、連盟は、それぞれの地区において、有効な監視体制を整えることを首長に断固要望しています。

「連盟は、農家が、寄生虫駆除において、少なくとも量的制限を超えず、基本的な安全対策をとるように、事前に行政と協議することを命じるアレテ(命令)を定めるよう、各首長に呼びかけるものであります」

首長の権限は、想像以上に大きいものです。一九七一年の二月に町長に選ばれて真っ先に、この点について調べてみました。やる気満々であっても、つねに法の範囲内でやってきましたし、これからも違反するつもりは毛頭ありませんでしたから。そこで、首長が地方自治体の政策施行に必要な措置をアレテ（命令）によって講じることができるとする、地方行政法第八十一条に出合いました。

地方自治体が環境汚染対策に乗り出すのは非常に有効だと思いますが、残念ながら、地域レベルで行動を起こすには資金不足ということが多々あります。フルーランスの場合がそうでした。さらに、利益向上につながるものなら何でも使おうとする生産者を、どうやって思いとどまらせるかです。

これは、解決しなければならないジレンマでした。

第一の基本前提は、町民が幸せであるためには、何よりも彼らが豊かでなければいけないということでした。彼らの幸せを保証するには、まず健康と同時に豊かさにも留意しなければなりませんから、代替案を提示せずに、物質的豊かさに貢献するものを何でも禁止するのは避けなければなりません。そこが、実は悩みの種でした。貧困と飢えと伝染病（フルーランスは十七世紀にペストを経験しました）に苦しんだ長い歴史が背景にある小さな町に、豊かさをもたらすということは容易なことではないのです。かつて、こんな風に歌われていました——

レクトゥール*が誇りを失ったら
フルーランスは貧困を
ジモンはおいしいワインを
ボーモンはおいしいパンを失って
世界はやがて終わりを告げるだろう

*トゥールーズの北西にあるジェール川沿いの町。アルマニャック地方のかつての中心地で歴史的建造物が多い。

歌になった悲しい言い伝えです。ガスコーニュ地方では、その貧窮ぶりさえ歌にしてしまうのです。手工業と商業でフルーランスに繁栄がもたらされたのは、ずっと後のことで十八世紀に入ってからです。

一つの町の誕生に大きく関与した自明の理を探し求めて、ずいぶん遠くまで時代をさかのぼっているように見えますが、実はこのようなプロセスは必要なのです。過去の中に現在、しかも、住民の体質に合ったより良い「現在」が潜んでいるのです。町は人間と同じです。人間も、その人を理解し、その人のもつ深い性質に逆らわないためには、その人の幼児期にまでさかのぼる必要があります。フルーランスは、帝政下で、手工業によって栄え、「フルーランスは、花を咲かせた、今も咲かせている、そして咲かせつづけるだろう」が町のモットーになりました。そこで、環境汚染対策は、モットーである花から始めました。最初フルーランスの人たちは、私の花鉢を見て苦笑しました。「やれやれ、町長のおはこが始まった」と、やんわりですが批判的でした。私の敵である前の執行部は、もう少し辛辣《しんらつ》に、ただでさえ逼迫《ひっぱく》している財政の浪費だと非難しました。「道路の穴はどうするんですか?」「老朽化した屠殺場は?」「汚染された水は?」と彼らは言いました。

しかしながら、まさに二世紀前フルーランスは、花に賭けたのです。ですから、どんな状況においても、花の存在は不可欠でした。しかも、それは私の患者に対する処方でもありました。「枕元に花を置きなさい」と勧めます。健康な人にもこう言います。「テーブルに花を飾りなさい。たとえブルーエ〔スパルタ人が常食していた肉と脂肪の簡素なスープ〕の中身が粗末でも、おいしく感じますよ」と。貧しいことを理由に、花をあきらめてはいけない、とみんなに言いつづけています。立派な家を買うお金はなくても、たとえ一本でもきれいな花を買うお金はあります。貧しい家庭で育った私が子どものころそうしたように、隣の家の壁から花をちょっと失敬することだってできるのです。

私の町の過去を探りつづけて、花のあとに見つけたのは、小規模ながら商売でした。ですから、商売人を励ます必要がありました。彼らは、この土地では「アルソ」と呼ばれる、役場を囲むようにあるアーチ形のアーケードの下に集中していましたので、彼らの陳列台の前を通らないで役場から出ることは不可能でした。

「商売は繁盛してるかね?」

「まあ、ぼちぼち」と言って、彼らの心配事を話しだすのです。

「商品はもう前みたいではありませんよ。なんとか質の高いものを売ろうとしているのに、昔のように良質の肉や本当の果物や野菜を見つけられなくなりました。お客さんも、表面的で、見た目にしか注意を払わないし、見てくれで物を買うんですよ」

小売店も安易な方へと流されてはいないだろうか、と指摘すると、すぐに反撃されます。しかも、彼らにはあまり野心はありません。フルーランスの人口は五千人程度ですから、財を築くなどということはとっくにあきらめていたのです。どうしてでしょうか?

「観光客が来たって、提供できるものなんか何もないからですよ。この町に足を止めさえしません。ええ、もちろんレクトゥールやオーシュ〔ガスコーニュ地方東部にある、ジェール県の県庁所在地〕には、歴史的な土産物や城や博物館や大聖堂があります。それなのに、ここには人目を引くようなものは何もありません」

しかも、ジェール県全体が産業革命の転換期に角を曲がりそこね、ピレネー山脈を貫く水路の掘削をしそこね、鉄道網を巡らしそこねたのです。こうした相次ぐ失策で、ジェール県は、フランスで最も貧しい県の一つになってしまったのです。県の農業人口の占める割合は、労働力人口の七五％と世界的にも最も高い部類に入りますが、繁栄の印にはなりません。

そうは言いながらも、私のまわりを見わたしながら、町の人たちが、類いまれな宝物を持っているにもかかわらず、気落ちしたままでいるのはいかにも残念だと思いました。宝物とは、「幸せになるセンス」を失っていないということです。先祖代々の知恵を再発見するには、少し、ほんの少しだけ、薄皮をひっかくだけでいいのですが。

フルーランスで二十六年間診療に携わっている友人のオルトラン医師と、町民の健康についてときどき話すのですが、「これほど環境汚染の被害に遭いながら、どうしてここの人たちは健康なのだろうか」と聞いてみました。「いいかね、モーリス、ここの農家の連中は馬鹿ではない。売るために子牛や鶏を粉末の化学飼料で育てるかもしれないが、自家消費用にはそれと並行して飼育しているのさ。鶏は穀類を食べ、豚は自由に運動して、おいしいスープを飲んでいるのさ。往診にいくと、彼らの暮らしぶりがよく見えるんだよ。ちゃんと物事をわきまえているんだよ。一方では、財布ありきで、今日的やり方で生産を確保し、もう一方では、食卓ありきで、おいしいものを並べたいのさ。それは、必ずしも健康うんぬんということより、何よりもおいしいものを食べたいからなんだが！」というのが、彼の答えでした。

確かに、私の田舎では、私がいつもつまずくのは、信念に反するものというより、お金の問題です。ですから、こうした運動の中で絶えず忘れてはならないのは、物事の現実的側面をないがしろにしてはいけないし、誰かの利益を侵害するようなこともしてはいけないということです。この二点を両立させることができたら、私の勝ちです。

選挙後間もないある日のこと、いよいよキャンペーンを開始することにしました。フルーランスの十二軒の精肉店と加熱食肉製品店をまわり、「化学飼料や化学物質を使わない肉を売るように、さもなければ仕事が減りますよ」と、きっぱりと宣告したのです。

「町長さん、あなたに投票した我々に対して、そんな仕打ちをするのですか。我々の店をつぶしたいのですか！」と、いっせいに抗議の声が上がりました。

新しい計画について逐一説明しなければなりませんでした。特に、一銭も損はしないと説得しなければなりませんでした。むしろ逆に、こう言いました。

「確かに、肉の値段は少し高くなるかもしれないけれど、扉にこう書いてみたらどうだろう。『当店では、化学的処理をしないで自然に育てられたものを販売しています』と。客は必ず来ますよ。約束します。値上がり分も喜んで払いますよ。彼らが私にそう言ったんですから」

「それじゃあ、その自然の飼料を食った家畜は、どこへ行けば見つかるんですかね」と聞いてきます。まだまだ小規模なのでフルーランスの市場に供給するには足りているとは言えませんでしたが、心当たりの農場がいくつかありました。

「私の真似をしてみてください。農場へ行って容赦なく、こう言うのです。『自然な家畜が欲しい。さもなければもうおしまいだ』と。十二軒全店がこう言えば、農場としては従わざるをえなくなりますよ」

「でも、どうやって彼らがごまかさないとわかるんですか」

「あなたが買う家畜の成長具合を、ときどき見にいくんですよ。そうやって信頼できそうな農場が見つかったら、その農場から必ず仕入れるようにしてあげるのです。そして、私があなたに対してしようとすることを、あなたがその農場にもしてください。保証書として誓約書を書いてもらうのです」

「町長さん、まさかこの私にそんなことを要求するのですか?」

「もちろん」

四月十五日、しぶしぶながらも、フルーランスの十二軒の精肉店と加熱食肉製品店は、役場の私の机の上に誓約書を提出しにやって来ました。

「フルーランス町長殿、下記署名のフルーランス町内で営業する精肉店および加熱食肉製品店は、町長の呼びかけに応えて、健康に有害な化学物質を含まない飼料で飼育する農場から出荷される子牛・牛・羊・豚の肉のみ、最大限店頭において販売することを名誉にかけて誓います」

誓約書には、十二の署名が連なっていました。

同じようなプロセスを踏んで、ほかにもこの誓約書に続く者が出てきました。

例えば、フルーランスの屠殺場内ジェール県食肉卸売業者から、一九七一年四月十五日付けでこんな誓約書が届きました。「町長殿、本日より、化学物質を使わないで飼育された家畜の肉のみ商品化することを誓います。すべての畜産業者には証明書の発行を義務づける所存です」。誓約書には、畜産業者から購入し、フランス全土の小売店に卸している食肉卸売業者の署名がありました。

一九七一年九月二十二日には、もう一通の誓約書が机の上に届いていました。

「町長殿、フルーランス町内の学校食堂の仕入れ業者として、寄宿生には母牛に育てられた子牛の肉を卸すことを誓います」

かろうじて間に合いました。新学期は始まったばかりで、学食で貧血や抗生物質漬けの子牛を子どもたちに食べてほしくなかったからです。十二軒の精肉店が署名しましたから、家では母親たちが良質の肉を子どもたちに食べさせることは知っていましたが、果たして学食は？と気になっていたからです。学食で発生した集団中毒の記事がときどき新聞を賑わせますが、子どもたちが、たびたび特定の人たちの怠慢や不正の被害者になるとは恥ずべきことです。今後は、フルーランスの子どもたちは、学校でも「母親のもとで育てられた子牛（つまり、何が入っているかわからない混ぜ物ではなく、母牛の乳を飲んで育った子牛。というのは、牧草地の草を食《は》む成牛に比べて、人工的に育てられた子牛には、かなりの量の化学成分が含まれているのです）」の肉を食べることになるのです。

このようにして、徐々にフルーランス町内で、通行人の注意を引くような看板が現れるようになりました。例えば、野菜の集約栽培農家では、「ここの野菜は有機栽培です」とか、一部のホテルでは、メニューや道路際の看板に「自然の素材を使った料理をお出ししています」というように。

ごまかしはないだろうと思いました。実際、野菜は、自然の肥料（厩肥《きゅうひ》や堆肥）で栽培している近隣の栽培農家から来ていました。かつての宿駅（馬を替える駅）旅館では、グルメで有名なガスコーニュ人の一人としてよく食事し、友人でもあるオーナーたちと話す機会がありました。日替わりのウサギ料理、女主人手作りのガチョウ肉のコンフィ、モリバトのサラミ、もしくは自家製パテのテリーヌがお勧めで、主人が樽からワインを注ぐのも見えます。

ウサギは、通りの向かいにある飼育小屋で、顆粒の人工飼料ではなく、クローバーとエンバクで育てられたものでした。時には、生きたウサギの耳をつかんだ隣人が、窓越しに、女主人と野菜の皮やパンくずの入ったかごとそのウサギを交換している光景に出合ったこともありました。生産者から消費者へダイレクトに、というやつです。

ガチョウや豚も、良質の穀類で育てられて、近隣の農家から生きたまま購入しているものでした。

さらに、主人は、健康なブドウを育てているフルーランスから数キロ離れたブドウ農家のところに、毎年ワインの大樽を仕入れにいっていました。

しかしながら、小さな小売店や旅館にとって、自分らが提供する商品の質を監視することは比較的容易であっても、量販店には困難を極めました。にもかかわらず、フルーランスでは、「スーパーで、化学的処理を施していない保証付きの商品を販売する」という、ほかの市町村に比べて、私から見ても非常に重要でユニークな実験に成功しました。

アルファというスーパーの店長であるルイ・ジルは、たいへん賢明な人で、早くから自然食品の優位性を信じていました。そのために、我々のあいだでそのことが議論になったことはありません。納入業者から迷惑がられることは百も承知の上で、このキャンペーン実施には文句なく賛成でした。私にできることは、彼に肩入れし、彼以上に彼の成功を信じることでした。

彼に会いにいくたびに、「見てください。肯定的な返事がいくつか返ってきましたよ」と、新たな保証書をひらひらさせるのでした。「下記署名の某チコリコーヒー製造会社は、我が社で生産しているチコリコーヒーが、栄養的にも食事療法的にも優れた質を確保するために厳選されたチコリの根から作られたものであることを証明いたします。製造過程および製品成分においても、いかなる化学的添加物を加えていないことを断固保証いたします」

こういうのもありました。「下記署名の某缶詰製造会社（ジェール県）は、フルーランス町内で営業するスーパーアルファに出荷される商品が、すべて化学物質を含まない自然食品であることを証明いたします」

さらに、「某酪農組合は、組合が生産するヨーグルト、デザート、生チーズ、生クリームには、人工的な化学物質はいっさい含まれていないことを証明いたします」

納入業者の中には、製品の純度という点で行った独自の研究について言及するものもありました。例えば、次のような協同組合の乳製品工場のように。「……設備の整った研究室があり、毎日製品を管理しております……我が社の工場の一部は、厚生省の監督下にあって、薬剤師が監督する薬学研究室の範疇《はんちゅう》に入っております」

「君のところの納入業者は、全員保証書にサインすることを承諾してくれたのかい?」と、彼に聞いてみました。

「答えはノー、ということはご想像がつくでしょう。書面で誓約することは断固拒否した業者もありました」

「それで、どうしたんだい?」

「取り引きをやめましたよ」

「保証書を送ってきた業者がごまかさないという確信は?」

「ごまかすなんてできませんよ。簡単にチェックできますし、必要なら訴えることもできますからね。中には、うちにはいちばん自然な食品を卸し、ほかのものはよそにさばくという業者もいます。例えば、無添加のヨーグルトはうちに入れて、よそには合成着色料の入ったヨーグルトを卸すという具合です。需要がある限り、合成着色料入りもやめるわけにはいかないんですよね」

保証書はすべてアルファの掲示板に貼り出され、お客さんは、買い物かごに商品を入れる前に、立ち止まって掲示板を見るようになりました。中には、全国的に有名な大企業ですら、あえて正当性を証明することを厭《いと》わないぞと言わんばかりに送ってきたり、自尊心を傷つけられた地元の生産者が、彼らの卵や鶏肉やハチミツの品質を誇らしげに保証したりするものもありました。

スーパーの精肉コーナーでは、こんなことはスーパーでは珍しいことなのですが、スビル親子が用心深く肉の品質管理をしていて、「母牛に育てられた子牛」という張り紙までしています。

父親とは同級生なので、通りがかりに彼らの店に寄ってみます。

「やあ、スビル。『母親のもとで育った』って本当かい？」

「何だって！　農場へ行ってちゃんとこの目で見てるんだぜ。小屋で二、三頭の子牛しか跳ねまわっていなかったら、母親牛に育てられていることは間違いなしさ。万が一、舎飼いするようなことになったら、一目瞭然にわかるし、すぐに取り引き中止さ」

連日、フルーランス町内の商店のキャンペーンの様子をうかがっていました。彼らが信じたかどうかはわかりませんが、私は彼らに商売繁盛を予言していたのです。値段を上げても客が減らないことは確信していました。ですから、定期的に巡回してみたのです。

「どうだい、商売は繁盛しているかね？」

スーパーでは、急上昇でした。「ここ数か月のあいだに、売り上げは倍になりましたよ」と、ある日ルイ・ジルが言いました。「この頃では、ラバステンス、アジャン、トゥールーズのように遠くからフルーランスに買い物に来てますよ」

肉屋も、繁盛していました。「モーリス、ハムをさし上げますよ」と、ある店で言われました。「えっ！　フルーランス一の締まり屋の君がかね？　いったいどういう風の吹きまわしかね」

「あんたも知っての通り、初めはキャンペーンなんか信じていなかったけど、今じゃ売れて売れて、注文に応えられないくらいになっちまったんですよ」

夏が終わるころ、役場の向かいにある加熱食肉製品店に入りました。店内は空っぽです。「どうしたんだい、盗みにでも入られたのかね？」と店の主人に聞きました。

「とんでもない！　全部売れちまったんですよ。観光客がわんさか来て、ハムとソーセージを全部買っていったんです。店を閉めて、家内と旅行にいってきますよ。もう長いことこんなことありませんでしたからね」

かつての町政のメンバーの一人で、有名な反メセゲ派で知られている彼の口からこんな話が聞けて、ことさらうれしかったものです。

行くところ行くところで、「町長さん、今年の観光客は、キリギリスよりひどいですよ。全部食い荒らし、全部買っていきました。我々が食べるハムが残っていない始末ですよ。タバコ屋では、フルーランスの絵はがきしかもう残っていないそうですよ」というような話を聞かされました。

そこで、フルーランス町民は、蟻《あり》のように働きはじめました。今後販路は確保されたのですから、品質の心配さえすれば良くなったのです。

とりわけ積極的な九人が私のところにやってきて、さらに朗報を伝えてくれました。「『自然食品』の流通をチェーン化することにしました。『メゾン・ドゥ・フルーランス』と名付けて、我々がテストし推薦する商品には、『メゾン・ドゥ・フルーランス』品質保証ラベルが適用されるのです。もちろん、絶対安全な地元の製品を優先的に販売しますが、条件さえ満たせばよその土地の製品でも扱います」

一九七一年秋、「メゾン・ドゥ・フルーランス」は、門戸を開放しました。ランド地方〔ボルドーの南方、大西洋に面するフランス最大の森林地帯〕産の木炭（石油ではありません）を使って燻製にしたノルウェーのサーモンから、環境汚染からほど遠いヨーロッパ中の山岳地帯で採集された極めて純粋なハチミツ、混ぜ物なしの地元のワイン、農家で伝統的に作られているような田舎風パテまで、何でもあります。

私は別に共同事業者でも何でもないのですが、仲のいい友人の一人でもある店長のジャン＝ジャック・カステルから、「これを食べてみてくれないか。『メゾン・ドゥ・フルーランス』の名にふさわしいかね？」と、ときどき試食を求められます。

というのは、彼にとって、すべて「帯に短かし襷《たすき》に長し」ということで、自分が授与する品質保証ラベルに合致するものはなかなか見つからないのです。製品の純度を証明する書類があればいいというわけではなく、美食という点でも最大限に満足できるものでなくてはならないのです。我々ガスコーニュ人はこうなのです！

私が提唱するキャンペーンに沿った、このような事業が発展するのを目の当たりにするのはたいへんうれしいもので、友人のカステルとよく「メゾン・ドゥ・フルーランス」の話をします。

「注文は殺到していて、フランスに限らず外国も含めて百くらいの自然食品店と提携しているんだけど、モーリス、一つ大きな問題があってね」と彼は言います。

「いったい、どんな？」

「物の調達さ。いいものを探してあちこちに手紙を書いているし、我々の基準にかなう飼育業者や農家探しに、共同経営者も僕も地方を縦横に走りまわっている。それでも、品物不足になりつつあるんだ。モーリス、君の助けが必要だ」

「僕に何ができるかね？」

「質が好まれるということを、あちこちで説得してほしいんだよ」

と言われても、自ら事情を確かめたかったので、友人のカステルの地方巡りに同行することにしました。その日は、カステルが取り引きしたいと考えているある大きな農家の責任者に会う予定になっていました。鉛筆片手に、このふたりの商談に同席させてもらうことにしました。話の中身は、学校で習うような算数の問題でした。

「一ヘクタールあたりの小麦の収益はどのくらいありますか？」とカステルが尋ねます。

「一年でこのくらいです」

「なるほど。もし、小麦の代わりに厩肥や堆肥だけでトマトを育ててくれたら、来年は、この価格（通常の相場を上まわる！）でさばけますよ。お宅への収益はどのくらいになるでしょうかね」

三人で計算しはじめました。小麦以上になります。

「さあ、契約書にサインしましょう」とカステルは結論を出しながら、「それで満足できるようでしたら、来年は二ヘクタールに増やしましょう」と結びます。

前向きな実験です。農家に損はないのですから。むしろ逆です。今までのやり方をすぐに全部覆せと言ってるわけではありませんし。まず一ヘクタールをトマトに、まず豚の壊胎期間一回分、まずアヒルの抱卵から、まず果物一箱から、という話なのです。

幸い農業会議所が、この自然という品質を求める旅を応援してくれました。「メゾン・ドゥ・フルーランス」には、仕入先に検査官を派遣する余裕がありませんでしたが、各地方の農業会議所が、検査官の人選をしてくれました。さらに、農家が自然食品のために新しく技術転換できるように、各地に専門の検査官や獣医のアドバイザーを送ってくれたのです。長年にわたる化学物質の乱用ですっかりゆがめられていますから、一から出直しでした。強い意志をもつだけでは充分ではありませんでした。

「良質の製品を目指すあなたのキャンペーンを全面的に支持します」と、ミディ＝ピレネー地域圏〔フランス南東部のアリエージュ、アヴェロン、ジェール、オート＝ガロンヌ、オート＝ピレネー、タルヌ、タルヌ＝エ＝ガロンヌ、ロットの八県からなる広域行政地域圏〕の農業会議所会頭フォンタン氏が、公式発表してくれました。

その後、一九七一年の終わりころですが、私も高く評価する基準に基づいて、一般の人に純度の高い食品を販売する「フルーランス・シエ・ソワ」という新しい自然食品の流通網が創設されたことを知りました。

私のキャンペーンは、雪だるま式に広がりはじめました。タルン＝エ＝ガロンヌ県にあるヴァランス＝ダジャンでは、市長であり、地方紙「ミディ新聞」のオーナーでもあるベイレ女史が、一方には、舎飼いの鶏、アヒル、七面鳥、ガチョウなど、もう一方には、良質の穀類で育てられたもの、という具合に家禽《かきん》類の市場を二つに分けました。なんとすばらしいイニシアチブでしょう。私もさっそく真似しました。今では、フルーランスでも、家禽市場は二分され、立て札で仕切られています。

さらに、フランス市町村長連合の副会長として、私は、あらゆる地方でそれぞれの状況に応じてこうした実験が繰り広げられるよう伝える努力をしています。

啓蒙のための行脚にも出かけ、招かれてはさまざまな市町村で、環境汚染と日和見主義に反対する講演をします。そして、驚くほど豊かになり、あちこちから人が訪れる花いっぱいの町、ジェール県フルーランスの話をするのです。

実は、もうすでに始まっているとはつゆ知らず、このような方向転換を予言した人がいました。社会的評価の高い人です。一九七一年十月十八日にルーアンで開かれた自然保護展において、土地整備調査官であるジェローム・モノー氏は次のような講演をしました。「フランスの中規模都市は、より良い暮らしを可能にする恵まれた環境を提供するようになるでしょう」

しかしながら、フルーランスの冒険談は、単にユニークな事例としてとどまるものではありません。ジェール県で行ったことは、アヴェロン県やロゼール県などのように、フランスのいわゆる「貧しい」県でもできることなのです。ジェール県が国全体を養おうなどと言っているのではありません。大量生産はブリー地方〔パリ盆地の東部の肥沃《ひよく》な土地〕やボース地方〔パリ南部の平原〕に任せて、我々は質を生産するのです。

大気汚染がほとんどみられないジェール県はフランスの肺となり、立ち止まって花を愛で、家庭菜園を眺め、宝物であふれる屋根裏をのぞく、そんな時間を過ごすフランスの楽園となるのです。

進歩発展を追いかけつづける馬鹿げた競争から離れて一休みできるこうした「質を提供または生産するコミュニティ」を、世界中に創造するときが来たと、私は思います。都市近郊においしい空気が吸えるような緑地や公園を保存しているように、それぞれの国で、自然のままの手つかずの土地、国立公園、野生動物保護区、そしてとりわけ良き時代の農家や農場を守るべきです。

「貧しい」と誤った呼ばれ方をしている地域こそ豊かだと、そう工業地帯よりもずっと豊かだと私は思います。こうした地域こそ、我々人間に質量の慣用単位では測れないもの、すなわち「幸福」をもたらしてくれるのです。

もちろん、昔に戻って農業や工業の分野において二十世紀に成しえたことをすべて放棄するのは論外です。ますます栄養価の高い食品、肉、乳製品などを消費する傾向にある社会の食卓を、フルーランスの食品ですべて賄えるはずもありません。フルーランスのものは、ほかの食品と並んで、ちょっとした贅沢品《ぜいたくひん》程度のものかもしれません。

ただ、プレタポルテの世界ではオートクチュールが存続しているように、自然で人工的に粉飾されていないという意味で「贅沢」な食品は、現代の経済システムの中で認められるようにならなければなりません。目の前にずらりと並ぶ商品から、懐具合と好みに応じて選択するのは個々人の意志に委ねられるべきです。それが、消費者の自由というものです。

年々、食費が家計に占める割合が減っています。反対に、住居費や衣服費や娯楽費は増えています。より良い住宅に住み、より良い衣服に身をまとい、楽しむ機会も増えています。そう望むなら、より良く食べないはずはありません。得をするのは我々の健康なのですから、なおさらです。

確かに家計は無限大に増えるわけではありませんが、杓子《しゃくし》定規で、統計的で、硬直化した国の経済白書によってではなく、個々人の判断によって適切に配分されなければなりません。

ですから、経済、農業、工業、商業、医療に関する考察の中では、私は、決して「何々の代わりに」とは言わず、「共に、並行して」という言葉をつねに使っていきます。

「質を提供または生産するコミュニティ」は、豊かな国では最高の贅沢であっても、大勢の人を養い、大勢の人の生命を守ることで精いっぱいの国における大量生産に取って替わるものではありません。

第4章　キャベツの植え方知っていますか？

キャベツを植えながら死にたいものだ。
だからといって、死に急いでいるわけではないし、
ましてやこの未完成な庭に対して焦る気持ちもない。

この哲学的考え方は、モンテーニュから拝借しました。こうした哲学は、子どもたちが大好きな童謡の中にも出てきます。「この土地のやり方でキャベツを植えましょう」というフレーズは、ガーデナーがしゃがみながら次から次へと穴を掘っている姿を真似て歌ったものです。

モンテーニュは、ときおり象牙の塔を抜け出して庭の畑に下り、キャベツの世話をすることを厭《いと》わず、日々のささやかな営みを大切にしていました。そういえば、ヴォルテール〔文学者、啓蒙思想家。一六九四〜一七七八年〕の小説の主人公カンディードも家庭菜園を耕していました。残念ながら、二十世紀になって人間は、庭を歩道と交換してしまいました。そして哲学も失いました。

私は、家庭菜園を復活させたいと思っています。郊外に住んでいる人も別荘を持っている人も、全員野菜やハーブの栽培にわずかでも土地を使ってほしいものです。確かに、家の前に観賞用の庭があるのは魅力的で、目も鼻も楽しませてくれます。でも裏庭にはサラダ野菜用の土地を一画設けてみませんか？　庭がないという方は、一か月の海辺の休暇をやめて、そのお金で郊外に土地を買いましょう。

大規模になると、化学肥料や農薬を使わないで野菜栽培をするのは難しいかもしれませんが、小規模でしたら可能です。ぜひやってみてください。自然なやり方で家族の野菜を育てるのです。ご両親に、昔どうやってしていたのか聞いてみるのです。年寄りは、若い人に助言を求められるとてもうれしいものです。自然の肥料（厩肥《きゅうひ》や海藻類）を使いましょう。適度に使えば、カリウムも石灰も硫黄も危険ではありません。しかし、化学合成物質は絶対に避けてください。最大限の収量が得られなくても大したことではありません。あなたが求めているのは、あなたとあなたの家族のための質だということをお忘れなく。

世のガーデナーたちよ、さあつるはしを！　それから、土壌の秘密や種まきや太陰月《たいいんげつ》〔新月から次の新月までの期間〕について教えてくれる昔の良書を買いましょう。花を育てることに慣れているのでしたら、あるいは「緑の指」をもっている、つまり、植物を発芽させ、生かすことに長けているのでしたら、野菜があなたに駄々をこねるわけがありません。あなたのキャベツは、あなたのバラが美しいのと同じくらい丸々と育つことでしょう。

さあ、ニンジン、キャベツ、トマト、サラダ野菜、ニンニク、タマネギ、セロリ、リーキなど必要不可欠な野菜のために土地の一画をささげようと決めてください。大きな畑がないのでしたら、場所をとるジャガイモはあきらめましょう。果樹、イチゴ、スグリ類、ハーブなどを庭に取りこむのもいいですね。蜜蜂《みつばち》の巣箱なんかもどうですか？

畝《うね》が整然と並び手入れの行き届いた菜園は、フランス式庭園に劣らず見た目も気持ちのいいものです。とは言うものの、自然には自然の秩序というものがあり、必ずしも造園家の思い通りになるわけではありません。生け垣の根元に植えたイラクサは、手入れの行き届かない庭というイメージを与えるかもしれませんが、ハーブの縁取りに植えると、それぞれのハーブの効能であるエッセンスの含有量を引き上げてくれます。

植物間の善隣関係（コンパニオンプランツ）もきちんと守りましょう。我々から見ればあまり「考えていない」ように見えるかもしれませんが、植物にも言いたいことや相性があるのです。タマネギとテンサイ、リーキとセロリ、ニンジンとグリーンピース、トマトとパセリなど良縁もあれば、トマトとフェンネル、トマトとコールラビーなどのように、「犬猿の仲」もあるのです。ほかから影響を受けやすいものもあります。例えば、ラディッシュには、隣の野菜の味が移ったりします。四方を異なる植物で囲むと、隣の植物によって、ラディッシュの風味が微妙に変わってきます。クレソンの隣に植えると、最高のラディッシュができます。チャービルの隣では辛みが増しますが、隣に何もないと味気なくなります。

果樹と小さい実物《みもの》は慎重に植えましょう。特に大きくなって野菜畑に日陰を作らないように気をつけてください。さらに、ここでも相性に注意しましょう。それから、忘れてならないのは、ミント類、ゼラニウム、キンレンカ、タマネギ、トマトを植えるだけで、寄生虫を追い払うのに充分です。殺虫剤をまくことを断念したのですから、自然な方法で菜園を守ることを考えなくてはね。

かくして、神に続いて畑の主になったあなた、ぜひ畑を手入れし、かわいがり、悪天候から守ることができるようになってください。最大限の注意を払って身づくろいをしてあげてください。辛抱強く雑草は抜き、いい草は残す。水やり、除草、表耕など、労力を惜しまなければ、たくさんの宝物を収穫することができるでしょう。

ところで、収穫物をどうしましょうか？　まず、植える野菜の配分の仕方を覚えることです。明らかに、キャベツが必要とする面積は、パセリのそれよりずっと広くなければならないですし、収穫量はそれぞれの消費量に見合ったものでなければなりません。年によっては、予想を超える収穫があっても慌てないことです。瓶詰、広口瓶詰、ジャム、シロップなど、蟻《あり》のように冬に備えて保存食を作りましょう。反対に、立派な野菜が虫にやられて収穫が少ない季節でも、イラクサ、スベリヒユ、タンポポ、ウスベニアオイ、キンレンカ、ラディッシュやニンジンの葉など地味なもので我慢しましょう。彼らだって、あなたの食卓を飾ることができるのですから。スープに入れた一握りのラディッシュの葉は、買ってきた化学肥料漬けのきれいな野菜より栄養があるということを忘れないでください。

植物に対する愛情があるのですから、あなたの家族が喜ぶように、調理の仕方も幾通りも工夫できます。この本の後半には、古いのから新しいものまで、最も身近な植物を最大限に利用できるようにいろいろなレシピが載っています。ただ、家庭の食卓に置かれたスープ鉢は、世界中のどの薬にも勝るということだけは覚えておいてください。みんなの健康の源なのです。「スープの中身を教えてくれたら、君がどういう人か言い当ててあげるよ」と言えるくらいです。アレクサンドル・デュマ（ロマン派最大の大衆作家。『三銃士』『モンテ・クリスト伯』を発表。一八〇二〜七〇年）は、フランスを「スープの国」と宣言したほどです。あのすばらしいスープ信仰が失われたのはなんとも遺憾です。時間がないということもあるのかもしれませんが、植物に対する愛情が失せたということもあるような気がします。

栄養豊かな食べ物（動物性食品、肉、牛乳、卵、チーズなど）の栄養価を否定するつもりはありませんが、我々の祖先は、いつの時代も、植物性のものに大きなウエイトを置いてきました。しかも、それで正解です。カロリー的に極めて乏しい食べ物の中には、ビタミン類が豊富なものが多々あります。さらに、無視できない薬効まであるのです。

不幸にも、現代医学は、驚異的な進歩を遂げ、多くの細菌を征服したことを誇るあまり、かつてあれほど浸透していた「民間のレシピ」を軽視する傾向にあります。二十世紀の薬局方はそれぞれの専門分野で満足しています。もちろん非常に効果はあるのですが、お金もかかり、残念ながら乱用すると危険を伴います。

正直なところ、薬局で野菜を売るべきです。しかしながら、白衣を着て威風堂々と客を迎える薬剤師のところへ行って、店頭にニンジンやキャベツやパセリを並べてくださいなんて言おうものなら、彼はあなたのことを哀れむような目つきで見ることでしょう。あなたは、店を間違えたのですから。八百屋は隣です、と。それでも、あちこちで大手の製薬研究所のパッケージに、ニンニクエキス、あるいはアイビーやブルーベリーのシロップなどという表示を見かけます。オランダのある大きな研究所は、平気でキャベツの汁で作った錠剤を市場に出しています。

想像以上の数の野菜エキスの錠剤が薬局で売られています。しかし、それは人間の虚栄心を、学術的な名前で隠しているだけです。体面を重んじる医者は、特定の野菜の効能を信じていても、患者に処方することはためらうでしょう。反対に、処方箋上はいかさま万能薬のほうが効果てきめんに見えます。残念ながら、医者は、患者の望みに応えるべくこのようにふるまうことがあります。実際、もし医者が、患者に治療法として、「ニンジンを食べなさい」とか「キャベツのスープを飲みなさい」などと言ったら、患者は怒ってしまうかもしれません。

とはいえ、西洋医学の祖であるヒポクラテスでさえ「食べ物で治る病気もある」と公言しています。患者は、何よりも真摯《しんし》に対応してもらいたいのです。医薬品の効果は値段に比例すると思いがちですが、それは間違いです。確かに、非常に高価で効き目の高い医薬品もありますが。廉価で効き目の高い医薬品もあるのです。

民間療法が公式医学と並行して地位を保ってきたロシアでは、まったく状況が違います。社会主義医療は営利を目的とせず、製薬産業も国営で、国の補助を受けているので、やはり状況は同じです。伝統的な方法で治療する「民間療法」は、公式医学と競合するものではなく、むしろその実践に耳を傾け、医学的研究事業の中で取り上げられています。

さらに、ロシアの薬局は、品数は多くはありません。派手な宣伝もなければ、高価なパッケージもなく、消費を促すようなことはしません。

シンプルで、補完的で、大衆の手に届く薬局方はすべて歓迎されます。治るなら、キャベツのジュースだって万歳です。大事なのは結果のみ。ロシアの人たちの健康は、二十世紀初頭から飛躍的に増進し、寿命もはるかに延びました。この国では、医学的研究も極めて重要な位置を占めています。

西洋医学や近代薬学の成しえたことを過小評価したくはありませんが、植物性食品が重要視されるような、食べ物による健康管理によって健康を維持したいものです。そして必要なら、ささいな不調は、シンプルで誰にでもできるような方法でバランスを取り戻したいものです。

「自然を知っている人なら、病気になるはずがない」という有名な諺《ことわざ》がロシアにありますが、これは自明の理です。あなたの庭で育つあの大きなキャベツがどんなに効能があるか知っていたら、じきにそのキャベツがあなたの食卓に上り、胃の中におさまってくれると考えるだけでうれしくなると思うのですが。人間も動物も愛しましょうと先ほど言いましたが、野菜も愛してください。野菜は私たちに愛で応えてくれるのです。

野菜は何も考えていないのだから愛するに足りないと思われがちですが、そんなことはありません。

野菜は心優しく、寿命は短いですが、複雑かつもろい有機体で、注意深く観察するに値します。人間と同じで、見かけで判断してはいけません。最も美しい野菜が、最上のものとは限りません。最も愛され、ケアされ、かわいがられたものが、いちばん効能に満ちているのです。

庭でとれたでこぼこのトマトや青々していて固いサラダ菜を信頼してやってください。温室育ちのものより、数段中身が濃く生き生きとしています。

庭の木からとれた果物は、いわゆるシミがついていても皮はむかないでください。皮は太陽をたっぷり浴び、見かけはつるつるしていても殺虫剤と成熟剤と防腐剤を浴びた果物の皮よりずっと健康なのです。ジェール県の植木協会の会長は、ある日、私にこんな話をしてくれました。

「小さなシミがついた果物を売ったことで、三回も裁判所に呼び出された経験があります。健康という点でも味という点でも申し分なかったのですが、見た目が悪いということで、重大な過失を犯したとして有罪になったんですよ」

なんとも情けない話です。「シミ」がついた果物は売れないなら、食べることです。ジャムも作りましょう。必ず報われますよ。果物はあなたのことを思ってくれているのですから。

ちょっとしたことで、シミのある果物を流行らせることができるんですがね。当節の若い人気女優たちだって、祖母の時代には嘆きの種だったそばかすをリバイバルさせたじゃないですか。私自身、健康と同じくらい女性の美容にかかわっていますから、我々の娘の年頃の子どもたちの中には、大胆にも、鼻の上に気高き自然が拒んだあのそばかすをペンシルでわざわざ付け足す子もいることは見逃していません。そういえば、彼女たちのおばあちゃんたちだって、唇の端に付けぼくろをしてごまかしていましたっけ。

こんな風に流行は巡り、追随者を増やしたいという人間の虚栄心によって、いつか市場に付けぼくろのように偽のシミが付けられたリンゴやナシを見かける羽目になるかもしれません。こうしたことなら仕掛け人になっても悪くないなと思っていますが。最初は突拍子もなく見える流行も、何かが過剰な状態になったときにバランスをとるために生まれてくるのです。家庭の主婦が、しわのあるリンゴやシミのあるナシを愛でたり、触れたりするようになった暁には、「昨日の美女」つまりうぬぼれに満ちた果物の時代は終わりを告げるでしょう。市場では、外見ではなく質が最優先され、家庭菜園や果樹園は「爵位」を授かるのです。もう農業を営む貧しい親ではなく、むしろ無一文でアメリカに渡り、財を築き、莫大な財産を残してくれた「アメリカの叔父さん」になるのです。

宝物が見つかるのは古いトランクの中であり、おいしいスープを作れるのは古い深鍋であり、おいしい果物や野菜を収穫できるのは、おばあちゃんの古い庭なのです。

さあ、これから古き良き時代の家庭菜園の畝から畝へと一緒に旅してみましょう。一つひとつの野菜の前で立ち止まって、ちょっと話しかけてみましょうよ。あ〜あ、もし野菜が話せたら、どんな知恵を授けてくれるのでしょうか！

ニンニク

それでは、ニンニクから始めましょう。「アーイ Ail（＝ニンニク）」の「A」が、ただ単にアルファベットの最初の文字だからというわけではなく、ニンニクは、ガスコーニュ人魂をもつ私にとって最も大切な存在であると同時に、薬用植物療法にとっても最も貴重な存在だからです。第一、私がニンニクの話をするとき、先行するのは愛なのか経験なのか、わからなくなってしまうくらいなのです。

ニンニクは、活力と関係があることに疑いの余地はありません。ガスコーニュ地方では、洗礼式で、子どもの舌をニンニクのかけらでこすり、アルマニャック〔アルマニャック地方産のブランデー〕を一滴垂らします。人生のあらゆる苦難に立ち向かうことができるようになるためです。

アンリ四世〔ブルボン朝の祖。一五五三〜一六一〇年〕もこうした洗礼を受けたため、伝統を重んじ、何か大事なときにはアルマニャックに浸したニンニクを必ずかじっていたそうです。我々の愛するアンリ四世の一大事とは、たいてい女性制覇でした。たくさんの女性を制覇しましたから、生きているあいだにきっとたくさんのニンニクをかじったことでしょう。

実際、アンリ四世を手本にして、その日の快挙を目論んで、朝一番ニンニクを一かけら食べるプレイボーイを何人も見ました。そういえば、騎兵隊の将校で、百里四方までニンニクの匂いをさせていた人がいたのを思い出しました。それにしても、ご婦人方のあいだではどんな評判が立っていたのでしょうか！　ライバルも青ざめたことでしょう。ところで、この人はずいぶん長生きしましたよ。

精力的な人の秘訣はどこにあるのだろうかと探ってみると、行き着くところはニンニクだった、ということはしょっちゅうでした。しかも、動物もそうなのです。アンティル諸島〔西インド諸島の主島群。キューバ、ジャマイカなどの独立国がある」を旅行したときのこと、奇跡的な治療をするというより、むしろ闘鶏での勝利の方で有名だった地元の呪術師と出会いました。興味本位に彼に会いにいったのですが、クリスマスを彼の家で過ごそうと言ってくれました。彼の野蛮とも見える実践にはあまり賛成できませんでした。「私は多くの人を殺しました。ただし、悪人だけですが」と彼は言うのです。

それに、個人的に闘鶏も好きではありません。動物には敬意を払っていますので、人間の狂気のためにさらしものにするなんてどうしてもできません。しかし、つねに出番を待っている私の好奇心が、精力的な雄鶏にそそられずにはいられませんでした。この呪術師は、彼の鶏軍団が今回も不敗であるようにと、これ以上望めないくらい異様な音が鳴り響く黒ミサに身を任すのです。ですから、すべてはこの呪術師の肩にかかっていると思ってしまったのですが、彼は、「ふうん！　あなたは敵ではないし、闘鶏のことは全然知らないようだし、はるか遠くに住んでいることだし、チャンピオンたちをどうやって飼育しているか、まあ見せてさしあげよう」と言いました。

そして家のそばにある物置に連れていってくれました。そこにはニンニクが山と積まれていたのです。「鶏の餌《えさ》に混ぜるんだよ。ほぼ半々くらいの割合で。誰にも言わんでくれよ」

偉大なる呪術師の秘密を知って大いに笑ってしまいました。アンティル諸島の鶏の闘争心は、（ガスコーニュ産の雄鶏ともいうべきアンリ四世のように）ニンニクに負うところ大だったとは！　秘密を暴いたからといって、この魔法使いに恨まれて、仕返しに呪いなどかけられませんように。もう何年も前のことなので、時効になっていると思うのですが。それに、後に読んだいろいろな文献に、古代ローマ人が闘鶏用の鶏の餌にニンニクを混ぜていたことや、古代エジプト人がピラミッドの建設労働者にニンニクを与えていたことが書かれていました。私がプロのスポーツ選手や自転車レースの選手である患者さんたちに、ニンニクを処方したからといって嘘偽りではないのです。

ニンニクは、時空を超えて文献に出てきます。歴史的にも、地理的にも、あらゆる空の下、ニンニクの育つところではどこでもその奇跡的な効能が認められています。アンティル諸島の雄鶏のように、ロシアのある地方の年寄りが元気なのもニンニクのおかげだそうです。民間療法の医者が、毎年養生のためにニンニク酒を処方するのだそうです。一リットル瓶に、三分の一まで皮をむいたニンニクを入れ、残りの三分の二にアルコールを入れて、二週間日向に置きます。日光が決め手です。そのあと濾《こ》して、毎朝食前にお湯に二〜三滴垂らして飲みますが、毎日一滴ずつ増やして二十五滴までいったら今度は逆算していきます。つまり、毎日一滴ずつ減らしていくのです。このワンサイクルを数週間の間隔をあけて年数回行うことができます。

白ワインに皮をむいたニンニクを二〜三かけら入れて、数日置き、毎朝食前にスプーン一杯飲んでもいいでしょう。

しかしながら、ニンニクが好きな人でしたら、いちばんおいしい食べ方は、なんといっても料理の中でしょう。南仏ではニンニクをよく使い、レシピも豊富です。子どもたちには、寄生虫予防になる、ゆでたニンニクをベースにした「子ども用スープ」を作ります。同じ目的から、寄生虫予防に子どもたちの首にニンニクの輪をかけていたこともありました。効果抜群だったそうです。

外用として、性的能力を保つために背骨をニンニクでこすったりもしていました。

個人的には、子どものときのおやつに出てきた、ニンニクをこすりつけた厚切りのパン・ドゥ・カンパーニュに目がありません。おいしそうなつやを出すために、ニンニクのあとにオリーブオイルもこすりつけたものです。そして塩少々と太陽をいっぱい浴びて黄金色に輝いたシャスラ〔産地であるソーヌ＝エ＝ロワール県の村シャスラの名前を付けたぶどう〕も一緒に食べるのです。子ども時代には、いかにも健康的で強壮効果のあるこのおやつに終始舌鼓を打っていたものです。

ニンニクの摂《と》り方は、どんな方法でもお勧めします。ニンニクのあの強い味が苦手だという人は、もう少し味がマイルドなピンク花のニンニクもしくはチャイブを買ってもいいでしょう。あるいは、匂いの本体であるアリシンを含む芽を取ってしまうのも手です。

ニンニクは好きだけれど、異性関係や社会生活に支障をきたすとお考えの人は、パセリやコーヒー豆を食後に噛むとニンニクの匂いを吸収してくれます。あなたの連れ合いに迷惑でなければ、夜寝る前にしかニンニクを口にしないという手もありますが。

今では、薬局でニンニクのエキスが売られています。薬局で販売されるということは、植物の正確かつ実直な働きぶりを讃えて授与されるレジオンドヌール勲章みたいなものです。私の友達ニンニクは、ラベルホールにレジオンドヌール四等勲章をつけているのです。まさしくそれに値しますし、自分のことのようにうれしいです。ニンニクの功績は数多く、認知もされています。

駆虫と強壮作用のほかに、今日では、緩下《かんげ》〔腸から排便を促す働き〕、利尿、殺菌、抗菌、消炎、去痰《きょたん》作用などについても知られています。ニンニクには抗生物質的成分が含まれているのですが、特にその硫黄成分には肺疾患に効果的な殺菌作用があります。昔ペストが流行すると、医者は、ニンニクを染みこませたマスクをして往診したと言われています。ニンニクの消費量が多い地域では、そうでない地域と比べてガンの発生率が低いという統計も出ています。確かに、そうした地域は、むしろ貧しい農村地帯で、産業による環境汚染や化学食品にかき乱される機会も少ないということもあるでしょうが。

私の個人的な統計はもっと控えめですが、率直なところ、「ニンニクのあるところに健康あり」というのが持論です。

逆に言えば、「健康のあるところにニンニクあり」ということになります。

こんな私ですから、従兄のミッシェル・デカンプに、ギャヴァレの土地で化学肥料を使わないで良質のニンニクを一ヘクタール栽培することを決心させることができました。農業的実験は、いつもミッシェルとするのです。彼は農家として用心深く計算し、熟慮し、返事をくれます。

「ところでモーリス、化学肥料と殺虫剤を使わないとなると、通常の二〜三割高く売らんとならんな。ヘクタールあたりの収量は下がるだろうし、除草も頻繁に手作業となると人手もかかるしなあ」

「仕方ないじゃないか、ミッシェル。少なくてもフルーランスの市場では、自然栽培のニンニクを並べてほしいんだよ。それに、『メゾン・ドゥ・フルーランス』が注文してくれるさ。来年は、必ず一ヘクタールが二ヘクタールになるよ」

おいしそうなニンニクの詰まった木箱が四方八方、外国までもレシピ付きで送られることを想像してしまいます。肉厚でいかにも食欲をそそるあのニンニクの頭を、チョコレートのようにきれいな小箱に入れて並べて売ったたっていいじゃないですか。クリスマスのプレゼントとして、消化に悪い甘いものよりずっと魅力的だと思いますがね。今のところ、たわいのない夢にすぎませんが。しかし、ペレット〔ラ・フォンテーヌの寓話『牛乳配達人と牛乳壺』の主人公〕と違って牛乳壺を壊したりなんかしませんが、自分の夢を固く信じ、実行したいと強く願うと、夢が現実になることがよくあるのです。いつかクリスマスに靴下の中に、リボンで飾られたニンニクの箱が入っていても驚かないでくださいよ。悪ふざけだなんて言わないで、「これこそ私のためを思ってくれる愛情の印」と思ってください！

タマネギ

タマネギは、私の故郷では「セボ」と呼ばれていて、ニンニクの仲間で共通する効能があります。どちらか一方を特に好むということでなければ、調理にはそれぞれの代替え品として使ってもいいくらいです。

タマネギはニンニクほど味が強くなく、赤タマネギは甘いくらいです。加熱すると栄養分の一部が失われる多くの野菜と違って、タマネギは、むしろ加熱することでビタミン類を放出します。ただ油で揚げてはいけません。むしろスープに入れたり、オーブンで調理してください。

生が好きな人は、どんどん生で食べてください。戦前の話ですが、ツール・ドゥ・フランスのある有名なチャンピオンは、行程ごとに生のタマネギを一個かじっていたそうです。

後に、私が三十歳で彼が五十歳のときですが、治療する機会がありました。毎回彼のスポーツ人生を語ってくれましたが、「私にとって、タマネギはダイナマイトみたいなもので、食べるや否や爆弾のように走りだしたものだよ」と、一言付け加えるのが常でした。

同時代の人で、やはりタマネギでエンジンがかかったと打ち明けてくれたボクサーもいました。

私の田舎の農家の人たちは、刈り入れ、干し草の収納、ぶどうの収穫など、重労働の時期は、畑にいつも大きなタマネギを持っていって、パンと一緒に食べています。そうすると、労働意欲が湧くのだとか。

タマネギには催淫《さいいん》作用もあるとされ、オニオンスープは、夜遊びが好きな人には貴重で、長い情熱的な夜への序章になると言われています。

解毒作用もあるタマネギはご婦人方の肌を美しくするので、恋人たちに恵みをもたらします。ただご婦人方にはなんとも迷うところでしょうが。美しい肌、確かに。でもタマネギ臭い？　ご安心ください。ミント類をベースにした口臭防止剤や、あるいはもっとシンプルに、ニンニクの匂い対策と同様、パセリやコーヒー豆を噛んでもいいのです。こうした難点はあるものの、吹き出物やニキビが消え、頬《ほお》と同じくらい腸壁もツルツルで、柔らかく、血液の流れが良くなるのは気持ちのいいものではありませんか。さらに、タマネギは、腸内の寄生虫を駆除し、頑固な便秘解消にも貢献します。

また、優れた利尿作用で、むくみを抑え、尿素やナトリウムを排出します。外用しても、排出できます。半分に切ったみずみずしいタマネギで腎臓のあたりをこすると、尿量が二五％アップします。座骨神経痛にも、患部を同じようにタマネギでマッサージします。

生食は発汗を促し、サウナ代わりになりますよ。皮膚からの排出は、リウマチにいいのです。タマネギのシロップは、風邪や扁桃腺炎《へんとうせんえん》にも効果的です。「タマネギワイン」もすばらしいですよ。非常に古いレシピをご紹介します。

一リットル入りのビンに、すりおろしたタマネギを百〜百五十グラムとハチミツを百グラム入れて、有機の白ワインを注ぎます。二週間ほど置いて濾しますが、味はちょっと意外でも、毎日スプーン三〜四杯飲むと、高い利尿と強壮効果があります。

タマネギの効能をもう一度まとめると、興奮剤、抗感染症、利尿、駆虫、抗壊血《かいけつ》病、抗リウマチなどが挙げられます。ニンニク同様すばらしい抗生物質にもなります。血糖値を下げるグルコキニンを含むことから、糖尿病を抑制する効果もあることが発見されました。近年、イギリスの研究者によって血栓の形成を防ぐ力も発見され、タマネギは、現代病である心血管系の疾患とも闘う「諜報員《ちょうほういん》」に昇進しました。フランスの馬牧場では、タマネギのこうした効能が以前から知られていて、足の血栓症にかかった種馬にタマネギを与えるという話も実際あります。

タマネギのヒットチャート入りは、ニンニクと同じくらい長く、健康にいい野菜のトップに持ってくることができます。

同じ仲間であるユリ科の植物（リーキ、エシャロット、アサツキ、チャイブ）は、タマネギほど強くはないですが、ほぼ同じような特性をもっています。ですから、タマネギの代用品として、煮てスープにしたり（リーキ）、生のまま刻んでサラダに入れたり、薬味として（エシャロット、アサツキ、チャイブ）使えます。味もタマネギよりマイルドで、涙もタマネギほど出ません。それでも、タマネギの皮をむきながら、たとえ三分間泣いたとしても、残りの人生を笑って過ごしたほうがましですよね。それが、確固たる健康の印なのですから。

ときには私の患者さんや読者が語ってくれる体験談は、私自身のそれにプラスアルファされます。つい最近、モルビアン県〔ブルターニュ半島中南部にある〕のラブレスターに住むご婦人E.G.さんから、タマネギが主役のお父上のレシピを綴った手紙が届きました。その部分をご紹介しましょう。

『人間と植物』というご著書の中で取り上げられた治療方法ではありませんが、我が家では長年実践しているもので、父がアンジェの「治療師」から教わったチフスに効くタマネギハップ剤があるのです。

七十年以上前のことですが、昔私が生まれ育った町ロリアンは、沼地に囲まれていて、チフスが風土病のように猛威をふるっていました。たいていのロリアン町民は病気に屈しませんでしたが、よそから来た人は大勢亡くなりました。タマネギハップのおかげで、何人の人が命拾いしたか知れません。

「生のタマネギおよそ二キロをみじん切りにし、薄手の布に広げて病人の足を包み、一晩、つまり八時間ほどそのまま当てておく」というものです。唯一注意することといえば、ハップ剤から汁がたくさん出ることと、病人がコントロールできないくらい急激な利尿作用があるので、病人の寝床をしっかりガードすることです。三日経てば病気は治ります。うまくいかなかったケースは、私の姉と姉の子どもの二件だけです。三十五年前の話ですが、検査結果はマイナスだったのに、二人を治療した医者はチフス症状ありと診断しました。しかし、二人ともそうではなかったのでしょう。当時、海軍病院の院長であった海軍医のD氏とたまたま知り合いだったのですが、彼にタマネギのハップ剤の話をしてみました。彼はたいへん聡明で、一笑に付す代わりに病院で試してくれました。彼が院長だったあいだは、チフス患者はいつも「タマネギ」療法を受けていました。ほかに五十年くらい昔のことですが、覚えていることがあります。ロリアン駅の駅長の娘さんが猩紅熱《しょうこうねつ》にかかり、助かる見こみがないくらい重症だったのですが、父がタマネギのハップ剤を思いつき、すばらしい効果を上げたのです。

こんなことを申し上げても、今さら先生にお教えするものは何もないかもしれませんが、少なくとも事実に基づく証言としてお知り置きくださいませ。

キャベツ

世界でいちばん古い野菜の一つで（四十世紀も前から存在します）、大きさという点で野菜畑の王様と言えるでしょう。さらに、偉大な王様の資質にもれず寛大でもあります。寒い日に飲む熱々のキャベツスープは、薬効大で、死人をもよみがえらせるほどです。農家の人は、畑に出かける前に朝食にこのキャベツスープを飲みます。

ガスコーニュの朝の挨拶《あいさつ》は、「アディシャ、ア　デジュナ？」で「おはよう。朝ごはんは食べたかい？」ですが、意味するところは「胃の中においしいキャベツスープはおさまっているかい？」なのです。もっと元気をつけようというときは、仕上げに、スープカップあるいは「キャロット」と呼ばれる深皿に直接赤ワインをちょっと注ぎます。「シャブロ」というやつです。

デリケートな胃の持ち主には、火を通したキャベツは消化しにくいようです。特にゆでると消化しにくいので、白キャベツ、赤キャベツの別なく蒸し煮かサラダで生食がいいでしょう。もちろん固いですから、よく噛みます。労は報われますよ。もっといいのは、進歩した技術を利用してミキサーにかけ、キャベツジュースを作ります。必要に応じてレモン汁を加えて味を調えましょう。生のキャベツに頼らなくても、オランダではすでに錠剤が市場に出まわっています。

それでは、キャベツの効能とは何でしょうか？　あまりにも多くて、全部数え上げるのが難しいくらいです。古代ギリシャやローマ時代の医師のあいだでは、万病に効くと考えられていました。外用、内用の区別なくあらゆるものに、ペストにさえ利用していました。

時代を経て、徐々に期待される効能の数々が分類されるようになりましたが、医師が最も多く真面目な論文や著述をささげた野菜ですし、また最も頻繁に使われた野菜と言えます。多くの著名な医者が、やぶ医者呼ばわりされるのを承知で、重症の傷にキャベツの葉を当てることをためらいませんでした。結果は、いつも劇的でした。

私がはじめてキャベツを使ったときには、こんなことは全然知りませんでした。まったくの若造だった私は、はじめてのクライアントでしかもかなりの有名人を前にすっかり怖気づいていました。キャベツといえば、父親が使っていたやり方しか知りませんでした。病人を楽にするために、庭にいちばん見事なキャベツを探しにいく父の姿を何度見かけたことでしょうか。その日、私はキャベツを（それからクレソンと卵も）買いに市場に寄ってから、新聞紙にくるんだキャベツを脇の下に入れて、ひどい肩関節周囲炎に悩まされているその有名人のお宅にお邪魔しました。

キャベツを包みから出しながらチョッパー〔湾曲した刃の両端に取っ手があり、左右に揺り動かして肉や野菜をみじん切りにする調理道具〕を頼んだとき、外にたたき出されるのじゃないかと思いました。しかし、すぐに彼のまなざしは緩み、私も痛みを抱える人特有のあの恭順さが目に表れるのを見て、キャベツハップにとりかかることができました。仕事上、苦しんでいる病人が見せる受け身的な受容というものにいつも助けられてきました。つまり、私が持っている植物を見ても、愚かな見栄を張って私をたたき出すなんてことはしなかったので、あとは証明しさえすればよかったのです。

その日、キャベツは奇跡的な働きをしてくれました。非常に感謝しています。うまくいかなかったら、落胆のあまりあれほど愛した職業をあきらめていたことでしょう。しかし、キャベツは失敗しませんでした。なぜかがわかったのは、後のことですが。

クック船長は、病気で部下を失うことなく三年間航海を続けることができました。船倉にキャベツの積み荷を積んで、私より物知りな彼は、キャベツのあらゆる利用方法、とりわけ当時長い航海に出る船乗りにとって脅威であった壊血病に効くということを知っていたということです。

私はといえば、あの最初の経験以来いろいろな文献を読みあさりましたので、今ではなぜキャベツが「貧乏人の医者」と呼ばれるに値するのかわかりました。

まず、キャベツは応急処置に必要な救急箱に欠かせません。傷に対してつねに薬が手元にあるとは限りませんが、キャベツなら庭（あるいは近くの八百屋）にありますよね。そのキャベツがすばらしいことをやってのけるのですよ。

火傷や虫さされには、キャベツの葉を一枚細かく刻んで貼りつけ包帯をすると、痛みを軽減し、傷の回復を早めます。あらゆる打ち身、ひび割れ、化膿した傷口、ひょう疽《そ》、膿瘍《のうよう》、腫れ物などに効きます。

キャベツは、肉を蝕む膿を外に吸い出す特性がありますので、沸騰させた食塩水で傷口を洗って、出てきた膿をきれいにふき取り、完全に傷が治るまでハップを続けます。

痛みの激しい深い傷には、キャベツを熱湯で数分ゆでて柔らかくすると我慢しやすいかもしれません。私は、患者さんを楽しませるような手順で行ったものです。アイロンを借りて、固い芯を取ってからビロードのように柔らかくなるまで、熱いアイロンで「しわを伸ばす」のです。「アイロンかけ職人」の熱中する姿には、苦しみに深く刻まれた顔にさえ笑みが浮かんだものです。葉を一時間オリーブオイルに漬けるのもいいでしょう。柔らかくなってくっつきやすくなり、癒合《ゆごう》も促進されます。

さらに、キャベツの葉は、弾力性があり表面積も大きいので、伸縮性包帯がなかった時代には包帯代わりにも使われていました。

静脈瘤、潰瘍《かいよう》、腫瘍《しゅよう》、帯状ヘルペス、痔、壊疽《えそ》などの重い症状にも、上述のように用意したキャベツの葉を外から当てるだけで奇跡的な傷の治癒が見られます。

あらゆる筋肉痛、座骨神経痛、神経痛、リウマチには、細かく切って温めたキャベツハップ剤を布にくるんで患部に貼るとずいぶん痛みが和らぎます。関節炎に苦しんでいた祖母は、羊毛の膝当《ひざあ》ての中にキャベツの葉を入れていました。私の田舎では、年寄りが冬になるとフランネルのベルトの中にキャベツの葉を忍びこませて腰のまわりに巻きつけているのをよく見かけたものです。

内臓が痛むときにはその痛む場所に、消化不良を起こしたときには肝臓に、腹痛、下痢、赤痢、生理痛のときには腹に、頭痛のときには額に、風邪やぜんそくのときには胸や首に、熱くしたキャベツをガーゼに包んで当てるように処方します。

扁桃腺炎には、キャベツジュースを使います。ミキサーで簡単にできますし、癒合を促進するため、うがい薬としてたいへん効果的です。声が出なくなった場合にも、ハチミツを混ぜてゆっくり飲むといいでしょう。

内用でもさまざまな効能がありますが、肝硬変（特にアルコール性）、赤痢やあらゆる腸疾患、貧血、関節炎、痛風などにお勧めです。

というわけで、ジュース、生、蒸す、などあらゆる調理法で摂るにこしたことはありません。こんなに健康にいい野菜ですから、脂肪分の多いソーセージを足しすぎなければ、シュークルート（ザワークラフト〔発酵させた塩漬けの千切りキャベツ〕）でもかまいませんよ。

夢にうなされるような人には、セージと一緒にお茶にして寝る前に飲むことを、私はお勧めします。

畑に出かける農民の栄養価が高い朝のスープから、イライラが多い都会人の夜のお茶まで、キャベツは一日中私たちの食卓に欠かせません。それどころか、傷の手当ということを考えたら、私たちの体には一生欠かせないものです。

ニンジン

よく「ニンジンがあると庭が微笑ましくなる」と言われますが、今さら言うまでもなく、ニンジンは家庭菜園では特権的な存在です。実際、健康な人ほど「微笑ましい」ものはありません。

ニンジンは女性を美しくもします。ニンジンを食べるとバラ色のヒップになる、と古くから言い伝えられているように。あの「恥じらうニンフ（ギリシャ神話で山、川、木、花などの精。若く美しい女性の姿で現れる）のヒップ」の色です。

しかし、子どもたちは、「また、ニンジンなの？」と言ってよく嫌がります。

確かに、ミルクの代わりに哺乳瓶で初めて与えるのがニンジンのスープというように、ゆりかごのときからこの野菜を与えていますからね。乳児の下痢の特効薬でもあるのです。赤ん坊が吐いたり、下痢でお腹が空っぽになるようなことがあったら、庭に飛んでいってニンジンを抜いてスープを作り、ミキサーやムリネット（電動おろし器）にかけて与えます。二、三日して下痢がおさまったころ、ミルクとニンジンスープを半々にしたものか、ミルクとニンジンスープを交互に与えます。

さらに、田舎では、皮をむいた生のニンジンが、赤ちゃんの最初のがらがらになるのです。歯茎を鍛えるおもちゃにもなり、味も良く、適度に固く、視力がまだはっきりしない乳児にはオレンジ色は魅力的です。

ニンジンは、骨を強化し、貧血予防になるので発育に欠かせませんから、子どもの成長の伴走者でもあります。ビタミン類とミネラルも豊富です。戦時中の一九三九年には、栄養価の高い食糧の不足を補うためにニンジン粉を作ったものです。母乳の出を良くするとも言われています。

辛い体験などで肝臓が打撃を受けた場合にも、ニンジンに助けてもらうといいということも知られています。

万事順調だからといって、ニンジンを軽く見ないほうがいいですよ。生、千切り、スープの具、炒《いた》め物など、ニンジンもあらゆる形で食卓に上りますよね。おいしいジュースにもなります。新鮮な野菜ジュースは、食事の前あるいは朝食前の空きっ腹に絶対お勧めです。レモン汁を入れたニンジンジュースは、味という点でほかの野菜より優位に立ちます。

本当はニンジンの皮はむかないほうがいいのです。皮にはビタミン類がたくさん含まれていますが、リグニン質の芯の部分にはそれほどではありません。皮を厚くむきすぎると、その芯の部分しか残らないことになります。昔、母は、よくたわしでニンジンの皮をこすって水洗いしていたものですが、たったそれだけでした。もし庭で化学肥料なしでニンジンを作っているなら安心して、ただ汚れを落とす程度にこすって、洗って食べてください。「出所のわからない」ニンジンに関しては、慎重を期して、もう少しよく洗いましょう。

ニンジンの葉は捨てないこと。野菜スープの具に合いますし、ミネラルを豊富に含んでいるのです。

ニンジンは、外用にもさまざま使えます。キャベツより効能は劣りますが、すりおろしてハップ剤として、あらゆる傷、やけど、膿瘍に効きます。葉は、煎《せん》じて口をすすぐと口内炎に効果的です。

私は、美容クリームやパックの成分としてよくニンジンを入れますが、後述する美容の章に詳しく出てきます。美の崇拝者であった父は、デリケートな肌に多大な貢献をしてくれるニンジンを、花を扱うように優しく扱っていたものです。

野原には、野生ニンジンあるいはノラニンジン〔ヨーロッパ原産のセリ科の一年草。根は食用〕も生えているので、散歩しながら摘むのもいいでしょう。畑のニンジンより根は固いのですが、種は利尿作用抜群のお茶にできます。根は輪切りにし、種はこそぎ取って乾燥させます。ニンジンは全草使えます。

セロリ

「セロリが男性にとっていいということを知ったら、女性たちはパリからローマまでさえ探しに出かけるだろう」

こうした古い言い伝えの一つでも聞く機会があったら、耳をそばだててください。一つだけではないのです。よそでは、こうも言われています――

「男性がセロリの効能を知っていたら、庭中をセロリだらけにするだろう」

男性を魅了してやまないセロリの効能とはいったい何なのでしょうか。精力をつけ、性腺を刺激してくれるのです。こうした効能のために、アメリカ人は喜んでかじり、カクテルパーティでは、すべてのテーブルにセロリのスティックが並ぶ、と言われるくらいです。

中世恋愛物語『トリスタンとイズー』に出てくる媚薬《びやく》の中には、大量のセロリが入っているそうです。もちろん、ほかにも非常に高尚な材料がこの媚薬に含まれていますが――一歳の白い雄鶏の睾丸《こうがん》、ワイン、新鮮なマンドレイクの花〔地中海東部に分布するナス科の有毒植物。根を魔術などに用いた〕、さらにもう少し控えめにトリュフ、ザリガニ、赤トウガラシ、コショウ、クーミン、タイム、ローレルです。畑のつつましい野菜であるセロリも仲間だったのです。

セロリは、ほかにもすばらしい特質を備えています。やせたい人には、特にお勧めです。おしゃれ好きで体のラインを保ちたいというクライアントには、食間にセロリのスティックを生で食べることを勧めています。空腹感を抑え、解毒を促します。セルロースは腸の掃除に最適です。

セロリの浄化作用は、糖尿病、痛風、リウマチにもたいへんお勧めです。

セロリジュースもお勧めです。ニンジンやトマトに混ぜると飲みやすくなります。リウマチの痛みには、純粋なセロリジュースを毎日コップ一杯飲むと劇的な効果があります。日本には、全面的にセロリジュース療法をしているリウマチ患者がいるくらいです。一か月間、ほかの食べ物はいっさい口にしないで、いろいろに調理したセロリだけを食べるのです。

セロリの神経におよぼす影響は、昔から知られています。

「神経が参っている人は、セロリを食べ物とし、薬としなさい」とヒポクラテスが、二十五世紀近く前に言っています。今日では研究の結果、セロリは神経を強化するすばらしい作用があることが知られています。ひどく神経質な人にも、私はセロリを処方します。

根セロリには茎セロリと同じ効能があります。生でも加熱しても食べられます。両方とも簡単に乾燥でき、葉をむしり取ることもできますし、根セロリは薄く輪切りにすることができます。一年中店頭にも家庭菜園にもありますが、納屋に干しておくといつでも気軽に使えます。乾燥した葉を一つまみスープに入れると、すばらしい香りづけになります。

クレソン

砂地の湿った土地で育つため、噴水や小川があれば話は別ですが、家庭菜園で育てるのは難しいでしょう。長所はいっぱいあるのに、ある病気を運ぶということで敬遠されがちです。肝臓に寄生するカンテツです。羊が水を飲みにくる小川の縁に生える野生のクレソンの中で生長する小さな寄生虫です。人間の肝臓を襲います。ですから、野生のクレソンはよく洗うか（きれいかどうか怪しいサラダ野菜と同じです）、加熱してポタージュにします。反対に、栽培されたクレソンにはこんな危険はまったくありません。

それだったらクレソンは食べない、とは言わないでください。ビタミン類（特にビタミンC）とミネラルがとても豊富なのです。ホウレンソウより鉄分が多いくらいです。しかもホウレンソウのように、シュウ酸による不都合がありません。このシュウ酸のせいで、ホウレンソウは食べられない場合があります。クレソンはまた、微量元素とヨード分も豊富で、すばらしい浄化作用があります。

血行、肝臓疾患、皮膚病にお勧めで、食欲増進にもなるので貧血にも勧めています。

目覚めのコップ一杯のクレソンジュースは、あらゆる機能を活性化し、刺激を与え、内臓の働きを活発にします。クレソンだけでは味が強すぎるという人は、ほかの野菜を混ぜてもいいでしょう。タマネギの搾《しぼ》り汁と混ぜると、女性の肌の色が良くなります。

あらゆる肺疾患や慢性の気管支炎の際にも痰を切るのに勧めています。狭心症にもいいんですよ。その場合には、お茶にしたりブイヨンにしたりして飲むといいでしょう。

昔は、原因がわからないことの多いめまいには、毎食クレソンのサラダを食べるようにしていましたが、奇跡的に平衡感覚が戻ったものです。

さらに、さまざまな疾患のために外用にも使います。キャベツのところでお話ししたように、私が診た最初のリウマチの患者さんのハップ剤には、クレソンも入っていたのです。痛風やリウマチには大事な野菜です。サラダ、ジュースあるいはポタージュなどにして内用に、と同時に外用として痛みのある患部に湿布してもいいのです。

敏感肌、にきびあるいは他の皮膚病で傷んだ肌、そばかす（今日ではどうしてもなくす必要はなくなりましたが、それでも解放されたい人）には、クレソンジュースを布に湿らせて貼りつけるといいでしょう。

ユリのような白い肌をお望みでしたら、逆説的ですがこうして「緑」に徹しましょう。内にも外にも！

レタス類

さあサラダ野菜の出番です。食べたほうがいいのか、食べないほうがいいのか？　意見は二つに分かれそうです。一方は、ビタミン類が豊富で食欲をそそる青々とした葉を称賛し、調理法うんぬんにかかわらず食事の最初に摂ったほうがいいとする組。もう一方は、腹をいっぱいにするだけで、かさばり、栄養価の低いこの野菜を軽んじ、「牛じゃあるまいし」と言って、人間の食べるものはもっと歯ごたえのあるものをと言う組。

真実は、いつものことながら真ん中にあります。まさに、この「かさ」が、食べ物の質を落とすことがあります。サラダ野菜ばかり食べる子どもは、丈夫な骨ができません。さらに、浮腫《ふしゅ》があり、むくみやすい人は、摂取量を控えなければなりません。それ以外の人たち、元気な人たちは、あらゆるサラダ野菜、特に最も一般的なレタス類は体にいいのです。

ただし、準備には注意を要します。最も一般的な食べ方は生食ですが、使われた培養土や潅水《かんすい》の水によって汚染されていることがあり、チフス、ウィルス性肝炎、アメーバ赤痢などをもたらすこともあるので、充分洗いましょう。まあこうしたことはまれですし、避けることもできるのですから、大騒ぎするほどのことはありませんが。生で食べるサラダ野菜やほかの野菜も、庭から直接とってきたものでないのなら、殺菌作用のあるレモン汁かスプーン一杯の酢を入れた水に一時間漬けてから洗ってもいいでしょう。

最も頻繁に食卓に上るレタス類は、「賢者の草」と呼ばれるにふさわしい野菜です。どうしてか？　よく噛む人は賢くなるから？　たぶん。実は、レタス類には、鎮静作用、鎮痛作用、さらに催眠作用さえあるからです。

神経質な人は、よく眠れるように夕食に必ず食べたほうがいいでしょう。

何年も不眠症に悩まされ、あらゆる薬を試しても効かなかった大金持ちのアメリカ人女性をこうして治療したことがあります。私のところに来たときには、疲れきっていました。夕食に蒸したレタスを三個食べるように処方しました。どうして蒸すのか？　生で三個食べるより意気消沈しないでしょうし、生だと一人分とはいえ巨大な皿が必要になりますしね。それでも生のほうがいいという方は、それで大いに結構ですよ。

このクライアントは、市場で売られているレタスの種を買って国に帰りました。「アメリカにはない」と言って。彼女は広い敷地を所有していましたので、その中にある美しい庭にレタスの種をまかせ、レタスの食事療法を始めました。もう十五年間も欠かさずクリスマスカードを送ってくれます。そして、こう書いてあります。「よく眠れます。よく眠れます……」彼女は、このレタスの種を友人たちに配り、説得し、信奉者を増やしたほどです。レタス畑が近隣に広がり、以来家の明かりが早く消えるようになったそうです。みんな眠りについて。

伸びすぎたくらいのレタスが、いちばん効能があります。白っぽい汁はラクッカリウムが豊富で、この成分から鎮痛、催眠、そして麻酔用のシロップや錠剤が作られるのです。神経過敏、百日咳《ひゃくにちぜき》、生理痛、腸管のけいれんなどに使えます。

レタス類は不眠症や悪夢にうなされるような場合に効きますが、精力が余って困るという人にも効果的です。昔「宦官《かんがん》の草」と呼ばれていたゆえんです。もう一つの呼び名「賢者の草」と矛盾はしないでしょうね、共通点がありますから。とにかく、性的に興奮しやすい人には、適度に与えるといいでしょう。

レタス類のこうした特性を知って、分別ある人たちがっかりして食べない、なんていうことがないように。というのは、自然界にはよくある矛盾の部類に入りますが、レタス類は多産の植物でもあるのです。実は、卵子の成熟を助ける繁殖のビタミンであるビタミンEが極めて豊富なのです。キャベツでもバラでもないのですよ、本当はレタスの中に赤ん坊が生まれるのです。レタスのおかげで、眠ることもできるし、かわいい子どもを作ることもできるのです。これは、新記録ですよ！

キュウリ

フランスのような豊かな国では軽んじられている野菜です。やたら水分が多く、あまり味がしないということで。しかしながら、東欧特に緑黄色野菜が不足気味の国では、多様な特性をもつキュウリは高く評価されています。

こうした国では、オフシーズン用にキュウリを塩漬けにして樽で保存します。塩によって滲出《しんしゅつ》する水分はていねいに集めて利用します。台所で奥さんがたが、キュウリの水分を吐き出させたあと、当然のように捨ててしまうのを見ると飛び上ってしまいます。私にとっては、オレンジジュースを捨てているようなものです。皮はビタミン類が豊富なので、むくこともお勧めしません。

キュウリの一番の特性は優れた利尿作用にあり、毒素を出し、体形を維持してくれます。夕食に、ニンニクとタマネギのみじん切りと合わせ、オリーブオイルとレモン汁で味付けして食べてみてください。スポンジのように何でも吸収してしまうという女性でも、キュウリの食事療法がセルライトを追い払ってくれます。

さらに、尿酸や余計な脂肪分を分解してくれます。しかしながら、デリケートな胃腸の持ち主なら、加熱したり、ゆでたり、グリーンのポタージュにすると消化しやすくなります。あるいは、生野菜ジュースにキュウリの輪切りを加えてもいいでしょう。

外用としての特性は今さらわざわざ言うまでもなく、化粧品会社の研究所では、美容パックやクリームにキュウリを利用しています。私もですが。既製品はいらないという人は、庭のキュウリを使ってすばらしい軟膏《なんこう》を作ることができます。新鮮で、化学物質を含まないという利点があります。塩でキュウリの水分を吐かせたあと、捨ててしまおうとしている塩水はとっておくように。台所でソースをかきまわしながら、目立たないようにコットンに染みこませて顔に貼りつけるのです。帰宅した旦那がたは、台所の熱気にもかかわらずフレッシュな肌をしている奥方に驚きますよ。新鮮なキュウリの汁（あるいは輪切り）は、火傷や日焼けの痛みも和らげてくれます。

アーティチョーク

ふつう花の蕾《つぼみ》しか食べないことになっていますが、私は、花も茎も葉も根も全部食べます。庭のこのどこか貴族的な野菜のことをもっと知って、全エキスを引き出しましょう。

若いアーティチョークを生のままで塩だけ付けて食べたり、大きくなったものを加熱して食べるやり方が一般的です。調理した水は捨てないでください。ミネラルが豊富なので、ポタージュの水に足して使うこともできます。

アーティチョークの最大の効能は、肝臓への働きでしょう。肝炎の人は、アーティチョークの食事療法でずいぶん改善します。尿素、コレステロール、腸感染、関節炎などにも効果的です。利尿作用や浄化作用にも優れています。

もし勇気がおありでしたら、私のあとについて庭に来てください。切れ味の鋭い包丁でアーティチョークの大株を攻撃し、茎を切り取って、アザミのように肉厚な葉をはがし、根っこを掘り出して、台所に運びましょうか？　もう一度言いますが、「やる気満々だったら」ですよ。勇気と言ったのは、この植物を打ち負かすことではなく、その後で飲むことを指したのです。苦いのですよ。処方により製造販売される一般薬の成分として使われるアーティチョークの葉と根の抽出液は、この苦みが消えるように処理されているものです。

しかしながら、もしお望みでしたら、葉の生ジュースでリウマチに効く飲み物を作ることができます。

食間に、スプーンに二〜三杯飲みます。飲みやすくするためにマディラ酒〔シェリー種に似たマディラ島原産の酒精強化ワイン〕に混ぜて……。生葉の浸剤〔熱湯をかけ成分を浸出して服用する薬剤〕も消化不良にとても効きますが、カモミールのハーブティーがこのうえなくマイルドに感じられるような味です。

それじゃあ根は？　と言うと、白ワインに漬けこんで飲むと、利尿作用と抗リウマチ作用がありま す。

こうした飲み物を一口飲んだときに思わず出るしかめっ面も、消化不良やリウマチ性疾患のときのしかめっ面に比べればへなちょこですよ！

トマト

トマトは、いかにも顔色が良さそうな色をしています。古くから食卓では、「愛のリンゴ」という名で美化されてきました。ペルー原産のこの野菜は、味はもとより見た目にも好まれる野菜です。誰にとっても感じのいい野菜です。が、酸味が苦手と言う人には敬遠されることもあります。そんな人は、加熱するより生食のほうがいいでしょう。

しかしまさにその酸味とビタミン類やミネラルの豊富さゆえに、胃酸過多、便秘、ねばねばした血液、尿素、結石、痛風、関節炎などに対して力を発揮してくれるのです。

そのために、痛風やリウマチ持ちの人には、夏のあいだ毎日コップ一杯の熟した新鮮なトマトジュースを飲むことを勧めています。香りづけにセロリジュースを少し加えることもできます。

トマトの葉は、その強い匂いで虫を遠ざけますので、家庭菜園では、「警察官」の役割を果たしてくれます。田舎で私がいつも目にしていたように、家の各部屋に乾燥させた葉を吊るしておくのもいいでしょう。スズメバチも蚊もクモも寄って来ませんよ。いずれにしても、殺虫剤をあちこちにばらまくよりずっと自然ですしね。

同じような理由から、トマトの葉は虫の毒消しにもなります。万が一刺された場合には、庭に走っていって、トマトの葉で刺された箇所をこするといいのです（パセリも同様です）。

ホウレンソウ

鉄分が豊富ということで、ホウレンソウのエネルギー的効能は証明するまでもありません。子どもなら誰でもポパイの話を知っています。

ホウレンソウは実際、葉緑素、ビタミン類、ミネラルに富んでいますので、貧血の人、成長期の子ども、回復期にある人、そして肝臓や胃腸の弱い人にも勧めています。

サラダに生のまま細かく切って入れてもいいですし、例えばクレソンと一緒に生ジュースにして飲んでも、ミネラルの補給になります。

でも要注意、痛風やリウマチを患っている人には絶対に勧めません。ホウレンソウに含まれるシュウ酸が好ましくないのです。野菜を知るということは、まさにその野菜から期待できる効能もそうですが、欠点も知るということでもあります。誰かにいいからといって、ほかの人にいいとは限りません。重要なことは、自分自身の食生活について考え、自分のニーズと弱点の両方に応じてバランスをとることです。一部の人に禁じられるからといって、その野菜を有罪にするのは不当というものです。

ソレル

ホウレンソウとまったく同じ効能があります。温野菜やポタージュに加えて、人によってはすばらしく新陳代謝を高めてくれます。

ただし、痛風やリウマチの人には、食事から除外したほうがいいでしょう。

家族全員が同時に痛風を病むということはまずあり得ないでしょうから、庭の一画で育ててみてください。おじいさんが食べられないからといって、孫まで我慢することはないのですから。

チコリ

完全にしぼんだような形をしているので、田舎では「不美人」と呼ばれています。確かに美しい植物ではありません。それでも、野生種のチコリの花は野原で朝五時にいちばん早く目を覚まし（雨の日は別ですが）、私もよくこの時間に朝の挨拶にいったものです。まさに挨拶に値する植物です。女性と同じで、ときには最も控えめな植物が隠れたすばらしい効能に満ちているということがあるものです。

チコリは全部、葉も根も役に立ちます。特に、ちぢれ葉のもの、キクヂシャ、エンダイブなどの栽培種はよく知られています。どれも同じ特性を備えていますが、野生種よりは劣ります。当然のごとく野生種のほうが滋養に満ちています。

チコリのサラダをほめそやすわけではありませんが、人気がありますよね。青い葉（最も栄養豊か）は利用されないことがよくありますが、加熱して食べればいいと思います。とにかく捨てないでください。肝臓の働きや胆汁の分泌を活発にします。黄疸《おうだん》のときにはチコリはお勧めです。どういう状況であろうと、チコリは強壮、利尿、浄化、軽い緩下作用があります。

野生のチコリは特に糖尿病に効果的です。煮出したお茶や生ジュース（例えば、クレソンジュースと混ぜて）として摂取することもできます。

チコリの根の効能はよく知られています。昔は、焙煎《ばいせん》したチコリの根は、朝食のコーヒー代わりになりました。今でもまだ分別ある家庭の主婦は、コーヒー半分チコリ半分という具合に利用しています。子どもや肝臓疾患のある人には特にうってつけです。インスタントコーヒーの中にチコリを混ぜている生産業者もあります。もちろん、インスタント製品に加工すると、チコリの根の効能の一部が失われてしまいますので、むしろ家庭では未加工のチコリを飲むことをお勧めします。とにかく強壮作用があり、コーヒーより消化しやすい飲み物になります。

タンポポ（セイヨウタンポポ）

ハーブに入れたほうがいいのか、野菜に入れたほうがいいのか迷います。前者だとすれば野性的特性をもつということになり、後者だとすると、薬局よりも食卓に並ぶことで薬効を認められているということになります。（ベーコンと合わせて）サラダボールをいっぱいにする機会のほうが多いので、量という点でも、野菜としましょう。

タンポポもチコリ同様、葉から根まで全草を使います。野原では、タンポポの特性を知っている動物たちが探し求めます。野原に行かない動物、例えば、ウサギ小屋のウサギのような場合には、かごいっぱいのタンポポを持っていってあげます。春になると、町から人がやってきて、鋭いナイフ片手にかごを抱え野原に入りこみ、若いタンポポ摘みにいそしみます。もっともなことです。

タンポポの属名「ピソンリ」の由来「ピセ・オ・リ（＝寝小便）」が示すように、優れた利尿作用がありま す。怠け者の肝臓の良き友にもなってくれます。糖尿病、セルライト、皮膚疾患、痛風、リウマチの場合にもお勧めです。

おいしいサラダ以外にも、鍋に根も一緒に三～四株入れて煮出して作るお茶にして摂取することもできます。一日数回つぶした根から出る汁を小さじ一杯飲むのもいいでしょう。地下に眠るようになったときには、事の成り行き上自然にそうするのでしょうが、地上にいるあいだは、「タンポポは根から」食べたほうがいいとよく言われます。

タンポポの根は、チコリとまったく同じやり方で処理できます。花が咲き終わった秋に収穫し、輪切りにして、オーブンで焙煎し、温かい飲み物にして飲みます。薬効も同じで、強壮、緩下、利尿作用があります。

茎を折ると出てくる乳汁は、直接いぼにつけることができますし、洗眼剤として、両眼に一滴ずつさすと角膜を清潔にしてくれます。

風に飛ばされる種だけはさすがに利用できませんが、果たしてそうでしょうか！　ラルース辞典がタンポポを社章とし、「四方八方に種を蒔《ま》こう！」というスローガンを掲げているではありませんか。

ラディッシュ（赤あるいは黒）

食卓でいちばん慣れ親しまれているのは、歯ごたえがあり、比較的味もマイルドなかわいらしい赤ラディッシュですね。その次に来るのが、クロダイコンあるいはもっと強いワサビダイコンですが、寒い国に比べて我々の土地ではあまり好まれていません。

ドイツ、ポーランド、ロシアでは、極めて高く評価されています。「ホースラディッシュ」別名「カプチン会修道士のワサビ」と呼ばれる野生種のワサビダイコンもあり、短所も含め十倍強い特性を備えています。

どの種類も共通して、体をほてらせる辛みがあり、唾液の分泌を促すことから、食欲を刺激します。貧血気味の人や体の弱いお子さんに勧めています。前菜として赤ラディッシュをかじりましょう。ワサビダイコンのジュースは、辛すぎるようでしたらニンジンで割って飲みましょう。スープに葉っぱを入れましょう。どんな調理方法でもかまいません。

しかしながら、胃腸の弱い人にはお勧めできません。ワサビダイコンをたくさん摂取すると、胃壁の働きが強く誘導されて吐き気を催すことがあります。反対に少量ですと、胃の働きが弱い人には、程よい収縮運動を起こしてくれます（「胃の砥石《といし》」と呼ばれるゆえんです）。大量になると、靴下を裏返すように胃をひっくり返してしまいます。強い薬を飲むとそうなったりしますよね。

ワサビダイコンの強力な働きは、ほかの分野でも利用できます。発赤薬のように、喉の腫れなど粘膜のあらゆる「赤みを引き出す」作用があります。これも善し悪しですが。呼吸器系の炎症にはすばらしい薬効です。薬局では、咳止めに有効なワサビダイコンをベースに作ったシロップが売られています。しかし、シベリアでは、薬局が身近にあるわけではないので、気管支炎のときには手作りシロップで対応しています。すりおろしたワサビダイコン一に対してハチミツ二を混ぜて、毎回食前と就寝前に大さじ一杯飲むのです。

治りにくいぜんそくには、涼しいところで保存のきくレシピがあります。太いワサビダイコンをごく薄くスライスしたものにレモン汁を加えて作ります。食間に小さじ一杯飲みます。小さじ一杯が限度でしょう。涙が出るほど辛いかもしれませんが水は飲まないように。あの焼けつくような痛みに効き目があるのです。そのうち慣れますから。

ただし、うっ血、痔、あるいは他の炎症があるときには悪化させるだけですから、この荒療治は避けてください。

反対に、リウマチや関節炎の場合にはやり続けてください。その場合には、痛みのある患部におろしたてのワサビダイコンで湿布すると、患部が温められて痛みが和らぎます。

さらに、ワサビダイコン（特にいちばん強い野生種）をゆっくり噛むと、関節病体質（古典的な医学で痛風・リウマチ・喘息・湿疹などの疾患にかかりやすいとされる体質〕から来る歯肉炎や潰瘍性の歯肉炎に効果的で、歯根露出を防ぎます。

私が耳にした民間療法を一つご紹介しましょう。保証はできませんが、理にかなっていないとは言えません。眠れない、安眠できない、悪い夢ばかりみる、というときには、両足のふくらはぎにワサビダイコンのハップ剤を当てる、というものです。ふくらはぎの方に血液が流れることで頭がすっきりするので、眠気を催すということらしいですが、必ずしも否定はできませんよね。

いずれにしても、ワサビダイコンはダイナマイトみたいなものですから、取り扱いに注意さえすればいいのですが、過激な花火にもなります！

フェンネル

ラブレー〔作家。『ガルガンチュアとパンタグリュエル』の物語全五巻の著者。一四九四年頃〜一五五三年〕は、臆面もなくこの野菜に対して悪趣味の冗談口をたたきました。「駆風性」つまり腸内のガスを出す作用があるためです。しかしこれは効用であっても欠点ではありません。そのために、消化しにくい野菜料理（インゲン、豆、キャベツなど）には野生のフェンネルをみじん切りにして入れるという古くからの習慣は有効なのです。フェンネルは腸の働きを活発にします。

今日では、うれしいことに、イタリアでスイートフェンネルが高く評価され、原産地の南フランスに限らずフランス中の市場でも一般的な野菜になりました。暖地では土壌を選ばず栽培しやすいので、あなたの家庭菜園でも大丈夫……そして、あなたのスープへと。

前菜としてセロリのようにスティックにして生で食べたり、野菜ジュースに入れたり、サラダの材料として使うとアニスのような香りづけになります。ポタージュやグラタンのように調理して食べることもできます。

どんな調理方法をしても消化に良く、胃腸を落ち着かせ便通を良くし、利尿作用もあります。

さらに、月経不順を解消したり、過少月経を改善する働きもあり、こうした引き金効果から、フェンネルは流産を引き起こすとも言われてきました。ちなみに、パセリも同じような薬効があるためにそう言われています。私には、少しおおざっぱすぎる括《くく》り方かなと思えますが。反対に、生理の少ない女性のバランスを取り戻すのですから、妊娠を助長することにつながる、という医学的見地もあります。健康だからこそ妊娠できるのですし。

そういった意味で、私は例外なくフェンネルを勧めます。さらに、フェンネルは乳の分泌を促すので、乳幼児へのお乳の出も良くなるというわけです。

レタス同様、ただし理由は異なりますが、家族の拡大に好意的な野菜なのですから、コニャック・ジェイ賞〔多産家族の生物学的研究をしている財団の賞〕のシンボルマークになってもいいくらいです。

アスパラガス

グルメの評価が高い野菜で、高級料理に出されます。食事の最初に出されるアスパラガスは食欲をそそり、後半に出されるアスパラガスは、便通を良くし消化を助けます。

肝臓の働きが弱い人や糖尿病に効果的です。強壮作用もあるので、頭をいっぱい使うインテリにもお勧めです。しかしながら、同じ理由から神経質な人や不眠症の人は避けたほうがいいでしょう。でもその一方で、アスパラガスは動悸や心臓疾患を緩和してくれます。

ほかにも矛盾するように見える点があります。浄化作用があるので一般的にリウマチの人にもお勧めなのですが、急性の関節リウマチには絶対にいけません。尿路や前立腺の疾患、あるいは淋病《りんびょう》の場合も同様です。

というわけで、アスパラガスは両刃の剣と言えないこともないので、無分別に消費しないほうがよろしいでしょう。

カブ／スウェーデンカブ

残念ながら悪い思い出、戦争の思い出につながります。食糧難の時代のシンボルです。結局、「ナヴェ（＝カブ）」は、俗に「価値のないもの」と同義語になってしまいました。

でもそれは間違いです。カブにも確実に薬効がありますから、家庭菜園にも野菜スープにもカブをお忘れなく。そして、もし機会がありましたら、例えばカモ肉などのローストの煮汁に入れてみてください。

というのは、カブ（スウェーデンカブや他のフランスカブも）は、ミネラル、糖分、ビタミン類が豊富なので、子どもや、貧血、肥満、気管支炎、扁桃腺炎、痛風にもいいのです。

牛乳にハチミツを少量入れたものにカブを漬けこんで、咳を止める飲み物を作ることができます。カブのブイヨンはうがい薬としても使えます。

扁桃腺炎で傷ついた喉の傷を癒し、しもやけ、ひび割れ、腫れ物に直接つけても炎症を静めます。ジューシーにしたいときには、オーブンで加熱してもいいでしょう。

以上、どう考えても、カブは社会復帰するべき野菜です。

ルバーブ

私たちのおばあちゃんたちは、ルバーブでおいしいジャムと涼味のあるコンポートを作ってくれました。チベット原産のこの美しい植物をぜひ庭に植えて、ときどき肉厚の茎を摘みにいってください。強力な下剤にもなりかねませんので、控え目に使います。ルバーブを食べて母乳を与えると、期せずして乳幼児に下痢を引き起こすことがあるとさえ言われています。しかしながら、ルバーブのコンポートを食べるだけで、頑固な胆汁性下痢を止めることができ、それまでの悩みの種とおさらばできます。

薬局で、ルバーブ（根をベースにした）のシロップやさまざまな化合物が売られていますが、生きた植物に勝るものはありません。慎重に利用しての話ですが……。

イチゴ／フランボアーズ

家庭菜園には、イチゴの居場所が必ずあります。育てやすく、全草に薬効があります。

今さらこの果物の効能やよく知られた豊富なビタミン類について語る必要はありませんが、加えて言うなら、強壮作用があり、ミネラルを補給する鉄分やリンを含むので、貧血、回復期にある人、高齢者に最適です。さらに、貴重な浄化作用もあります。イチゴを食べるとじんましんが出るのが心配だという人がいるかもしれませんが、それはただ単に、毒素や老廃物の排出があまりにも素早く皮膚の表面に現れて、発疹を引き起こしているだけのことがよくあります。そうなってもまったく心配ありません。たいがい本格的なアレルギーではありませんから。

強力な浄化作用があるので、イチゴは、肝臓疾患、関節炎、リウマチにお勧めです。効き目を上げるには、食事のはじめに食べることです。朝食前でもいいでしょう。朝起きたら庭に散歩に出て、その日のイチゴを収穫しましょう。反対に、よく効く利尿薬が必要でしたら、夕食の代わりにイチゴを一キロ食べて床につきます。翌朝大量の尿が出て、内部洗浄した気持ちになれるでしょう。さらに、臭素を含んでいて鎮静作用があるのでぐっすり眠れます。

数日間の完全なイチゴの食事療法（ブドウのそれ同様に）は、痛風や腎結石の人には特にお勧めします。

消化しやすくするには、砂糖をかけたイチゴに酢を加えるといいでしょう。味も良くなります（レモン汁を足したときのように）。

イチゴの果糖であるレブロースは排泄されやすいので、糖尿病患者にも許される貴重な果物の一つです。その上、もし砂糖をかけなければ、イチゴは喉の渇きをかなり癒してくれます。

イチゴの葉は収穫に値します。乾燥させて大きな容器に保存し、田舎ではお茶にして飲みますが、優れた利尿作用と浄化作用のある飲み物になります。

春と秋に掘り起こして乾燥させたイチゴの根で作るお茶は、下痢と痛風に効果的です。尿や便が赤くても驚かないように。根に含まれる色素の結果であって、何の危険もありません。新鮮で熟したイチゴの輪切りでパックすれば、すぐに肌が潤いを取り戻して、疲れた顔がみずみずしくなるということは美しいご婦人方の知るところです。

フランボアーズにも、イチゴ同様、強壮作用と浄化作用があります。糖尿病にも大丈夫で、リウマチにはお勧めです。乾燥させた葉のお茶には、効き目の穏やかな緩下作用があります。イチゴとフランボアーズは、混ぜてフルーツサラダやジャムに入れてもとても合います。

ブラックカラント／レッドカラント

イチゴの畝の隣には、庭の飾りにもなり、おいしいジャムにもなる赤や黒の実のものはいかがでしょうか？

一種類しか植えられない場合には、ベリーの中でビタミンCがいちばん豊富なブラックカラントがいいでしょう。ブラックカラントのシロップ、ワイン、クリーム、リキュールは、不老不死の霊薬と言われていて、数多くのレシピがあるゆえんでもあります。ディジョンは、ブラックカラントのリキュール製造ではフランスの中心地です。実は家庭の主婦なら誰でも、家庭で簡単に作れるブラックカラントのシロップやクリームのすばらしいレシピが載っている、ブラックカラントがたくさんとれた時代の古い調理本を持っているものです。それに、ビタミンCがたいへん安定していて、いろいろに調理しても変質しないというのがブラックカラントの利点なのです。

疲労、肝臓疾患、関節炎に効果的と知ったうえで、おいしいブラックカラントの飲み物を楽しんでください。生あるいは加熱したブラックカラントのジュースは、風邪や扁桃腺炎の症状を止めるのに有効です。ブラックカラントの葉のお茶は、非常に利尿作用があるので、リウマチや腎臓病に最高です。開花中ではなく開花前後（四月か八月）の葉を採取して保存します。

歯牙状の小さな葉は匂いも良く、虫さされによるほてりを取り除いてくれます。葉をもんで患部に当てるだけです。

レッドカラントやグズベリーは、ブラックカラントとほぼ同じ特性を備えていますが、少々効能が弱めです。

赤い実も黒い実も全部混ぜ合わせて、シロップ、リキュール、あるいはジャムを作れば、これまた万人のためになります。昔は、季節になると、イチゴ、フランボアーズ、レッドカラント、ブラックカラント（あるいは、ときにはサクランボ）の四つの果物を混ぜてジャムを作り、一年中味わったものです。

キイチゴ

家庭菜園からちょっと出てみましょう。あまり遠くないところにキイチゴが見つかるでしょう。お子さんに聞いてみるといいですよ。放課後、黒く熟したキイチゴの実をよく食べにいくいちばん近い生け垣に一直線に連れていってくれることでしょう。

ジャムやシロップを作ることができます。アンジェ〔フランス西部のロワール川下流域にある、メーヌ＝エ＝ロワール県の県庁所在地〕では、あまりアルコール分のない、とてもおいしいキイチゴのリキュールを作っています。熟した実は下剤にもなり、実は青いうちは渋いですが、それでもすでにビタミン類は豊富です。ですから、黒く熟したキイチゴの実は便秘対策、青い実は下痢をやっつけてくれます（特にキイチゴのシロップを飲ませると新生児に効く）。

キイチゴのシロップは、扁桃腺炎や肺疾患にも効果的です。

キイチゴの葉は、棘で攻撃してくるものの、実よりも気前がいいと思います。子どものころたっぷり味わいました。よく春に新芽を摘んで乾かしたものです。使い方はいろいろあります。お茶にして飲むと、下痢や赤痢にたいへんよく効きます。うがいすると扁桃腺炎を治し、あらゆる歯茎の炎症を抑えます。キイチゴの葉のお茶で膣《ちつ》洗浄すると、女性にとっては不快な白帯下《はくたいげ》（下り物）を散らしてくれます。

ブルーベリー

山でバカンスを過ごそうという人は、家族で、「森のブドウ」と呼ばれているブルーベリー、あるいはコケモモを摘みにいってみてください。

とりたてのスミレ色の小さな実をそのまま食べてもいいですし、シロップ、リキュール、ジュレ〔果肉を含まず透明なジャム〕を作ってもいいでしょう。子どもの下痢、赤痢、そしてあらゆる腸の不調に効果的です。研究所で研究を重ねた結果、ブルーベリーの汁はある種の危険な桿菌《かんきん》を殺す働きがあるということがわかり、頑固な細菌感染症に対してブルーベリーのシロップが使われています。

ブルーベリーは血液の循環も改善し、特に夜間の視力を高めます。雲を突き破るのに鷲の目をもたなければならない飛行機のパイロットにブルーベリーを食べさせるのはそのためです。空軍の士官学校の若い学生は、メニューにブルーベリーのタルトレットがあるととても喜ぶらしいです。

狂信的な夜のオートレースドライバーは、射るような視線を保つためにブルーベリーの錠剤を飲むそうです。

あらゆる口腔の問題（アフタ（口腔、咽頭、陰部の粘膜にできる小潰瘍）、口内炎など）に対して、新鮮なブルーベリーを噛んで、皮を吐き出すか、ブルーベリーの煎剤《せんざい》で口をすすぐかするといいでしょう。

この煎剤は、赤痢のときの浣腸やガーゼに含ませて痔に当てるのに使うこともできます。

葉の浸剤は、糖尿病に効果的です。

リンゴ

さて、庭に戻ってきましょう。木を一本植えなければならないとしたら、リンゴでありますように。「一日一個のリンゴで医者いらず」と昔から言われています。

庭でとれたリンゴでしたら、皮ごと食べてください。栄養を逃すことはありません。しかし、店で買ったものでしたら、皮をむいたほうがいいでしょう。残念ながら、かつては最もいい部分だった皮が、散布される農薬のせいで、いちばん危険な部分になったという、すべての果物に共通する運命です。生のリンゴジュース、赤ん坊にはすりおろしたリンゴ、コンポート、オーブン焼きなどもできます。

いちばん見かけの悪いリンゴをいつも信頼してあげてください。農薬処理がいちばん少ないということですから。パリ地域圏に住んでいる友人たちの中には、庭でほとんど野生に近いリンゴがあまりにもたくさんとれて、さばききれないという人たちがいます。彼らは、まず身近な友人たちに喜んでもらえればと思いましたが、皮にシミがついているために何だかんだと口うるさく、やむをえず貧民救済会に提供したそうです。が、やはり断られたそうです！　なんと恐ろしい過ちでしょうか！

ときどき軍隊が余ったリンゴをさばくのに貢献しています。彼らは幸運です。なぜなら、「リンゴ療法」は、子どもにも、年寄りにも、妊婦にも、肥満にも、肝炎にも、リウマチにも、ある程度までは糖尿病にも、万人に勧められるものだからです。さらに、リンゴには鎮静作用があり、頭痛や不眠症とも闘ってくれます。寝る前にリンゴを食べると、よく眠れます。それに、殺菌作用もあるので、白く、健康的で、虫歯のない歯になります。

庭でとれたリンゴなら、皮と芯は果肉より栄養があるので、捨てないでください。乾燥させて、お茶にするのです。「芯茶」より格の高い呼称「外果皮茶」は、心臓病と痛風に効果的です。

ノルマンディ地方の人は、シードル〔リンゴまたはリンゴとナシの混合物を原料とした醸造酒〕はリンゴそのものと同じ効能があると主張しますが、消費は控えめにしたほうがいいでしょう。シードルはかなり酸性化する上に、アルコール分を含んでいるので、子どもには与えられません。

生のリンゴジュースを皮膚に付けると、皮膚組織を引き締めます。

春にリンゴの木が雪のような白い花をつけるとき、花を摘んで乾燥させます。喉の痛みや咳に効く、とても優しいお茶にすることができます。

サクランボ

あなたの庭に植える二本目の木はサクランボの木です。春に、二〜三日新鮮な「サクランボ療法」をすれば、すばらしい利尿になります。サクランボの果糖（レブロース）は糖尿病患者も吸収しやすいので、断つ必要はありません。カロリーが極めて低いので、肥満症の人も安心して食べられます。ただし、腸の弱い人は、コンポートにして食べるといいでしょう。

サクランボの柄の効能は有名です。強力な利尿作用があるハーブティーの素として、どこのハーブ販売店でも売っています。それでも、農薬をかけていないのなら、あなたの庭のサクランボの柄が一番ということをお忘れなく。体にいいと期待されているハーブティーが農薬（殺虫剤、防腐剤などなど）のせいで危険なものとなり、予期せぬ反応を引き起こすということが、あまりにも頻繁に起こるからです。

モモ／アンズ／セイヨウナシ

一つひとつの果物を個別に検討するわけにはいきませんが、共通してビタミン類が豊富で、健康と美容のための食事療法の仲間ということは言えます。全部一緒に混ぜてお好みのカクテルを作ってはいかがですか？　ただ、モモは利尿と緩下作用があり、アンズは栄養価が高く、成長に欠かせないビタミンAを含んでいるので、インテリにもスポーツマンにもお勧めで、「喉の渇きにいい」とされるセイヨウナシは、浄化作用があり、ミネラルを補給してくれます。

もちろん、オレンジ、マンダリン、レモン、グレープフルーツもビタミン類をたくさん含むだろう、と言われるかもしれませんが、それは私が言うまでもなく万人の知るところですし、私たちの庭にないものはあえて除外しています。

プラム（セイヨウスモモ）

あなたの庭に植える三番目の木が、プラムでありますように。盲目的愛国者かもしれませんが、私はプラムと乾燥プラムの国の人間なので、これなしではいられません。

プラムは、活力とエネルギーを与えてくれ、神経を刺激してくれるので、過労気味の人やひと頑張りしなければならないスポーツマンにお勧めです。

新鮮なプラムジュースは緩下作用がありますが、乾燥プラムはもっとあります。それもよく知られていますね。乾燥プラムのコンポートを朝食に食べると通じが良くなり、ほかの薬を必要としません。広告宣伝が行き届いて、乾燥プラムは、現在ふたたび消費者の人気を集めつつあります。たぶん、カリフォルニアから来た乾燥プラムが市場に出まわるようになって、アジャン〔フランス南西部にあるロット＝エ＝ガロンヌ県の県庁所在地〕の乾燥プラムが防戦に転じたのかもしれません。このようにして、我々は、効能豊かなこの果物のレシピやいろいろな調理方法の恩恵を受けることになるわけですから、喜ばしい限りです。日光が詰まった乾燥プラムの砂糖漬けを欠かさず食べることをお勧めします。もし元気があれば、冬場のために庭のプラムを干してはいかがでしょうか。

プラムの木の葉も摘んでください。実と同様、利尿と緩下作用のあるお茶にすることができます。

ブドウ

ブドウの国に住む由緒正しいフランス人、あるいはそれ以上に由緒正しいガスコーニュの人間として、もちろんブドウには特等席を用意しました。少量でしたらワイン好きの私ですが、ワインそのものに対しては極めて慎重で、後掲の飲み物の章で説明しています。それとは裏腹に、生のブドウの効能については称賛してもしきれません。

太陽をいっぱい浴びてブドウが熟す秋は、「ブドウ療法」の時期です。一～二週間続けます。一日一～二キロのブドウのみ食べます。万が一、ブドウ収穫期と重なるようでしたら、ためらわず腹いっぱい食べてください。肝臓は完全に生まれ変わり、腎臓はすっかりきれいになり、元気モリモリ、冬を乗り切る準備ができます。ブドウの重炭酸塩含有量はヴィシー〔フランス中南部にあるアリエ県ヴィシー郡の郡庁所在地〕のミネラルウォーターの比ではなく、毒素や老廃物を出してくれます。

ただ、しっかり洗って化学物質を落とすことを忘れないでください。昔から使われている硫酸塩だけは、ほかのものと比べて危険なものではありませんが。

さらに、ブドウは天然の糖分（精製糖より吸収しやすい）が豊富なので、栄養がつくことはあっても、体が弱るということはありません。牛乳（動物の副産物）のように、ブドウは植物界の完全食とも言われることがあります。母乳に比較されることもあるくらいです。

昔田舎では、ブドウ収穫期に、新鮮なブドウジュースでレジネ（レシピの章参照）を作っていました。ジャムの中でもいちばん健康的なものでした。

ブドウは、その特性ゆえに房のままでもジュースでも、子ども、妊婦、スポーツマンのみならず、肝臓病、リウマチ、高血圧、さまざまな皮膚病を患っている人に適します。糖分が多いので、糖尿病の人だけは控えたほうがいいでしょう。

干しブドウは強力なエネルギー源になり、鎮咳作用もあります。お子さんには、飴《あめ》の代わりにあげてください。もっと元気になりますよ。

もしあなたが大のグルメでしたら、調理にはレモン果汁の代わりに酸味ブドウ果汁（未熟成のブドウ）を使ってみてください。扁桃腺炎のときに勧められるのと同じ果汁です。

ローストした牛や豚、鶏、野生の鳥獣（カモ・ヤマウズラ・野ウサギ・鹿・猪など）の肉のまわりは、シャスラの種で飾ってみてください（レシピの章参照）。ガスコーニュ風に、オーブンで焼いたフォアグラの飾りに使ってもいいですよ。脂肪を溶かすには最良で、おかげで消化を助けます。

ブドウの種でビタミンEが豊富な油もできますが、コレステロールの多い人や心臓病の人にお勧めです。ところで、グルメは、ブドウの種の違った利用方法を知っていますよね。クリーミーなチーズの中に入れると、すばらしい味になるのです！

ブドウの葉といえば、これがまたビタミン類の豊富な優れた緑黄色野菜になります。ギリシャの美味な自慢料理をくるむだけでなく、もっとホウレンソウの代わりとして、あるいは温野菜のサラダとして食べるべきだと思います。

「ブドウの涙」とも呼ばれる樹液を傷口につけると、傷の回復を促します。

ブドウの古株だけは何の役にも立たないのでしょうか？　どうしてどうして、年寄りのつえになるのですよ。生涯、健康を求めてブドウ棚に頼り、支えられて生きてきたすべての年寄りのつえに……。

第5章　ハーブに秘められた効能

果物や野菜に関しては、知らないことは何もないはずです。付き合いもいたって長いですし。しかし、こと、ハーブとなると、多くの人が語ることを躊躇《ちゅうちょ》する神秘の王国に触れることになります。「薬用植物療法」（あるいは「植物による治療」）は、現代では、錬金術に近い、えたいの知れない学問に思われています。しかしながら、あえて言うなら、「シンプルなもの simples」（ハーブという意味もある）よりシンプルなものはありません。我々の先祖は、植物学も医学も学ぶことなくハーブの秘密を知っていました。

ですから、このことでコンプレックスを感じる必要はまったくありません。かつて、家庭の主婦が家族のためにハーブティーを作り、うがい薬を作り、ハップ剤を作る術を知っていたように、我々も、シンプルな真実をふたたび見つけだすことは簡単にできます。

一歩一歩役に立つハーブを再発見していきましょう。パセリ、タラゴン、タイム、ローズマリー、セージ、バジル、サマーセイボリーなど、料理に利用できる香草のように庭で育てられるものもありますし、ミント類、ウスベニアオイ、ヒナゲシ、オオバコ、スギナ、ボリジ、クサノオウなど、野草のように野原に生えるものもあります。

用途などによって詩的な名前がついているのもあります――「熱さまし草」＝ヘッジヒソップまたはビタースイート、「ぶたれた女のための草」＝タムス属ヤマノイモ科、「頭部白癬に効く草」＝ゴボウ、「打ち身に効く草」＝アルニカ、「ケンタウロスの草」＝ヤグルマギク〔この植物の薬効はケンタウロスが発見したと伝えられている〕、「虫下し草」＝ニガヨモギ、「ロバが食べる草」＝メマツヨイグサ、「魚の目に効く草」＝アイビー、「受難の花」＝トケイソウ〔この植物はキリストの受難を象徴する形をしているとされる〕など。

学者ではなかった父は、こんな風に植物を呼んでいました。私はといえば、それぞれ複数の呼称を知っていますが、ラテン語で記すことはまずありません。

生け垣（サンザシ、メギなど）にも、壁（アイビーなど）にも、畑（ホップやトウモロコシなど）にも、森（エリカ、エニシダ、シダなど）にも、庭（バラ、キンレンカ、キンセンカなど）にも、役立つ植物はあります。

お子さんにこうした植物の名前を教えてあげてください。昔は、子どもたちは例外なく植物標本を作ったものです。いい気晴らしでした。草花の束を抱えて野原を誇らしげに走ってくるちびっ子たちをよく見かけたものです。そして、厚い本のページのあいだに取ってきた草花を平らに並べて乾かすのです。夕食後もしくは日曜日に、親と一緒に植物学の手引き書を開いて名前を探しては、いちばん大切にしているペンで、舌をちょっと出して考え考え、採取してきた植物の下に書きこむのでした。

「ハーブ帳」と呼んでいた父の植物標本には、自分で描いたスケッチやメモや詩もついていました。ときどき一緒に開いては、「わかるかい？　これは私の芳名録なんだよ」と父は言っていたものです。私はすっかり圧倒されて、このノートが秘めるとてつもない豊かさに敬意の念を感じていました。

植物標本の製作は、しっかりした指導のもとに国内経済の一部をなすべきだと思うのですが。

誰もが、少々の根気とたくさんの愛情で、「植物の大家」になれます。別に私自身のために考えたタイトルではないのに、郵便局と電話局はすぐ私に振ってきます。例えば、「フランス、パリ、植物の大家様」という宛名しかない外国からの手紙はよく私のところにまわってきます。

いつか植物の大家が世界に何千人にもなるようなことになったら、郵便局と電話局は大変でしょうね。ただし、人はそんなに困らないでしょうが。私自身、かつて兵役中に郵便物検査に配属されていたので、たくさんの手紙を扱い、さわったものです。ですから、今どきの郵便配達員だって、封筒ごしに乾燥した花の香りやワスレナグサの茎やバラの花びらの香りを嗅ぐことができたり、田舎のおばあちゃんが町に住む家族に送った野生のミント類やラベンダーの小包から漂う香りを嗅ぐことができたら幸せだと思うのですがね。

私も、たくさんの友達とこうした詩的な交流をしています。アフリカの数か国の元首の治療に携わっているのですが、彼らの国にはないというので、お気に入りのハーブのサシェ〔小さな袋〕を送っています。外国の薬用植物療法家とも役に立つハーブを交換しています。例えば、コロンビアのボゴタでは大学に薬用植物療法の講座があるのですが、最近教授陣から、お互いのレシピを交換したいという申し出があったところです。

フランスの大学の教育プログラムからハーブ販売資格取得が抹消されたことは非常に残念です。薬剤師が増える一方、ハーブ販売という職業は姿を消しつつあります。芳香を漂わせる大量のハーブが納屋に入っている、ギャヴァレの私の「ハーブの店」に居るときほど幸せなことはありません。

フランスでは二十世紀初頭からハーブの生産がめっきり減りました。植物を根気強く採取し、それを生業にしようという人はいなくなり、手間賃が安い海外から輸入しているのが現状です。第一次大戦中には薬品不足が起こり、政府はこうした状況を憂慮し、ハーブは大歓迎されました。採取が奨励され、余剰が出たため、しばらくのあいだフランスは自慢のハーブを輸出したほどです。しかし戦後、ハーブ販売業は忘却のかなたに置かれてしまいました。必要としてもすべてを入手するのは容易じゃないという現状に至っています。

そこで、一人ひとりがハーブの消費を独自で賄うということを提案したいと思います。庭で何種類か栽培し、栽培できないものは野原で採取したり、田舎の親しい農家から小包（前述した郵便配達員も幸せにするというあの小包）で送ってもらったりするだけでいいのです。

自分で摘めれば、新鮮ですし出所もわかります。事実、植物は繊細なものです。乾燥させても永遠に保存できるということはありません。劣化し、効能も失われます。埃《ほこり》をかぶった古いハーブの在庫をさばこうなんて邪道です。私だって、クライアントをがっかりさせるかもしれませんが、病気によっては、在庫が新鮮で充分ある時期にしか治療しませんでした。そのため急患に対応することはできないので、慢性疾患のみに限定させていただいています。そうはいっても、今はクサノオウの季節じゃないから花が咲くまで待つようにと、苦しんでいる病人に説明するのは難しいものです。

美容クリームに関しても問題は同じです。店で不足してしまうクリームもあります。バラの花びらの在庫がなくなったので、と告げると、お客さんはひどくがっかりした顔をします。それでも、自然で農薬を使っていない自分の庭や野の花しか使いません。私にとっては、それが品質の第一条件なのです。

同じようにしてみてください。出所のわからない植物のサシェを買うより、庭や野のハーブを摘みましょう。野を駆け巡り、丘によじ登ってください。ただ、車の廃棄ガスにさらされる道路沿いのものだけは採らないように。

植物社会学、つまり植物同士がどのような関係性の中で生きているかということを学んでください。

野原は、共同体のようなものです。例えば、家の裏で牧草を少し育てたいと思ったら、自生、多種多様、混在という野原の法則を再現する必要があります。空に向って高く伸び、栄養素を吸収するために地中深く根を伸ばす丈の高い植物もあれば、適度な湿り気の中でほかの植物の陰に隠れて地面すれすれのところで栄養をとる小さな植物もあります。寄生虫を追いやる植物警察官もあれば、ほかの植物の保護を待つ臆病な植物もあります。強い香りを放つ花もあれば、あまり匂わないのもあります。日光が当たらないと生きていけないものもあれば、足を水につけて生きるものもあります。家庭菜園のように、種は混じり合い、補い合います。すべては、好意的な環境つまり微気候（地表面から地上一・五メートル位の間の接地気層の気候）を再現することにあるのです。

馴染みのない国では幸せでいられないでしょうから、外国の植物を環境に慣らそうとしないことです。幸せなハーブのみが、その効能を伝えられるのです（女性も同じでしょう？）。こうした条件がすべて整えば、あなたのごちゃ混ぜ草地は、すばらしいハーブの保護地と化すことでしょう。

それでは、採取に出かけましょう。父にとって野原に出かけるということは、毎回新鮮な喜びであり、私にとっては、父のお供ができるという特権でした。「秘伝を授かった」友人が一緒に来ることもありました。名前はカウレ、ガスコーニュの方言で「かわいいキャベツ（＝かわいい子）」という意味ですが、つまり「緑の血」をもっているということなのです。そして父の友情も。彼の職業は、ギャヴァレの教会の鐘つきでした。朝、正午、晩と、お告げの祈りを知らせる鐘を力いっぱい鳴らしていました。残りの時間は暇な人で、待ってましたとばかりに私たちと野に出かけては植物採取をするのでした。

神様のそばにお仕えする人ですから、私は敬意を払っていました。ところが、彼のつつましい家に初めて足を踏み入れたその日、全財産として目にしたのが、テーブルの上の水差しと赤タマネギの束とハーブが少し、ということで、少々がっかりしてしまいました。彼は細々と暮らしていましたが、たいへん長生きしました。

今では、雇いのハーブ採取人を連れてときどき野に出かけます。何世代にもわたって知りつくしているハーブしか信用できないので、ギャヴァレの近くにあるラカサーニュの森を購入しました。この森の植物は農薬知らずということを知っていますから。私にとって、この森のハーブは世界でいちばん優しいものなのです。私は、植物採取人を容赦しません。たくさん摘んで私を驚かそうとした者が一人いました。彼は、私の指示に逆らって、種類によっては森よりも多く生えているということで、汚染された場所にも出かける習慣を身に付けてしまっていました。彼のごまかしを知って、すぐに解雇しました。ハーブ採取のために雇う季節労働者や通年労働者には、「給料は、収量に対してではなく一定です。最善を尽くしてください。ただし、私の土地以外での採取は禁止します」と繰り返し言っています。

採取人のチーフであるセルジュは、もう六年働いてくれていて、最盛期には奥さんも手伝いにきてくれます。彼は、軽い気持ちで採取のルールを決めているわけではないということをよく知っていて、ほかの人の説得役にもなってくれています。最盛期には、二十～三十人雇うこともありますから、チームは謹厳実直でなくてはならないのです。

それでも、ときどき心配になります。人手を見つけることは容易ではありません。最盛期には一日二十五～三十袋も採取するのですが、ギャヴァレの元気なハーブだけでは、日常的な消費を賄うのに充分ではないのです。このままだと、ピレネー山脈の斜面にクサノオウを探しにいかなければならなくなるかもしれません。しかし、この土地で私の幸せを見つけたいのです。ギャヴァレとフルーランスのあいだの地域が、イラクサが野の花のようにふんだんに生えるような広大な野生のハーブ保護地になってほしいと思っています。

このプロジェクトの話をすると、農家の人たちは恨めしそうな目で見ます。畑をイラクサに明け渡せだと？　そこまで落ちぶれるのか？　しかしながら、フルーランスの食糧キャンペーンのときのように、成功するまであきらめず、同じような手段を使おうと思います。最初の人には一ヘクタールを草地に、次の人には一画をイラクサに、三番目の人には森の下草をアイビーとシダに、という風に頼んで、一緒に計算してみます。彼らは損をしません！

大部分のハーブ販売業者がしていることですが、私はハンガリーやチェコからハーブを輸入したくありません。調合の内容によっては、毎日新鮮なものやこの国の風に当たってその場で乾燥したものが欲しいのです。

ハーブに関しては、安易な解決策を求めてはいけません。さもないと、ハーブたちはつれなく仕返しをしてきます。ティーバッグに入ったハーブティーの中には、あまりにも長いこと棺桶のような包みの中に閉じこめられてすでに死んでしまっているものもあります。そうではなくても、あたりかまわず道路沿いや農薬をまいた野原で採取されたために有害なものもあります。この章で植物の取り扱いという点で私が強く勧める第一条件は、植物の摘み取りをほかの人に任せないということです。安易な解決策が有効な解決策になることはまれです。「早起きは三文の徳」と言うじゃないですか。

夜明けにベッドから飛び起きて野や庭に出かければ、将来もしかしたら財産、いや少なくとも健康（これがいちばん大切ですよね）は保証されます、と私なら付け加えます。

植物採取は、根気よく学ばなければならない細心の技術であり、エッセンスの効力が最大限になる季節、日、時間に花、葉、あるいは根を採取するのが基本です。これが、それぞれの植物の「最もかぐわしいとき」と呼ばれるものです。

最も適切な時間帯は、基本的に朝と夕方です。朝露が乾き、植物がまだ太陽に焼かれすぎていないことが大切です。雨の日は避けたほうがいいでしょう。摘んでも腐ってしまいます。

花はもろく一過性のものなので、春に花の咲きはじめのころ、子房が受粉して受精する前に素早く摘みます。バラ、ヒナゲシ、ニオイスミレなどは花びらしか採取しないこともありますが、ニワトコやオオイヌノフグリなど花がとても小さいものは丸ごと採取することもあります。モモの花のように、開花期が極めて短いものがありますので、急がなければなりません。カモミールのように数か月も咲きつづけるものは、時間に余裕があります。

葉は、一般的に花が来る前に採取します。開花は、ほかの部位を弱めるからです。ウスベニアオイ、ウスベニタチアオイ、ボリジなど葉の大きいものは茎からはがしますが、小さい葉のものは茎ごと、つまり木質部分を地面近くに残して、新鮮な部分である「茎の先端」を採取します。ただ、芳香植物やある種の野草は、開花期にあってもエッセンスの効力は衰えないということがわかりました。パセリ、タイム、ローズマリー、ローレルなどの芳香植物は一年中採取できます。

茎が多汁質になるのは、ほかの部位の活動があまり活発でない秋です。例えば、アンゼリカのように。

根も、肉付きが良く多汁質になるのは、植物が樹液を吸い上げない初春と秋です。引っ張って手掘りするのはこの時期です。

私は採取と同時にかごに入っている時点で、傷んだ植物、しぼんだ花、腐った根など選別します。健康な植物だけを残さなければなりません。そして、すのこに並べてよく乾かしますが、ときどき揺すって通気を良くします。

すのこは、外の車庫や「ハーブの店」の中に置いてあります。植物は全部悪天候を避け、かつ風通しのいい場所で保存します。私のハーブたちがみんな段々に重ねられたベッドに横になっている「宿舎」に入ると、乾いた草のとてもいい香りがします。

納屋がなくても乾燥して風通しのいい屋根裏部屋があるでしょう。たんすや棚の上に紙を敷いてもいいですよ。早く乾かそうとオーブンに入れたりは決してしないように。それは野蛮なやり方で、植物の有効成分を抹殺してしまいます。

ハーブを扱うときは、愛することを学んでください。破壊したり、傷つけたりする動作はしないように。手でむしってください。ナイフや金属との接触は、植物を不愉快にさせます。呼吸できるようにかきまわしてあげてください。丁寧にきれいにしてあげてください。乾いた根の土は払ってあげます。乾燥した植物は、チョッパーではなく手で細かくします。そういう風に扱ってあげると、植物たちは感謝してくれます。

よく知り、理解するには友達になることです。植物の友情を勝ち取るのは難しいのです。ちょっとでも乱暴な扱いをするとすぐに心を閉ざします。しかし、一度友情が芽生えれば長続きします。児童心理の洞察に努力を惜しまないあなたたちです。ハーブのそれも見抜いてください。徐々に、同じような性質のグループ分けができるようになります。

昔の人は、「植物の象徴的印」つまり形状、味、色による特性を解読していました。ルバーブのように黄色い汁をもつ植物は全部苦く、肝臓にいいと言われていました。濃い赤はタンニン質が多いという印、例えば赤いバラがそうです。白いものは薬効が弱く、黒やこげ茶色は、危険で毒性がある（例えば、ベラドンナ）ことを示していました。

今日では、ハーブも野菜も科で分類します。同じ分類群に属する植物は、一般的に同じ薬効をもっています。例えば、ウリ科（キュウリ、小キュウリ、ズッキーニなど）は緩下《かんげ》作用があり、セリ科（ニンジン、野生のニンジンなど）は興奮剤になり、抗壊血病性があり、バラ科（バラなど）は、収斂《しゅうれん》作用と強壮作用があり、シソ科（ミント類、レモンバーム、タイムなど）は興奮剤になり、発汗を促す、などなどです。だからといって、よく知られている植物に似ているものは何でも採取していいということではありませんよ。例えば、パセリと瓜二つのドクニンジンなどセリ科の有毒植物にはご注意を！

すべての植物について完全に教えることはできませんが、万が一、一つでも知っている植物があったら、摘んで食べてみましょう。そうして徐々に何種類かの一般的なハーブと親しくなったところで、それぞれの用途について勉強するようにすればいいのです。そうすれば、やがてあなたも植物と友達になれるでしょう。

友達にも欠点や弱点があることは知っていますよね。そういった意味で、ある種の気まぐれなハーブを摂《と》りすぎると、苦杯をなめることになりますよ、ということもお伝えしなければなりません。いい例がクサノオウです。草原に咲く小さな黄色い花は魅力的ですが、非常に効能が強力なので、私も使うときにはホメオパシー〔病気と類似の反応を引き起こす微量の薬物による治療法〕的微量にとどめています。実際、危険なので、絶対に内用しません。

父は、たいへん注意深く動物を観察していました。動物は下剤になってくれる植物を知っていて、消化不良を起こすと緑戦法に頼ります。飼い主の家の快適さに慣れてしまった我々の猫でさえ、必要となれば野原に下剤を服用しにいきますよね。疲れた動物は、タンポポ、ヤグルマギク、ワレモコウなど、苦く強壮作用のある植物を探します。反対に元気旺盛で、怒りやすいときには、こうした植物を避けます。乳牛や求愛期にある動物は、性腺を刺激するコロハ〔地中海地方原産のマメ科の一年草〕、野生のフェンネル、イヌサフランなどを好んで食べます。

いい草地とは、動物たちが身体の状態に応じて選べる選択肢の広い多様な草が生えているということです。生け垣は、彼らに補完的な成分をもたらしてくれます。田舎の獣医は、植物の効能を使い分けて動物の体の中で脅かされているバランスを回復させようとします。いわば、極めて賢明な薬用植物療法を用いますが、都市の獣医はますます薬に頼る傾向があるようです。

農家の年寄りは、身近なもので上手に家畜の手当をします。牝牛の分娩を助けるために、セージとサビナビャクシンのハーブティーを飲ませます。消化がうまくいかない動物には、一抱えのエニシダを、貧血気味の馬にはハリエニシダを、胆石に苦しむ動物には、自分の土地になければ遠くまで足を運んでギョウギシバを採取しにいきます。

加齢と長年の労働で背中が丸くなった農家の年寄りが家畜のために躊躇せずやってあげていることを、一家の母親が青白い顔をした子どもや熱のある子どものためにやらないわけがありません。だからといって、重症の場合も医師や獣医に相談しなくてもいいということではありません。

何よりもまずもう一度学び直さなければならないことは、良きことをしようという行為です。子どもだって、薬箱から出して薬を与えようとするより、湯気の立つハーブティーを持ってきてくれるお母さんのほうが、感謝の気持ちが起きるのではないでしょうか。夫だって、食事前にビタミン剤を飲むより、もっとおいしい形で皿の中に健康を見いだせたほうがよりうれしいのではないでしょうか。心からの感謝の気持ちは、箱の中の錠剤より、ハーブやそれを提供してくれた人の方に自然に向かうのではないでしょうか。こうした心からの感謝の気持ちが、まさにホメオパシー的微量であっても、多くの手当の中で効果をもたらすものなのです。たとえ、ハーブが目、鼻、口、心にしか喜びをもたらさないとしても、それだけでもすでに立派な勝利です。

ハーブの効能はそれだけにとどまりません。ですから信頼に足るのです。まだこれからそのことを証明しなければなりませんね。一つずつ壇上に登ってもらいましょう。啓発啓蒙のための学識豊かな人材を欠き、ハーブ販売業の講座はもうありませんので、植物一人ひとりに、自身に秘められた効能について語ってもらいましょう。

パセリ／チャービル

古代ローマ人は、闘い前のグラディエーター〔公衆の前で闘う剣闘士〕にパセリを与えていましたが、上腕筋が二倍に盛り上がるポパイのホウレンソウと同じくらいの効果を得ていました。

今日でも、パセリは万人に好まれています。八百屋は、客を喜ばせたいときパセリを一束さし出してくれます。いちばん素敵なプレゼントですよ、健康の一束ですから。パセリは、単に目に心地よい飾りにすぎないとよく言われますが、異議ありです。子牛の頭の耳にパセリをさして店頭に並べるのはまだいいとしても、レストランで、料理の飾りにパセリが束ごと置かれていて、誰も手を付けないというのは間違っています。みんなが手を伸ばせるように細かく刻んで出すべきです。

栽培は簡単ですから、庭にパセリの種をまくことをお忘れなく。必要不可欠の最たる食品であると同時に薬です。外見も効能も兄弟のようなチャービルも育ててください。危険なドクニンジンとほとんど間違えることがないので、チャービルのほうを好む人もいます。しかし、パセリとドクニンジンは姿形が似ていて間違えやすいとはいえ、それでもいい草か悪い草か見分ける簡単な方法があります。ドクニンジンは、葉をもむと猫の尿のようないやな匂いがするのです。

サラダ、オムレツ、ポタージュには、必ずパセリ（あるいはチャービル）を入れてください。乾燥させて保存しておくと、冬のあいだも料理の香りづけに使えます。あらゆる植物の中でいちばんビタミンCが多いということを覚えておいてください。元気づけになりますよ。黄疸《おうだん》などあらゆる肝臓疾患、セルライト、痛風、リウマチにお勧めです。

料理以外にも、熱い牛乳やお茶に浸して飲むこともできます。私の母方の祖母であるソフィーおばあちゃんは、祝いごとの食事のあとにはいつもパセリ茶を出していました。ある村祭りの日のことですが、祖母はパンタグリュエル〔ラブレーの連作『ガルガンチュアとパンタグリュエル』に登場する巨人〕のような食事を用意しました。詰めものの中にすでにパセリが入っているゆでた鶏肉、ローストチキン、フォアグラ、ヤマドリタケのニンニク（とパセリ）炒《いた》め、数々のデザート、とても薄いクレープ、とろりとしたクリーム、ガスコーニュ産のパスティス、分厚いリンゴパイ、などなど。こうした大宴会にもかかわらず、体調を崩した人は一人もいませんでした。実は、食後酒の代わりに全員にパセリ茶を出していたのです！

パセリ茶の味がどうも、という人には、生の野菜ジュース（例えばトマト、ニンジン、セロリ、レモンなど）にパセリを混ぜることをお勧めします。

昔は、お乳が張らないように、パセリのみじん切りで作ったハップ剤をおっぱいに当てたものです。虫さされの応急手当にも使っていました。腫れた患部にパセリを強くこすりつけるだけで充分でした。

私自身は、結膜炎など目の炎症にパセリを勧めています。沸騰した湯にパセリを浸して作った液で洗眼すると、ヒリヒリした感じを和らげ、消毒にもなります。

同じ液をコットンに浸して朝晩顔につけると、顔の腫れが引き、肌が明るくなります。

タイム／セルピルム

カール大帝は、彼の「法令集」の中で、香草は料理に輝きを与えるということで、僧院や城の庭に香草を植えるようにとの命令を下しました。

今日では、政府は、役立つハーブの栽培を定める法令をもう発布しなくなりましたね。残念なことです。私にできることは、願いを伝えることだけです。ということで、あらゆる庭でほかの香草と一緒にタイムが育てられることを願います。本当に貴重で、いろいろに使えるのですよ。

古代から、ある種の香草には強力な殺菌作用があり、桿菌《かんきん》やウィルスと闘ってくれることが知られていました。タイムがまさにそうです。貧しい人たちの抗生物質でもあります。昔、ペストのようにいろいろな伝染病が流行ったとき、身を守る術として香料しか知られていませんでしたので、最大限に利用されていました。体にこすりつけたり、瘴気《しょうき》を清めるのに燃やしたり。

それは間違っていなかったということが今になってわかります。タイムには、長年最良の殺菌物質とされていたフェノールよりもっと強力なチモールという殺菌物質が含まれています。タイムから抽出されるカンフル入りのエッセンスであるチモールは、シロップ、ポマード、軟膏《なんこう》、ローションなど薬用製品の成分として使われています。切断手術後の深い傷の手当にも使われていたことがあります。

もちろん、今ではその辺でペストを見かけることはなくなり、切断手術も少なくなりましたが、「大事をなしうる者は小事をもなしうる」と言います。タイムに大それた偉業を求めはしませんが、こんなに効能があるのに利用しない手はありません。

例えば、インフルエンザなどのようにある病気が流行したとき、家族や職場で同じバイ菌に触れたはずなのに、ある人はやられ、ある人は何でもないということがあります。病院では、医者や看護師はウィルスの温床の中で、毎日病気にさらされながらどうにか切り抜けられています。どうしてでしょうか？　体質でしょうか。病気になりやすい体質と、そうでない体質。実際は、こうした抵抗力は獲得されるものです。健康であるということだけではなく、ウィルスに嫌われる体質をつくり出すことが必要です。それには、食べ物と外からの補強が大いなる助けになります。

ニンニクは、ある種の芳香物質と同じくらいの殺菌作用があり、ニンニクやほかの芳香物質が体内に染みこんで、外にも匂うような人間の体は攻撃されることなく、最悪なウィルスの巣窟をも通り抜けることができるのです。

ですから、タイムも、ウサギが大好きな野生のタイムとも言われるセルピルムも、衛生のために使ってください。まずいちばん気持ちのいい使い方として、スープや煮こみ料理に入れるブーケガルニの中にタイムを一枝入れてみましょう。肉の詰めものにタイムの葉を細かく刻んで入れたり、マリネに混ぜたり、肉にふりかけて焼いたりしてください。暑い国で頻繁に使うのは、食べ物が腐りやすく、細菌の餌食《えじき》になりやすいからです。まだ冷蔵庫がなかった時代に、マリネした肉の中には何日も新鮮だったものもあったのはなぜか、疑問に思ったことはありませんか？　実は、マリネの中に漬けられたタイムが見張りに立っていたので、細菌が迂回したのです。

カップにタイムを一枝入れて熱湯を注ぎ、ハーブティーとしても飲んでみてください。食間あるいは朝と、一日三～四杯までお茶代わりに飲んでも大丈夫です。ハチミツで甘みをつけると、とてもおいしいです。セルピルムは浸剤にして飲んでもいいものです。「羊飼いのお茶」とも呼ばれています。

こうして、頑固な腸炎、インフルエンザ、風邪、扁桃腺炎《へんとうせんえん》などの患者さんを何人も楽にしてきました。衛生上の予防策を施したおかげで避けることができたものまで含めると、それ以上になります。

外用では、タイムは確実な消毒薬になります。毒虫に刺された場合も、患部をタイムでこすります。傷口を浸剤で消毒したり、皮膚疾患の手当には風呂にタイムを一束入れてもいいでしょう。タイムの入浴剤（違う呼称で商品化されていますが）は、リウマチや関節炎に極めて有効です。興奮剤になるので、虚弱体質の子ども、活気のない人、回復期にある人にも有効です。

リウマチには、タイムをみじん切りにして温めたハップ剤を痛む箇所に当ててもいいでしょう。ミント類、ユーカリ、あるいは薬局で売っているほかの薬品も、タイムを一つまみ混ぜて吸入（ハーブのエッセンスを垂らしたお湯や、ハーブの浸剤の蒸気を鼻から吸い込むこと）をするといいですよ。

口の中やのどが傷ついたり荒れたりしやすい人は、殺菌力のある自家製の歯磨きを作ってみてください。タイム百グラムを二分の一リットルの蒸留酒に数日漬けこんで作ります。このアルコールに漬けた歯ブラシで毎日歯と歯茎を磨くのです。

ローズマリー

野生のこの灌木《かんぼく》は、栄光の時代を経験しました。ある王妃の選ばれし者として、正真正銘の永遠の若さと愛をこの王妃に与えたのです。

ローズマリーのおかげで、ハンガリーのエリザベス王妃は、痛風でリウマチ持ちの七十二歳にして、二十歳のころのはつらつさを取り戻してポーランドの王を魅了し、すっかり虜になった王が結婚を申し込んだのです。これは十四世紀の話ですが、言い伝えによると、彼女はレシピを天使から授かったそうです。天使は何かと引き合いに出されますが、王妃たちは、その辺のおばあさんのレシピというより「天使の」と言いたいのです。とは言うものの、「ハンガリー王妃の水薬」には、蒸留酒に漬けたローズマリーやリウマチに効くと今日ではわかっている他のハーブ（オレガノ、ラベンダーなど）が入っていました。彼女が楽になったのは当然です。

「ハンガリー王妃の水薬」は、その伝説的な効能と天使の後押しも一緒に子孫に伝えられました。セヴィニェ夫人〔書簡作家。一六二六～九六年〕は完全に傾倒し、娘にこう書いています。「私は夢中よ。あらゆる苦しみから解放してくれるわ」。夢中なのは彼女だけではありませんでした。その後、「ハンガリー王妃の水薬」は痛風やリウマチの痛みを緩和するだけでなく、毒気や精神的疲労も取り除き、成熟した女性や衰えた男性の精力を復活させるためにも使われました。

ローズマリーから奇跡を期待したわけですが、一概に誤ってはいないようです。リウマチ、麻痺、四肢の衰弱、めまい、鬱《うつ》状態、呼吸障害、肝臓や脾臓の機能不全、そしてインポテンツにさえ刺激剤となってくれるのです。

調理においても、名誉ある地位が用意されていますね。南仏のハーブのソースやクーリーに入れたり、バーベキューで骨付き豚ロースや羊の肉にたっぷりかけて焼いたり。南仏のハチミツの中には、ローズマリーを大量に含むものもあり、ローズマリーの効能をそのまま保っています。

タイム同様、ローズマリーもハーブティーにして飲めます。カップ一杯につき一つまみで充分、一日数回飲めば効果抜群です。グルメには、ローズマリーのワインをお勧めします。ローズマリーを五十グラム、最上のボルドーワインに数日漬けこみ、食事にグラス一杯楽しんでください。非常に強壮効果があります。

外用ですが、ハンガリー王妃の正統な天使のレシピに従って蒸留器で蒸留できなくても、風呂に一束入れて代わりとすることもできます。ただ、強壮効果があって眠気を誘わない（性欲を高めるとも言われています）ので、ローズマリー風呂はむしろ朝入ります。虚弱体質の子どもや衰弱した年寄りにむしろお勧めします。

ローズマリーを一つかみ一リットルの水で十五分間煮出して、熱いうちにコットンに浸したこの煎《せん》剤《ざい》を、直接リウマチの患部に当てることもできます。

ローズマリーのエッセンシャルオイルやバスオイルは、市販されています。

セージ

「庭にセージが生えているというのに、何ゆえに死ぬのか？」

中世の有名なサレルノ医学校（南イタリアのサレルノにつくられた西欧最古の医学校）の医学者たちが、セージにささげた詩句ですが、我々人間がセージに贈ることのできる最高の賛辞だと思います。昔作られていたいくつかの万能薬の中にセージが入っているのは偶然ではありません。この「聖なるハーブ」あるいはラテン語で「救いの草」という意味の「サルビア・サルビアトゥリックス」は、何世紀にもわたる栄光に包まれていた「四人の盗賊のビネガー」の中に入っているのです。

一六三〇年にトゥールーズで、つまり私の生まれ故郷のすぐ近くで、ペストが大流行したとき、四人の盗賊がペストにかかった家という家を、咎《とが》められもせず略奪してまわり、瀕死の人や死人から盗みを働いたのです。その代わりリスクは大きかったわけですが、ペストという悪にやられることはありませんでした。それでも、とうとう彼らが捕まる日が来ました。病気にではなく、官憲に。

彼らはトゥールーズ市参事会員によって死刑を宣告されたのですが、免疫力をつけるために彼らが体にこすりつけていた謎の液体の正体を明かせば命は助ける、ということになりました。もしかしたら何千人もの人を救えるかもしれないと当局は考えたわけです。四人の盗賊は秘密を明かしました。なんと、その秘密はトゥールーズの古文書に載っているのです。実は、タイム、ラベンダー、ローズマリー、そしてほかのたくさんの芳香植物と一緒にセージを漬けこんだ酢を体にこすりつけていたのです。こうした植物は、タイムの項で紹介したように殺菌作用があるという、現代人が知っていることを彼らは当然知りませんでした。

それから百年後、今度はマルセイユでペストが惨禍をもたらし、やはり死人を狙った盗賊が同じような状況に陥って、百年前の酢に非常に近いのですが、もう少し種類の多いレシピの秘密を明かしました。マルセイユのハーブ販売業者は、レシピの調合を独占し、さらにニンニクと当時流行っていたほかの材料を付け加えました。ニンニクはマルセイユの寵児であり、ガレノス〔古代ローマ最大の医学者としてルネサンスまで権威と仰がれた、ギリシャ出身の医学者）の時代から最良の殺菌剤として知られていました。

「四人の盗賊のビネガー」は、十九世紀の終わりまで、薬剤師の薬局方に記されていました。そのあいだ、この酢は食料品店で扱う商品になり、醸造酢製造業者であるマイユ氏は、この四人の盗賊のビネガーからヒントを得て編み出したレシピに沿って製造を始めましたが、特許を有する製造技術を生かして改良を加えたのです。病人に会いにいく前に、この酢をこめかみに擦りこみ、朝食前にスプーン一杯を水で薄めて飲むことを、彼は奨励しました。

タイムやローズマリーと同じシソ科の仲間であるセージにも、（成分のサルビオールやカンフルのおかげで）極めて貴重な殺菌作用があります。セージには、ほかにも少なからず重要な効能があります。寝汗を抑えるのです。そのために、高熱から回復しつつある人に与えたり、インフルエンザのひきはじめに与えて歯止めをかけたりします。ホルモンバランスを整える特性を備えているので、思春期の女子、妊婦、閉経期の女性にもお勧めです。咳《せき》を鎮めたり、胃痛を和らげたりします。しかし、特に強壮作用があり、興奮剤にもなりますので、多血質の人には勧められません。むしろ神経が衰弱している人にいいでしょう。

調理にも登場し、ソースに入れられたり、バーベキューの焼肉にかけられたりして活躍します。香草の中でいちばん香りが強いので、風味のない肉や豚肉やベーコンととてもよく合います。しかも消化も助けてくれます。

プロヴァンスでは、ピストゥ（プロヴァンス料理で、バジルとニンニク入り野菜スープ）に入れます。最近復活傾向にあるこうした「野草スープ」を作ろう、ということでしたら、セージをお忘れなく。もともとオート＝プロヴァンスやロゼール山の石だらけの土地に灌木として自生しているセージですが、家庭菜園でも問題ありません。

セージの枝先や有効なエッセンスが集中している「茎の先端」を摘んで、香り高いハーブティーができます。

セージ百グラムを一リットルのワインに一週間漬けると、強壮効果があり、消化を促してくれる食後の飲み物ができます。食後に、小さなグラスに少し飲むだけで充分です。回復期にある人を元気にするにはもってこいの飲み物です。

ホットワインを作るときシナモンスティックの代わりにセージ一枝入れることもできます。

外用では、セージの煎剤（セージを一握り一リットルのお湯で十分間煮出したもの）は、傷口の消毒、うがい、膣《ちつ》洗浄などに使えます。いずれの場合にも、優れた殺菌剤になってくれます。

セージ風呂（浴槽に一束）は、ローズマリーと同じ効能があり、刺激剤と精力剤つまり催淫《さいいん》作用があり、朝湯は疲れている人にすばらしい効果を発揮してくれます。ただし、多血質の人はセージ風呂は避けたほうがいいでしょう。

サマーセイボリー

父のサマーセイボリーに対する評価は高く、「いいかい、サマーセイボリーは幸せの草の一つなんだよ」と、よく言っていました。

昔サマーセイボリーとロケットを植えることは僧侶には禁じられていた、という話を、ギャヴァレのタリド神父が父にしているのをある日耳にしました。どうして？ 私には理解できませんでした。戸の陰に身をひそめながら、不思議に思ったものです。

後に、「幸せの草」と遠まわしに言っていたのだ、ということがわかりました。本当は、愛に格好のハーブ、という意味だったのです。

言い伝えでは、サマーセイボリーのフランス語名「サリエット」は、「サチュロス」（ギリシャ神話でヤギの角や耳、長い尾、ひづめのついた脚をもつ若い成年男子の精霊）に由来すると言われていますが、この語源論は単なる空想かもしれません。とは言うものの、この香草をとても愛用していた古代ギリシャ人が、こう命名したのは一概に偶然の一致とも言えないような気もします。フルートを吹きながら、古代のニンフを魅惑していた陽気な半獣人であるサチュロスのように、サマーセイボリーを食べた男性は、恋心が十倍にも膨れ上がるのを感じるのでしょう。ロバだってそうです。「ロバのコショウ」とも呼ばれているサマーセイボリーは、我々人間のパートナーの中ではいちばんおとなしく、いちばん頭が悪い（誤解ですが）とされているロバも知っています。しかし、分別をわきまえて食べますが。

というわけで、私の「媚薬《びやく》」リストの中に、サマーセイボリーはコロハ（地中海地方原産のマメ科の一年草）、ハナウド（の仲間）、クサノオウとともに入っています。かつて栄光の時代があった媚薬の手のこんだレシピを読むたびに笑ってしまいます。それに比べると、私のはあまりにもシンプルなので。

私は、粉末状にしたスペインミドリゲンセイ、つまり、イタリア貴族のボルジア家の人が無上の喜びとし、ルイ十四世の寵姫マダム・モンテスパンが王の情欲を目覚めさせるために愛用したあの甲虫の粉を使いません。

しかしながら、サド侯爵はある日、客にスペインミドリゲンセイの粉の入ったココアを勧めて、恐ろしい乱痴気騒ぎが始まったと言われていますので、甲虫の効力の証にもなったことでしょう。

さて、私は単純な人間、農夫です。つれない夫に悩む奥さんには、ただこう言います。「サマーセイボリー一枝をコショウミルで引いて、旦那さんの肉にふりかけなさい。もちろん、あなたのにも。こうすれば、ブーケガルニのようには捨てずに、間違いなく口に入るでしょう」と。

一生に一度口にした一枝のサマーセイボリーで乱痴気騒ぎになりますよ、ということを約束しているわけではありません。ただ、ニンニク、タマネギ、セロリ、フェンネル、セージ、サマーセイボリーなどが入った刺激になる食事を一生分かち合うカップルは、そうじゃないカップルより夫婦の幸せを知ることができますよ、ということを言っているだけなのです。

さらに、サマーセイボリーは消化を助けるので、肉と野菜の煮こみ、野生の鳥獣、インゲンや豆といった消化しにくいデンプン質のものなどの料理に入れるといいでしょう。

私もそうですが、浸透療法を固く信じていた父は、サマーセイボリーとコロハ一つまみを一リットルの水で煎《せん》じて、トニック効果のある煎剤を作って、この煎剤で疲れ切った患者さんの背骨をこすってあげていました。すると、彼らは見違えるほど陽気になってふたたび父を訪ね、精力が戻ってきたことを感謝するのでした。あれから四十年、背骨のマッサージに使う活性クリームの中に、私は相変わらず同じ材料を使っています。

サマーセイボリーは、同じ仲間に属するタイム、セージ、ローズマリーなどと同じように扱って、風呂に入れてもいいです。サマーセイボリーを吸収するのに口からでも、皮膚からでも、効能に変わりありません。

ローレル

高貴な植物ローレルは、いつの時代も、詩人、将軍、皇帝、そしてハーブの大家、賞の受賞者の額を飾ってきました。なぜこれほど誉れ高いのでしょうか？　栄光に輝く芸術と太陽の神アポロンにさsげられた木だからです。

現代では、ローレルから少々詩情が失せてしまいましたが、偉大な人たちの額に上るより、もっと頻繁にスープに入るようになりました。ただし、伝統的なブーケガルニには、いまだ健在です。田舎では、ハムの燻製にも使われています。ローレルの枝が暖炉の中で炎にあぶられ、煙突にぶら下げられたハムに香りが染みこむという具合です。ローレルには殺菌作用もあるので、保存も良くなります。かつては、マリナード〔肉や魚を柔らかくし、香りをつけて保存するための漬け汁〕に欠かせないゆえんです。そういった点では、タイム、ローズマリー、セージと同じ効能があります。唯一、ほかのものに比べて、ローレルは伝染病が流行ると、まわりの瘴気から家族を守るためにローレルを燃やしたそうです。そういった点では、タイム、ローズマリー、セージと同じ効能があります。唯一、ほかのものに比べて、ローレルは背丈で優位に立ちます。ローレルの太い枝に相当するタイムを燃やそうと思ったら、何株も必要になるでしょうね。

料理に染みこむ「知的」で傑出した芳香に加え、ローレルは興奮剤になり、消化を助ける香辛料でもあります。ただ、ここで注意です。ローレルだからといって安心しきっていてはいけません。見分け方を覚えてください。ローレルと一口に言っても、いわゆる月桂樹の葉として知られている「ローリエ ソース」と呼ばれているローレル以外、つまり「ローリエ ローズ」＝セイヨウキョウチクトウや

「ローリエ スリーズ」＝セイヨウバクチノキはすべて危険です。

それでもかつては、アーモンドスライスに似た香りをつけるために牛乳やクリームにセイヨウバクチノキの葉を入れていたのです。しかし、祖母たちは慎重でしたし、調理方法のことは熟知していましたから、葉は二枚ではなく一枚でした。さもないと、家族中が食中毒を起こしたことでしょう。

実際、ホメオパシー的微量で使うと、セイヨウバクチノキは、咳、動悸、吐き気、胃けいれんに効きます。分量が多くなると、含まれるシアン化水素酸が毒と化します。セイヨウキョウチクトウも同じで、強い毒性がありますが、心臓の強壮薬が抽出されます。

植物をマスターするには、つねに慎重さが伴います。

バジル

バジルといえば、「ピストゥ」という名前で知っているかもしれません。プロヴァンス地方の料理であるピストゥスープを知らない人はいないでしょうから。バジルは、ほかにもカモフラージュのためにいろいろな名前がついています。「王家の草」「靴職人のオレンジの木」などなど。しかし、インド原産のこの植物は、地中海沿岸地方にしっかり順応しました。プロヴァンス地方では、良好な状態で家庭で保存するために天井から逆さまに吊るします。こうすると、先についている花のエキスが保たれるのです。

昔は、てんかんや躁病にバジルを処方していましたが、現代では、てんかんの子どもは、神経内科医に任せるのが最良の方法だと思います。それでも、神経質だとか熟睡しない、不安、めまい、頭痛があるという子どもには、夜にピストゥを安心して食べさせてあげなさい、と言います。だんなさんは、もっと本格的なバジル風味のカモ料理に舌鼓するとことでしょう。バジルは胃けいれんや腸炎から守ってくれるので、カモの中にバジルを数枚詰めれば、消化も完璧です。

ほかの香草同様、たいへん香りのいいハーブティーとしても摂取できます。夜には、安眠と消化を促してくれます。ここで、刺激になるお茶と鎮静になるお茶を使い分けることもお忘れなく。そうすれば、朝食にはボダイジュのハーブティーを飲み、夕食にはコーヒーを飲むこともなくなるでしょう。それぞれのハーブの効能に注意してください。朝は、むしろ刺激になるセージのハーブティー、夜には、鎮静作用のあるバジルのハーブティーを飲みましょう。うっかり逆をやったら、一日を台無しにしかねませんよ。

タラゴン

ソフィーおばあちゃんは、あらゆるものに入れていました。私がしゃっくりすると、すぐに庭に飛んでいってタラゴンを摘み、私にさし出すのでした。「さあ、よく噛んでごらん。おさまるから」と。こうしてしゃっくりは止まるのです。以来、タラゴンが、空気嚥《えん》下《げ》症、鼓腸、腸内発酵に加えて一般的な胃腸のトラブルを調整することも発見しました。

さらに、昔「小さい竜」と呼ばれていたように、タラゴンは少し辛みがあるので、塩やコショウや酢を使わなくても、味気のない食品の香りづけになります。

病人の中には塩分の少ない食事に旨味がないと不満をもらす人がいますが、悲しむことはありません。タラゴンをサラダやステーキに加えてみてください。タラゴン風味の鶏肉（肉の中にタラゴンを詰めてオーブンで焼く料理）を食べてみてください。おいしいですよ。それに食欲も出るので、空腹や虚弱な腸を癒してくれます（コショウや酢ではできないことです）。

食事療法と関係ない人には、生野菜のサラダにタラゴンを加えることや、酢の瓶に浸すことを勧めています。ある酢の有名メーカーは、昔ながらの酢ということで、バラ色の透明の液体にタラゴンを浸した酢を販売しています。

田舎では、小キュウリやほかの食材（渋いサクランボ、インゲン、小タマネギ、カリフラワー、ミニニンジン、あるいはガスコーニュ地方の名産プラム）を酢漬けにするときは、タラゴンを保存瓶に入れることを忘れません。酢による胸やけを緩和してくれるのです。

食べ過ぎてなかなか消化できないときには、タラゴンのハーブティー（カップ一杯にタラゴン一本）を飲んでみてください。ごちそうの翌日のあのむかつきとはおさらばできます。

オレガノ

「王様の息子は木靴を履いている私に恋して、贈り物にオレガノを一束くださいました」

子どものころに歌った歌です。好奇心旺盛で、しかも私も木靴をはかされていたので、オレガノがどうして王様の贈り物なのか父に聞いてみました。花がかわいいから？　葉がビロードのように柔らかいから？　それとも詩の押韻のため？

オレガノはあらゆる苦しみ、そう恋の苦しみさえも鎮めるから、というのが答えでした。

このハーブが、情熱の国イタリアでは大人気で、ソースというソース、ピザというピザに使われるのはそのためでしょうか？

私の人生は発見、比較、実験、分析に明け暮れました。しかし、気取った人間とは正反対の人間ですから、すべての物事を単純化することをつねに目指しています。それで、真剣に取り合ってもらえないこともあるのですが。

不幸に取りつかれた人が私を訪ねてきて、「メセゲさん、私は恋心にさいなまれ、夜も眠れません。どうしたらいいのでしょう」と言ったとします。私は、こう答えます。「ピザを食べなさい」と。

私はその人の目に滑稽に映って、いかさま師だと思われるでしょう。しかしですよ、まあ少々解説不充分かもしれませんが、気持ちとしては、私は真面目です。咄嗟にピザにかかっている、患者さんに一晩の安眠を保証するあのオレガノが浮かんだのです。しかも、かなわない恋を深刻に考えない最良の方法は、代わりに生きる喜びを見つけることではありませんか。たとえば、ちょっとしたイタリアレストランにあふれているような。

同じようにして、チックや神経性のけいれんや胃けいれんのある人にも、「ピザを食べなさい」と言うでしょう。歌の中の農家の娘のように、「木靴をはいた、ドンデーヌ〜〜〔民謡のリフレーンに使われるはやし言葉〕」の私ですが。

もう少し親切に、夜オレガノのハーブティーを飲みなさいとも言いましょう。こうした配慮に感謝してもらえるでしょうか？　実は、基本は同じです。オレガノは強力な鎮静作用があるので、調理、ハーブティー、うがい、吸入、風呂、ハップ剤などあらゆる使い方をお勧めします。リウマチの人はオレガノの煎剤をコットンに浸して痛みのあるところに当てたり、風邪には、ハーブティーとして飲む前に、タオルをかぶって顔を保護し、煎剤が沸騰する鍋の上に鼻を突きだして蒸気を吸入したり、声の枯れた歌手はスプーン一杯のハチミツをハーブティーに混ぜて飲んだりするといいです。みんな楽になります。ただ、オレガノは大量に摂取すると、依存性が出てきて中毒のようになるので注意してください。

ミント類（ケハッカ・ナガバハッカ）

アラブ諸国では、ロバが背負うかごで運ばれるミント類の束は、市場中をかぐわしくして、露店に並ぶ食料に引きつけられてくるハエや蚊を追い払ってくれます。それに、酷暑の中市場を歩く現地の人たちが生のミント類の束を手にし、絶えず鼻をつっこんでいる光景を目にします。

ミントティーの香りは、モザイク画で飾られた宮殿からもこの上もなく質素な住まいからも放たれます。いつでもミントティーをふるまう、というのは聖なる儀式でもありますし、賢明な予防策とも言えます。暑さが細菌の増殖を促し、今でも伝染病が流行るこうした国々では、殺菌作用の強いミント類は、つねに確かな予防策を保証してくれる存在です。すでにご紹介したように、ミント類はペストから身を守ってくれるということで、「四人の盗賊のビネガー」の成分の一つでした。暑い国で、外用にも内用にもミント類を愛用しているのは、単なる気休めのためでも清涼感のためでもなく（もちろん、無視しがたい特質ではありますが）、庶民の知恵なのです。

世界中で、ミント類は多様に利用されています。アラブ人はお茶と結びつけていますが、アジア人はサラダや生春巻きに生葉を入れ、アメリカ人はお気に入りのカクテルに入れ、イギリス人はソースポットにミント類のみじん切りを入れ、フランス人はハーブティーとして楽しみます。もし生のミント類が手に入るのでしたら、タラゴンの代わりに使ってみてください。おいしいですよ。

ハーブティー用に一般的に市販されているドライミントは、イギリス原産の園芸品種で、香りの強い「ペパーミント」と呼ばれる品種です。「スペアミント」「オランダハッカ」、野生種で非常に香りの強い「ペニーロイヤル」など、ほかの品種もあります。それぞれ度合いは違っても特性は同じです。野原で開花前のミント類を大量に摘んで乾燥させ、さまざまに活用できます。手始めに台所に飾れば、香りかぐわしく、虫よけにもなります。

ただおいしい、ということで普段飲んでいるミントティーには、知られていない多くの効能があるのです。基本的なものだけご紹介しましょう。第一は、殺菌作用でしょう。消化も助けます。内臓を循環することで、胃、肝臓、脾臓、そして腸の働きを調整してくれると同時に、空気嚥下症、胃けいれん、嘔吐、肝臓疾患、寄生虫、腹痛と闘ってくれます。

吐き気を催しやすい人は、船や車や飛行機に酔わないように、旅行にはミント類の飴《あめ》をつねに携行するといいでしょう。

ミント類は心臓と神経系統の働きを刺激するので、めまいにはミント酒を一滴角砂糖に垂らして与えます。こうしたトニック効果があるので、頭を使う人にもミント類の飲み物はお勧めです。暑い国では、ミントティーは活を入れてくれるものです。

ですから、ミント類は、お茶でもほかの摂り方でも、朝か昼間にお勧めします。就寝前のミント類は、軽い不眠症を引き起こしかねません。ただし、眠りを妨げることなく食後の消化を促したいということでしたら、反対にたいへん鎮静効果のあるボダイジュと混ぜるといいでしょう。こうして熱いボダイジュ＆ミントティーを飲むことで、ミント類の消化作用を損なわずに、ボダイジュが興奮作用を中和してくれます。ハーブティーの錬金術は、類のない芸術です！　グルメはやはり、非常に消化に良いミント類のクリームのほうを好むかもしれませんね。

シロップ、リキュール、飴、トローチ、歯磨き、軟膏、水薬などミント類をベースにしたいろいろな製品が市販されています。呼吸器に働く殺菌作用のおかげで、ミント類は、さまざまな薬品の成分になっています。ミント類に含まれるメントールは、このように強力な殺菌作用がありますから、市販されているメントール入りの製品は信頼に値します。しかしながら、もし急に風邪を引いて薬箱に何も見つからないようなときは、乾燥させたミント類を一つまみ煎じて飲みますが、飲む前にまず吸入をお忘れなく。湯気の出るカップの上に鼻を突きだして、頭にタオルをかぶり、ミント類の蒸気を吸いこみます。

外用では、ミント類は麻酔作用があります。子どもたちは、ときどきミント類の飴をなめながら空気を一気に吸いこんで遊びます。冷たい空気を吸いこんだような印象を受けますが、一瞬鼻粘膜が局部麻酔を受けたように感覚を失いますね。こうしたミント類の鎮痛作用を利用しない手はありません。歯痛には、ミント酒を一滴患部に垂らすと楽になります。頭痛を和らげるには、ミント類の煎剤（ミント類一つかみを十分間煮出す）を浸したガーゼを当てるのが効果的です。エッセンスの濃度がもっと高いミント軟膏がない場合には、リウマチの痛みもこうして和らげることができます。産後も、熱湯で柔らかくした新鮮なミント類のハップ剤を直接胸に当てると、母乳の詰まりを解消してくれます。

さて、最後の効能です。だからといってほかより劣るというわけではありませんが、ミント類には、強力な催淫作用があるとされています。確かに事実です。ミント類は、女性同様、男性の性機能を調整します。ミント類の官能的な香りによるものなのかどうかわかりませんが、いつの世も媚薬の成分として使われてきました。千夜一夜物語の宮殿の夜に立ちこめるミント類の香り（こと、ハーブに関しては、私は鋭い嗅覚《きゅうかく》をもっています）が染みこんだうっとりするような匂いに誘われて、アラブの首長や高官は、ある種芸術のように考えられていた薬用植物療法の申し子だったのだろうと、物語を旅するあいだ思いを馳せずにいられません。

イラクサ

どうして、もう気に入らなくなったものをイラクサの茂みに捨てるのでしょうか？　私なら、むしろ好きな人たちをイラクサの茂みに向かって放り投げるでしょう。ほかの人には雑草でも、私の目には、イラクサは優れたハーブの一つで、たいへん重要視しています。農家には壁際や生け垣の根元に生えているイラクサを抜かないように頼み、イラクサ以外は何も育たないような沼地のそばとか水が腐ったような荒れ地などイラクサがはびこる場所にハーブ採取人を送りこんで、大袋いっぱいに摘んでもらいます。

家にイラクサはありません、とは言わせません。子どものころ、よくふくらはぎを刺されて、誰でも知っているはずです。手袋をはめて摘めばいいのですから、刺すからといって避けるのは言い訳になりません。植物には優しく接していた父は、素手でも下からつかむことで手なづけていました。こんな風にどう植物を扱ったらいいのか、そしてどうやって友達になるのかを教えてくれたことに感謝しています。

野原の散策にしても日曜日のピクニックにしても、植物図鑑を持ち合わせず、たった一種類の植物しか持ち帰れないとしたら、それはイラクサです。

イラクサに身を投げるという勇敢な行為は、体のためになるのです。ストイックさを示したという精神的喜びのほかに、イラクサの刺し傷は、血液の流れを良くします。田舎で子どもたちが泡のようにぶつぶつ膨れたふくらはぎに泣きべそをかいていたら、「むしろ喜ぶんだな。これでリウマチにならないぞ」と言って慰めてあげてください。

マッサージよろしくイラクサに率先して身を投じる大人も実際にいるのですよね。前にも紹介しましたが、女性の尻を追いかけまわし、百歳まで生きたガスコーニュの古い友人は、マッサージ用の厚手の手袋でこするかのように、イラクサの中で転げまわっていました。そういえば、こうした野性的な治療方法をほのめかしている古代の文献があります。ペトロニウス（古代ローマの政治家、作家。当時の腐敗した風俗を小説『サチュリコン』に描いた）は、女神官が、男性に精力を取り戻させようと、「雪より冷たくなった年寄りの臍の下、腎臓、尻」をイラクサの束で叩いたという記述を残しています。

基本は同じで、ラブレーも、「情熱的な尻を本当に獲得したいなら、尻をエリンギウム（この草もとげがあって、アザミにより近い）でこすればいい」と勧めています。また、イラクサで叩いて、はしかや猩紅熱《しょうこうねつ》のような発疹性の熱を外に出す習慣があったとも言われています。

オヴィディウス（古代ローマの詩人。神話に取材した『転身物語』などがある）は、彼の著書『恋の歌』の中で作り方を明らかにしている媚薬の中にイラクサの種を一つまみ入れていました。飲み物に少々の「とげとげしさ」を加えるのは、何か象徴的なことなのでしょうか？

私自身は、リウマチにかかった老犬の手当にイラクサをいつも使っています。私の家では、動物は老衰で死にます。私のそばでいつも暮らしていた動物が年老いたからと言って、手放したり始末したりすることができないだけではなく、加齢や身体的障害を理由に飼い主に見捨てられる動物をあちこちで引き取っている始末です。

そんなわけで、私の家は少しずつ老犬の養老院になってしまい、人間を手当するように犬の手当をするようになっていったのです。老犬のために藪《やぶ》を漕いでイラクサを採りにいき、道すがらクサノオウを摘んで、菜園では大きなキャベツを収穫します。全部をみじん切りにしたあと、二、三日雨水に浸します。父がやっていたように、雨どいの下に桶を置いて雨水を溜めます。収穫期にブドウを運ぶ握りつきのあの木製桶です。この冷浸剤で、老犬の痛みのあるところをさすってあげるのです。こうして手当してあげることで、あと数年は生きながらえることができます。

ですから、幸いにももし庭にイラクサがあるのでしたら、除草剤で退治するなんてことはしないでください。入念に水をあげてください。イラクサというのは、庭のほかのか弱い植物たちを元気にしてくれる存在なのだということを覚えておいてください。植物間の相互扶助に関する研究をしたフェイファー教授によれば、香草や薬草のそばにイラクサを植えることによって、こうした植物の効能を含むエッセンスの含有量を上げることができるのだそうです。

さらに、庭の一画に新鮮なイラクサがあることで、食卓にもおいしい料理を運んでくれます。イラクサスープ、イラクサのホワイトソース和えなどなど。ホウレンソウや加熱したレタスの代わりになり、ミネラルの豊富さで立派に代役を果たしてくれます。緑黄色野菜として利尿作用と強い浄化作用があります。(加熱するととげとげしさはなくなり、反対に胃にはベルベットのように優しくなります)

イラクサのハーブティーも、リウマチの痛みを和らげてくれます。私の老犬には、外用を補う意味でハーブティーも与えます。犬にいいものは人間にもいいに決まっています(その逆もそうですが)。お茶として、イラクサは血液に働きかけ、出血、生理時の大量出血、痔による出血、鼻血を止めます。扁桃腺炎のときにはうがい薬として、さらにコットンにつけて、アトピー、ニキビ、ヘルペスなどの皮膚疾患の手当にも使えます。私が作っている美容クリームの中には、イラクサが入っているものもあります。美しくなった女性は、あのいまいましいイラクサの力を借りるなんて、と言って私を非難することもないでしょう。

クサノオウ

さてここで菜園を出て、一緒に野原に出かけましょう。私のお守りとも言えるクサノオウをご紹介します。

「ハーブの中で最も優れたものだ」と父は言っていました。あるいは、最も残酷だとも。言い伝えによれば、死に瀕した者を泣かせ、回復の途上にある者を歌わせるそうです。

鮮やかな黄色い花をつけ、オレンジ色の苦い汁を出す質素な植物ですが、「ツバメ草」とか「牡ヤギ草」とか「いぼ草」などいろいろなあだ名がついています。しかし油断大敵、絶対食べてはいけません。

ある日、患者さんの一人から手紙をもらいました。私が彼に送った煎剤を一缶お茶として飲んで、いたって元気になったということでした。実は、この煎剤は、私が広く実践しているやり方に従って、足浴とか手浴など外用に作ったものでした。苦労して詳細な使用方法まで送ってあげたのに、読まなかったのでしょう。私は、驚いて気を失いそうになりました。煎剤には、大量に摂取すると死に至る毒と化すクサノオウが含まれていたのです。この患者さんは、ほかは病に苦しんでいても胃だけは極めて丈夫だったようです。

クサノオウは砂利を好むので納屋の壁沿いに何株か植えましたが、馬もロバもガチョウも決して触れようとしません。よけて通るのです。動物たちはこの植物が危険だということを知っているのです。ハーブの大家（まあこう呼ぶことができたとして）の方々には、クサノオウは、ごく控えめに、しかも慎重に利用されることをお勧めします。

クサノオウの危険についてお話ししたあとで、成功例についても見てみましょう。あらゆる有毒植物の例にもれず、この植物も古代人を引きつけ、多くの伝説を残しています。黄金色の花ゆえに、錬金術師たちは、「賢者の石」（錬金術師たちの探し求めた物質。卑金属を金に変えたり、人を若返らせたりする力をもつとされた）を作り出す草と思ったほどです！　クサオノウのフランス語名「ケリドワーヌ」という名前はそこから来ています。つまり、「天の恵み」という意味です。

ペストを制覇し、盲人に視力を取り戻させたに違いありません。後者の効能ゆえに、「ツバメ草」というあだ名がついたのです。というのは、母ツバメは、光を与えるために、生まれたばかりの雛《ひな》の目にクサノオウの汁を一滴さすと言われているのです。実際、クサノオウの汁は水に溶かして洗眼剤として利用され、結膜炎によく効きます。

茎を切って汁を出し、いぼに直接つけ二～三回続けると、いぼが消えることから、「いぼ草」とも呼ばれています。クサノオウのこうした毒を含んだ汁は、魚の目やたこもやっつけます。

すでに説明しましたが、かつては非常に尊重されていた「象徴薬学」に従って機械的に考えれば、この黄色く苦い汁は、黄疸やあらゆる肝臓と脾臓の疾患に効くはずです。こうした理論を一般化するのは大胆すぎますが、クサノオウの場合は当たっています。確かに、黄疸と肝臓疾患を治療することができます。便通を良くし利尿作用もあるので、便秘や腎結石にも効力を発揮してくれます。さらに、催眠性もあるので胃けいれんを鎮めます。

クサノオウのハーブティーは、ほとんどホメオパシー的微量で使うファンもいますが、私は外用に利用することを勧め、特に私の患者さんには使用方法をよく読むようにお願いしています。

サラダバーネット

古代人は、大いに活用していたようです。血液と仲良しの植物で、そこから「サンギソルブ」〔サン＝血液〕とも呼ばれています。

湿っていて肥沃《ひよく》な土壌であれば、野原で野生の状態で生育します。タンポポを摘むようにサラダバーネットもたくさん摘んで、生でサラダにするか、加熱して食べてみてください。野菜代わりになる野草です。

乾燥させてハーブティー用に保存したいということでしたら、（特に春と秋に）汁に効能がたっぷりあるあの長い根も一緒に採取します。根は薄切りにしてから乾かします。

サラダバーネットは、鼻血、血尿、（月経期以外の）子宮出血など、あらゆる出血を止める収斂作用がある植物です。この収斂作用は腸にも働き、下痢や赤痢を止めます。

サラダバーネットのハーブティーは、こうした救急の場合の応急手当になります。もっと効能を高めたいということであれば、煎剤（根も含めてサラダバーネット一握りを一リットルの水で十分間煮出す）にして、一日数回飲んでもいいでしょう。

煎剤で浣腸すると、下痢を止めることもできます。

ラベンダー

母のリネンだんすは、いつもラベンダーの香りがしていました。アイロンのきいた敷布と掛布のあいだにラベンダーをはさんでしまっていたものです。広げた厚手の敷布にも掛布にもラベンダーの香りが染みついていました。私にとって、ラベンダーは、蝋を引いた古いたんすに眠る我が家の清潔なリネンと結びついているのです。

虫よけに洋服だんすの中にラベンダーの束をぶら下げてもいました。虫を遠ざけるというのは本当です。

ギャヴァレの森には、ラベンダーはほとんど生えていませんでした（プロヴァンスにはいたるところに生えているのですがね）。しかし、父は、十里四方どこにどんなハーブの群落があるかちゃんと知っていました。ある日、飼い犬のミスが蛇に咬まれたとき、父は一キロ先のある場所まで走っていきました。そこは、その地方では唯一ラベンダーが密生している場所だったのです。息を切らしながら戻ってきた父は、ミスの傷口をラベンダーの花でこすりました。心配でしかたがなかったので一晩中ミスに付き添った私は、ミスの体が熱で引きつけを起こすたびに、彼女を失ったらどうしようと震えていました。翌朝ミスは回復の兆しを見せ、ようやく安心しました。今さらながら、私の目には奇跡と映ることを父はやってのけたのです。

後々、オート＝プロヴァンスのハンターたちが、蛇に咬まれた彼らの猟犬の体をラベンダーの束でこすっている場面に出くわすことになりました。この植物の蛇の解毒作用は周知の事実なのです。

同じように、ラベンダーは、化膿した傷、アトピー、ニキビ、火傷などの消毒に使うことができます。エッセンスやラベンダーアルコールが市販されています。百グラムのラベンダーの花を九十度のアルコール五百ccに数日漬けると、家庭でもラベンダーアルコールを作ることができますよ。

一リットルのお湯で一握りのラベンダーの花を十分間煮出して煎剤を作ることもできます。こうしてできた殺菌効果のあるラベンダー水は、ガーゼに染みこませて傷口や火傷に当てたり、注入によって性病を抑えたりすることもできます。

ミント類同様ラベンダーの強い香りは、ぼおっとしているときやめまいにも効果的です。脳を刺激するので、ときどき額やこめかみをラベンダーアルコールでふくと、失神を避けられます。さらに、ラベンダーアルコールで背中や胸をマッサージすると、呼吸器系のうっ血を取り除くので、たちの悪い咳や百日咳を鎮めてくれます。

同じ理由から夜の風呂にラベンダーの束を入れて入ると沈静と殺菌効果が同時に発揮されます。そんなわけで、ラベンダー風呂は、イライラしているときや、冬の夜の風邪やインフルエンザにもお勧めです。

吸入薬にラベンダーを一つまみ入れると、呼吸器の殺菌になるので、喉や気管支の手当を補ってくれます。うがいに使えば、ラベンダーは喉の殺菌になるばかりか、患っている神経や筋緊張を和らげるので、口のこわばりや舌の麻痺、それにどもりまで解決できます。

茶さじ一杯のラベンダーの花に熱湯を注いでお茶にして、一日に二、三回に分けて飲んでもいいです。このハーブティーは非常に鎮静作用があり、催眠剤になるほどです。ですから、利用は慎重に。頑固な頭痛、神経痛、インフルエンザ、気管支炎、ぜんそく、百日咳には、ラベンダーのハーブティーが大いに助けとなります。

こんな風に用途はたくさんありますので、ぜひ庭にラベンダーを数株植えましょう。青紫の小さな花は、香りに劣らず美しく、暑い地方でもよく生育します。さもなくば、都会のデパートの前で、いい香りが漂ってくる背負いかごをしょって、鐘をつけたロバを見かけたら、立ち止まってみてください。ラベンダーの小袋がぎっしり詰まっていることでしょう。いくつか買い求めてたんすに入れて、香りを楽しみましょう。急なときには、リネンのあいだにはさんだ束を取り出して、身体をこすり応急手当もできますよ。

ギョウギシバ

畑に行ってギョウギシバを失敬したら、農家の人に喜ばれるでしょう。はびこってからみつくこの草は、栽培農家にとってガン的存在です。しかし、こうしたからみつく植物は、健康の証でもあるのです。こうした植物も生きることに執着しているからです。「這《は》い麦」とも呼ばれるギョウギシバは、四方八方に根をはびこらせます。いちばん薬効があるのは、根あるいは根茎の部分です。春に根を掘り起こして、洗い、輪切りにして乾燥させます（生のまま使うともっといいですが）。

繊維質に富む長い根は、ほうきの穂にもよく使われます。ただなんといっても、私たちの腸の中で、「一掃」という意味で本領を発揮してくれます。ギョウギシバは、利尿作用と強力な浄化作用があるので、春の大掃除になるでしょう。

根は少々固いので、浸剤よりも煎剤のほうが汁がよく出ます。（生でも乾燥したものでも充分つぶしてから）十分間煮出して、有効成分を最大限に取り出します。この方法は、あらゆる固い草や根に適用できます。

昔、フルーランスで自動車修理工場を経営していた男性が、膀胱結石のために父を訪ねてきたのを覚えています。痛みに七転八倒していたのが、印象に残っています。父は、すぐにギョウギシバとミント類のハーブティーを飲ませました。家には、常に何かしらのハーブがあったのです。草の束と同じように根の束が天井からぶら下がっていました。しばらくすると、結石は出て痛みは和らぎました。私と学校が同じだったこの人の子どもは、お父さんはそれから毎日忠実にギョウギシバとミント類のお茶を飲みつづけている、と話してくれました。しかも、それが何年も続いたのです。

ギョウギシバの浸剤や煎剤にはカンゾウかレモンの皮を加えると、味が良くなります。

そういうわけで、黄疸、胆石、膀胱潰瘍《かいよう》、腎疝痛《じんせんつう》などの肝臓や膀胱の疾患にはこの飲み物をお勧めします。セルライトや痛風、あらゆるむくみにも効果的です。

犬や猫が野原に下剤を摂りにいくのを見たことがありますか？　正確にはギョウギシバの茎を選んで、鋭い歯でかじります。汁がもっと豊富なのは根ですが、根には届かないので。しかし、私たち人間は違う手段を講じることができるのですから、タンポポのようにギョウギシバも根を食べましょう。どちらも、夜あなたを寝床から駆け足で引きずり出す力をもっています。

アイビー

付着根を全部使ってしがみつくことから、アイビーは、友情や愛のシンボルになりました。古代人は、絡み合うアイビーに恋人たちの永遠の愛を見ていました。

ほかの樹木が枝葉を落としても、常緑で厚く茂るアイビーの葉は悪天候のときの避難所になることを、野鳥たちはずっと前から知っていて、壁や木や石を伝うアイビーの「防水カバー」の下に巣を作るのです。安心できるアイビーの温もりの中で暮らしながら、アイビーがあらゆるものの資源になってくれることも知っているのです。真冬に餌《えさ》がなくなると、モリバトのようにアイビーの青い実を食べにくる野鳥もいますし、春まで待って、まだ自然界ではほかのものは何も熟していないときに、多汁質で熟したアイビーの実を堪能するのです。蜜蜂《みつばち》は、蜜の多いアイビーの緑色の花に目をつけ、喜んで蜜を集めにきます。

反対に、哺乳類は、アイビーをそれほど利用しません。何でも食べる羊やヤギは進んでアイビーを食《は》むことはあっても、飼われているウサギや犬はあまり近づこうとしません。アイビーの有毒成分であるヘデリンを消化しにくいようです。一方、牛に関しては、かつては迫っている出産を容易にするために、薬としてアイビー一抱えを牝牛に与えていました。

さて、人間はアイビーに対してどんな反応を示すのでしょうか？　いちばん近い友である犬のように、警戒したほうがいいでしょう。ひ弱な動物である私たちにとって、アイビーの実は率直に言って有毒です。子どもたちには、口に入れないように言いましょう。その代わりに、適量の葉は、大いに役立ちます。

薄め（一リットルあたり一つまみ）のアイビーの葉のハーブティーは、呼吸器系疾患に極めて有効です。咳を抑え、去痰《きょたん》を促進します。ハーブティーには、葉が小さく丸い形をしていることから、よく父が「ロンドレット（＝円い葉の草）」と呼んでいたカキドオシを採取することをお勧めします。野原にはどこでもあります。湿った土壌を這い、日向を好み、春に花をつけます。春に茎の先端を摘んで、冬に備えてあらゆる肺疾患に効果的なハーブティー用に乾燥させることもできます。

こうしたアイビーの特性をふまえて、咳や百日咳にたいへんよく効くアイビーをベースにしたシロップを開発した薬理研究所もあります。フランス南西部では、昔、百日咳の発作を鎮めるのに、古いアイビーの節くれた幹を削って作る筒に仕込んだワインを飲ませていました。アイビーの木質部が、ワインにその効能を伝えていたのです。

さらに、苦いハーブの例にもれず、アイビーは胃を刺激し消化を助け、利尿作用もあります。しかし、なんといっても外用として、アイビーは例外的な特性を発揮します。セルライトの核をほぐし、溶かすのです。セルライト用のクリームの多くにアイビーが入っているゆえんです。そのために、私自身もアイビーは大量に使います。私の「ハーブの店」では、乾燥したアイビーが所狭しと棚を占領しています。私のハーブ採取人は、四方八方にあるカキドオシとアイビーをくまなく採取します。一年中あるので、私の家の常連の泊まり客です。クリームだけでなく、入浴剤用の煎剤も作ります。

細かく刻んだアイビーの葉でハップ剤を作って、セルライトが密集している箇所に直接貼りつけることもできます。あるいは、葉を十分間ほど鍋で煮出した煎剤をガーゼに浸して、「オレンジの皮」のようになった皮膚に当ててもいいでしょう。利尿作用のあるハーブティーも同時に飲めば、その部分はすぐに柔らかくなり緩んで毒素が出て、セルライトは溶けてしまいます。

昔、詩人たちの額に巻かれたアイビーは、今日では、女性の肉付きの良い部分を覆うことのほうが多いようです。進歩とはこんな風に成果に向かって進むものです。だからといって、美とは無関係になったわけではありません。脚線美は、ソネットと同じくらい感動させてくれるのではないでしょうか?

ウスベニアオイ/ウスベニタチアオイ

苦い花もあれば、残酷な花もあるように、優しい花もあります。ウスベニアオイとウスベニタチアオイは、穏やかなハーブの中に入ります。慎み深い花は、繊細なハーフモーニングカラーです。自然界では悲しい色ではなく春の約束をいっぱい込めた私の好きな色です。

ウスベニアオイとウスベニタチアオイは、何世紀ものあいだ、鎮咳作用があることで知られている「四種類の花のハーブティー」の成分の一つです。実際は、四種類ではなくムーサ〔ギリシャ神話で芸術と文芸の女神たち〕のように七種類ですが。ウスベニアオイ、ウスベニタチアオイ、ニオイスミレ、ヒナゲシ、ビロードモウズイカ、フキタンポポ、エゾノチチコグサです。画家や詩人にインスピレーションを与えるようなきれいな草原の花束ができそうな顔ぶれです。これらは、すべて鎮静作用があるものです。

ウスベニアオイとウスベニタチアオイは、緩和性があるので、腫れた筋肉組織を柔らかくしてくれます。ハーブティーとしてもうがい薬としても、ウスベニアオイとウスベニタチアオイの花と葉は喉の痛みを和らげてくれます。ウスベニタチアオイの木質の根は、歯が生えはじめるころの歯茎の腫れを鎮めるために噛むようにと、かつて幼児に与えていました。キューブ状になったウスベニタチアオイは、鎮咳剤として市販されています。

ウスベニタチアオイの栽培は容易で、ロマンチックガーデンにも、僧院の庭風にも、同じ科に属する背の高いタチアオイの足元にも似合います。

夏に花、春に葉、秋に根を採取しましょう。乾いた根はタワシでこする程度にし、洗わないように。洗うと粘液を落としかねないのでもったいないのです。このゼラチン質の部分にすべての薬効が含まれているからです。ただ、根を使うのは、中身がもっと濃くなるように翌年まで待ちましょう。

ウスベニアオイは、野草として野原にたくさん生えています。昔は、スープの材料としてウスベニアオイの葉を採りにいき、大きなかごいっぱいに摘んで、鍋にたっぷり入れて火にかけたものです。とてもまろやかなスープになり、年寄りや子どもに最適でした。温野菜としてあるいはホウレンソウのように調理して、肉料理と一緒に食べていました。ときには、ボリジ、ナズナ、ハコベ、オオバコのような柔らかく、胃腸に優しいハーブと混ぜて使うこともありました。

ウスベニアオイやウスベニタチアオイなど、穏やかなハーブは、女性にいいものです。ポタージュやハーブティーとして摂取すれば、顔色もボディラインも台無しにする頑固な便秘の解消になります。座浴や注入によって、女性のデリケートな部分の炎症を抑えてくれます。ウスベニアオイあるいはウスベニタチアオイの浸剤にガーゼを浸して顔に当ててみてください。赤斑や肌荒れを解消しますよ。口をすすげば、アフタもかないません。

ウスベニタチアオイの学名「アルタイア・オフイシナリス」の語源は、ラテン語で「アルタイア＝

ジュ・スラージュ（＝楽にする）」という意味で、まさにピッタリです。

ヒナゲシ

阿片の材料になるケシの近縁で、ケシのように麻酔作用があります。ただ、ヤグルマギクと一緒に麦畑を彩るヒナゲシは、有毒の親類ケシよりずっと危険度は低いので大丈夫です。若者のあいだにあまりにも甚大な被害をもたらしている麻薬を勧めるわけがありません。

その辺の野原に咲くヒナゲシは、ごく微量ですがモルフィンを含んでいて、鎮静剤になりますが、睡眠剤ではありません。繊細なので取り扱いに注意しながら、春に花びらを摘んで、大きな紙の上に敷いて風通しの良いところで乾燥させて広口瓶に入れて保存します。

偏見から一〇〇％ヒナゲシのハーブティーでは心配という方は、セイヨウボダイジュや、前掲の「四種類の花のハーブティー」にヒナゲシの花びらを二、三枚だけ入れてみてください。扁桃腺炎、気管支炎、百日咳、ぜんそく、不眠などには、とてもありがたい鎮静作用のあるお茶になります。

ナズナ

「牧師の巾着」「羊飼いの巾着」「カプチン会修道僧の巾着」「ユダの巾着」とも呼ばれたり、ただ単に「小さな巾着」と呼ばれています。全部、三角形で平たい種の形が巾着、つまり羊飼いやカプチン修道会の修道僧が持っていた巾着に似ていることから付けられた名前です。

ナズナは、温帯地方で一年中生育する野生のクレソンの仲間です。根以外の全草採取することができ、乾燥させて使うことができますが、いちばん良いのは生のままお茶にしたり、ハーブジュースにしたりして飲みます。

血液に関係する疾患全般にすばらしい働きをしてくれる植物です。喀血、鼻血、出血全般を止めてくれます。思春期の少女や更年期の彼女たちの母親に起こり得る月経過多を調整してくれます。血友病患者にとっても、あの命取りになりうる弱点が一時的にでも鎮静されます。うっ血している患部に直接ハップ剤として貼ることで、静脈瘤や痔も楽になります。

応急手当用に、箱の中に乾燥させた何種類かの収斂作用のあるハーブを常備しておくといいでしょう。

バラ

私の大好きなバラの話をするときは、つい熱くなります。愛する女性にはあらゆる徳を見いだしますからね。バラがあまりにも好きなので、公平ではいられません。情熱の花、血の色、緋色。しかし、花びらの繊細さとビロードのような質感は、女性の頬《ほお》の柔らかさと口づけを思わせます。それゆえに、小説、文学は全般にわたってバラに魅了されたのだと思います。

ここで現実に戻りましょう。ポエジーはさておいて、バラに何を期待できるでしょう？　バラを讃え、香りを嗅ぎ、目や手で愛でる以外に、食べられるのですよ。それはバラへの冒涜ですか？　ヤギは我慢しませんが。

バラジャム、バラのびん詰、バラのターキッシュディライト（ハチミツ、小麦粉などで作る長方形のアラブの砂糖菓子）、バラ蜜、バラのバターミルク、バラシロップなどのレシピだってありますしね。ローズウォーター、ローズオイル、ローズビネガーなどは言わずもがな。

歌に歌われ、ほかのあらゆる形態で表現されているように、「大切なのは、それがバラだってこと」。アラブ人はバラジャムが大好きで、レジャンス様式（十八世紀、オルレアン公の摂政時代の装飾様式）下にあったフランス国民は、肉料理やソースにローズウォーターをかけていたそうです。それなのに、現代では、バラといえば香水しか知りません。非常に残念です。

バラ、特にプロヴァン（フランス北部にある、セーヌ＝エ＝マルヌ県プロヴァン郡の郡庁所在地）の赤いバラには、収斂作用とトニック作用があり、下痢や赤痢にはすばらしい薬になります。腸にとっては厳しい環境にある暑い国で愛用されているゆえんです。白帯下《はくたいげ》（下り物）、扁桃腺炎、歯肉炎にも使えます。内用にも外用にも使えますが、さてどうやって？

あなたの庭が台無しになるのは不本意ですし、バラが切られるのを見るのは私自身が耐えられません。パリ近郊のフシュロールにしろジェール県にしろとにかく私の庭では、バラを切る代わりに、咲きすぎないうちに花びらをむしります。ビロードのような花びらは、お茶にしたり、生のまま使ったりすることができます。簡単なバラペーストの作り方をご紹介しましょう。

バラの花びらをその三倍の量の砂糖と一緒につぶし、ハチミツのようにとろりとさせるためにローズウォーターを少量加えて作ります。このバラの花びらペーストはパンやビスケットにつけて食べられます。子どものおやつにもいいですよ。

ソフィーおばあちゃんは、バラジャムを辛抱強く作っていました。しかし贅沢品《ぜいたくひん》だったため、私には日曜日の朝のパンにつけて食べることしか許されていませんでした。ある日、祖母は、第一次世界大戦前、ギャヴァレ地方で大規模演習を指揮した確かポーという名前の将校に、私の父がバラジャムをあげたという話をしてくれました。その将校は、祖母によれば「胸が張り裂けるような」咳をしていたのに、我が家のバラジャムが彼の咳を和らげたのだそうです。長いこと、私はこの将校を恨みました。我が家でこのバラジャムがあれほど貴重品で、あれほどつましくしか与えられなかったのは、彼のせいだと思ったのです。彼が食べ過ぎたから、もうあまり残っていなかったんだ、と思ったのです。彼さえいなかったら、きっと私は毎日食べられたのに、と。

バラの花びらはハーブティーにして飲んでもいいですし、ほかのハーブティーにローズウォーター(市販されています)を数滴垂らしてもいいでしょう。腸の軽い炎症でしたら、収斂効果をもたらしてくれます。

私は、リウマチの痛みを和らげるのにもバラを使います。一握りのバラを風呂に入れてもいいでしょう。自分でこうした治療法を見つけた、あるとても裕福な実業家で粋な男性に会ったことがあります。ただ楽しみのために庭のバラの花びらを一抱え風呂に入れていたそうです(よく新郎新婦のベッドにまき散らしていたように)が、そのうちリウマチの状態が良くなっていることに気がついたそうです。その話をしてくれたその男性に、それはよく知られたバラの特性の一つなのだと説明したものです。

ローズビネガー(一つまみの生のバラの花びらを酢に漬けて作る)でマッサージすると、肌を浄化し、傷の消毒になり、痛みを和らげます。

庭と同じくらいあなたの生活がバラの花びらで埋まりますように。家の中に、ジャム棚に、化粧台に、バラが置かれますように。それは、健康と美容を約束するものです。

ニオイスミレ

父は、ニオイスミレの香りがしていました。お気に入りの香水だったのです。心をこめて自分で作っていました。ただし、父の前には有名な先駆者たちがいました。神の鍛冶屋であるウルカヌス〔ローマ神話で火と鍛冶の神〕は、ある日ニオイスミレの香りを漂わせてヴィーナスのもとに赴き、女神の軽蔑的な態度を制し、口づけを勝ち取ったのだそうです。

ニオイスミレの口づけは、なんとも柔らかいからです。咳や失声を鎮める力があります。寒さやばい菌から大切なのどを守りたいと診察にくる歌手には、いつもニオイスミレを処方しました。私の故郷から遠くないトゥールーズの特産品である、甘い砂糖漬けのニオイスミレを自慢しているのは、狭い愛郷心からではありません。昔は、ニオイスミレでおいしい砂糖菓子、ジャム、花のペースト、プラリーヌ〔糖衣アーモンド。こんがり焼いたアーモンドにカラメル状の砂糖をからめたボンボン〕、そして冬のためにどの家庭でも保存食としてシロップを作っていたものでした。それでは、レシピをご紹介します。

新鮮なニオイスミレの花、五百グラムをつぶします。大きな器に入れ、熱湯を二リットル加えて、ストーブやラジエータのような冷めない場所で半日置きます。この浸剤を濾《こ》して砂糖を二キロ足します。一～二時間湯煎にかけて煮詰め、瓶詰にします。

こうしてできたニオイスミレシロップは、うがい薬にしたり、お湯に茶さじ一～二杯入れてハーブティーとして飲んだりもできます。扁桃腺炎、風邪、気管支炎、百日咳、ぜんそくを治療するいちばんソフトなやり方です。同じ目的のために、一カップあたり一ダースほどの花を入れてハーブティーにして飲んでもいいでしょう。

ニオイスミレの葉は、軽い下剤になります。春に花を摘む前に摘んだ葉を乾燥させます。ニオイスミレの花と葉をミックスしたハーブティーは、二つの部位の効能をミックスして、呼吸器系と消化器系の両方を調節する働きがあります。

さて根ですが、さらに強い効能があり、浄化作用が強いと同時に催吐性があります。消化不良や食中毒の場合には、ニオイスミレの根の煎剤を飲むと、胃をふさいでいる重苦しさからすぐ解放されてすっきりします。砕いたニオイスミレの根十五グラムを十分間煮出すだけで煎剤が作れます。

キンレンカ

性欲を高めると言われていましたので、「愛の花」とも呼ばれていました。こうした思いこみから、ペルー原産のこの「血を騒がせる」花に手向けられた詩は多く、レシピもたくさんあります。

葉はスープ（ジャガイモと一緒に）に入れて、花はサラダに入れると飾りにもなり、蕾《つぼみ》はケーパーのように酢漬けにできます。根だけは使い道がありません。キンレンカのピリッとした辛みが味わい深く、食欲をそそります。それが、ほかの喜びへの前触れとなるのでしょうか！

硫黄分に富むので、キンレンカは年寄りに元気を取り戻させるのに最適です。さらに、軽い下剤にもなるので、食べ物が程よく腸を通過するのに効果的です。

外用としては、キンレンカは、「髪の毛を引きとめる」とも言われていますので、ヘアローションの成分としてもよく使われています。かつて人気のあったローションのレシピを紹介しましょう。キンレンカの葉、ツゲの葉、イラクサそれぞれ百グラムを九十度のアルコール〇・五リットルに二週間漬けます。それを濾して、頭皮のマッサージに使います。頭が薄くなった人が、こうして、キンレンカの「黄金の兜《かぶと》」を取り戻すことができますように！

サンザシ（セイヨウサンザシ）

生け垣としてどこにでも生えています。昔、父は五月の暖かい日に大きなかごいっぱいにサンザシの小さな白い花を摘み、母が注意深く乾かしていたものです。区画整備事業の名のもとに、こうした生き生きとした生け垣が身近な原っぱから消え去るのを見て、決して喜ぶ気にはなれません。生け垣がなくなったら、私の大事なサンザシはどこで見つけたらいいのでしょうか。まさに、サンザシは私の心の友なのです。

サンザシは、不眠、不安症、動悸、高血圧など神経系統や心臓疾患にすばらしい働きをしてくれます。サンザシのハーブティーは、神経質な人に優しく、平和な夜をもたらしてくれます。そのために、口の悪い連中は、サンザシを「ナイトキャップ」とか、恋の欲望への治療薬と言って批判します。これは、いつものごとく、「穏やかなハーブ」に与えられる裏話です。

ハーブ販売店でも買えるサンザシの実にも、同じような鎮静作用があります。ドイツでは、サンザシの実のエキスが、狭心症の治療薬として販売されています。つまり、この植物の薬効が認められているということです。

父はこのかわいい花のゆるぎない効力を信じていたので、サンザシの浸剤を浸したハップ剤やガーゼを直接心臓に当てて動悸を鎮めていました。

ボリジ

「ボリジよ言ってもいいよ。本当のことだから。心を楽にして、陽気にしてくれると」

サレルノ医学校の医学者が書いた詩ですが、薬用植物療法の視点から正しいかどうかは判断しかねます。古代人は、ボリジに憂さを晴らす力があることを認めていました。実のところは、悪性の熱病を鎮めるボリジの働きが、健康と笑顔を取り戻させるのでは、と考えます。

一般的な畑で育てられているこのハーブは、庭で栽培する価値があります。葉はホウレンソウのように食べられ、花はサラダの飾りになります。

はしか、猩紅熱、気管支炎、インフルエンザなどによる高熱やリウマチ熱などの突発性のものの応急手当には、（乾燥させた）花や葉のハーブティーが解熱と発汗を促します。朝食前に小さいコップに少し飲むだけで、腎臓が生まれ変わります。

アキレア

アキレウス〔ギリシャ神話の英雄で、ホメロスの叙事詩『イリアス』の中心人物〕が自分の傷口をふさぐのにこのハーブを使ったために、「アキレア」という名前が付けられました。しかし、ほかにも、「傷の草」

「大工の草」「樵《きこり》の草」「軍人の草」「鼻血草」とも呼ばれていますが、すべて少なからず職業柄けがしやすい人たちに関係しています。

実際、アキレアの汁は、患部につけると出血を止め、傷の回復を促します。アキレアの葉のハーブティーは、同じような収斂作用があり、出血を止め、生理痛を和らげ、痔の痛みを軽減し、内臓のうっ血を緩和します。

草原でよく見かけますので、アキレアも各家庭のハーブ採取の対象として仲間入りすべきだと思います。

ハナウド（の仲間）

昔は、「貧乏人のビール」を作るのに利用されていました。茎が、アルコール飲料の材料に使われていたのです。葉や花をちぎってから茎を収穫し、ゆでて数日置き、発酵させるだけです。ちょっとビールに似た飲み物ができます。

ハナウドの茎は糖分含有量が多く、茎を日干ししてから表面に浮かんでくる液体を一滴一滴採取して、砂糖菓子のように食べます。

葉はスープに加えると立派な野菜になります。ロシアの「ボルシチ」は、実はキャベツやテンサイなどの材料は二次的にすぎない「ハナウドのスープ」なのではないかとも言われています。ハナウドは、ウスベニアオイやボリジのように、皮膚を柔らかくし、胃腸に優しい植物です。

ニンジンの種に似ているこのセリ科の植物の種は、催淫効果抜群とも言われています。お茶にして飲むこともできます。父は、特定の調合の中に入れていて、「幸せのハーブ」としてハナウドを分類していました。

トウモロコシのひげ

私は、トウモロコシは、穂のまわりのひげか「柱頭」しか収穫しません。穂が熟す前、まだ新鮮なうちにトウモロコシのひげはむしったほうがいいでしょう。そして、乾燥させます。

利尿作用という点では、強力に働くと同時に内臓に対して何の副作用もないということで、最も信頼できるものです。ときには治療が数週間にもおよぶ長丁場の慢性疾患にお勧めです。

トウモロコシのひげのハーブティを毎日飲むと、尿閉を解決し、膀胱結石を溶かします。頑固な膀胱炎や腎疝痛も楽にします。そして、リウマチにも良い働きをしてくれるのです。

第6章　病気は警鐘

最良の医者は自然である。
病の四分の三は自然が治してくれる。
しかも、同僚の悪口も言わない。

古代の優れた医学者の一人ガレノスは、このように謙虚さとユーモアを交えて、物事の本質を捉えていました。彼の理論は、今日でも立派に通用します。医者は、希望も治療の手立てもなく絶望的な患者が、一見何の理由もなく回復するのを目の当たりにして驚くことがあります。自然がそこに通りかかったのです。叡智あふれる医者は、彼らの忠実な競争相手を認め、自然の「印」と業績を評価します。

精神疾患でさえ、自然の介入の恩恵に浴することができます。「反精神医学」的新理論によれば、乱暴な治療方法で邪魔しなければ、最も深刻な精神の錯乱でさえ、たいていひとりでに回復するであろう、と言われています。

ただし、自然に託して「なるがままに任せる」という考え方と、惰性力そのものである現状維持的消極的態度とを混同しないように。むしろ、私は、川が海に向かって流れるように自然の流れに身を任せることに賛成です。力の限りあらゆる手段を尽くして支流を再結集しながら、美しい丸石が敷きつめられた川床を運行してより早く、と流れる川のように。

好むと好まざるとにかかわらず起こりうる災難、つまり本章では病、に襲われても、敗北したかのように肩を落としてはいけません。むしろ、滑らかな自然な流れを見極めて、水に飛びこまなければなりません。流れに逆らって泳ぐ人を見たことがありますか？　首尾一貫しない動きにむやみに疲れるだけで、やがておぼれてしまいます。反対に、流れに乗って泳いでいる人を見たことはありますか？　体は水面すれすれに伸び、波に身を任せ、水の推進力の一つひとつを上手に利用してはずみをつけ、持続させます。そして、疲れることなく余力を残して岸に泳ぎ着きます。

私たちの健康も同じことです。人生に点在する試練と警鐘が、生活習慣を見直し、正しい道を見つける絶好の機会になりますように。生命の流れに今一度活力を与えてくれそうなあらゆるものが結集されますように。私たちの腕は川の支流のように、自分にとって良いもの、優しいもの、利益になるあらゆるものを己の身に引き寄せるためにあるのです。身体の糧もさることながら、我が子の口づけのように心の糧もです。

万が一、病が戸口に現れたら、急いで力を結集し、あなたのあらゆる豊かさを束ねて、両手で抱き締めてあげてください。チャンスはすべてあなたの側につけてください。いいベッドはもちろんのこと、面白い本、静かな音楽、枕もとのテーブルにバラの花、もうすでに効能をご存知の熱いハーブティーとさし出してくれる愛情に満ちた手。信頼できる家庭医もお忘れなく。あなたのことをいちばん良く知っていて、友人のように、あなたの手を取って回復の方向に導いてくれることでしょう。最良の医者は最も慎重で、事を急いてあなたの性格に反するようなことはしません。それより、よりトータルで深い回復が訪れるようにあなたを助け、サポートしてくれるでしょう。

私は、いつも医者と一緒に働き、患者さんには、彼らの主治医の許可をもらってくるように言っていました。そうすることでいただいた信用状は、おそらく数百いや数千にもなります。こうした信頼関係は双方向にありました。医者と私が同じ方向に向かって協力することで最良の結果が得られたのです。医学的治療だけでは、患者が病から抜け出すために必要なはずみをつけることができなかったとき、私の控えめかつ補完的な関与によって、患者はハンディを克服することができるのでした。

ただ、幻想は抱いていません。一人では奇跡は起こせません。患者自身と彼の「治りたい」という気持ちが必要です。患者の家族、そして患者が愛する人たちの協力が必要です。患者を診ている医者、医者の経験と知識に裏打ちされた正確な診断が必要です。気高き自然からの希望のメッセージであるハーブの束を抱えて、私は患者さんのもとを訪れます。メッセージは明確であり、計算されたもので、好意に満ちています。私の役割が患者さんをレールの上に戻すことにすぎないとしても、そのことに満足し、それ以上のことは求めません。私の患者さんにアメリカ人の銀行家で、ニューヨークからときどき電話でアドバイスを求めてくる人がいます。頑固なぜんそくを治してくれたと、私に恩義を感じている人です。その彼がカーネギーホールで歌いたい、と言うのです！　そう言われても、カルーソー〔イタリアのオペラ歌手。一八七三〜一九二一年〕に仕立てることは私にはできませんから、彼はがっかりしてしまいました。

医者であろうと薬用植物療法家であろうと、他人の治療のために人生をささげようという人の一番の資質は、己の限界を承知しているということだと思います。人間としてのあり様を謙虚に受け容れる賢明さをもっていた孔子は、「知っていることは知っていると認め、知らないことを知らないと認める。それが真の知識というものだ」と言っています。虚栄心からも臆病さからも罪を犯さないということは、いい医者かどうかの判断基準となります。

私も、同じ基本に徹しています。私がどうすることもできない病人がいたとしたら、そのことを認め、治療は果敢に断ってきました。なんとかしてくれと絶望した病人が診療所を訪れるのを何度見たことでしょう。私が提供できた最良のサービスは、私の無能力さを告白し、何の治療もせず手ぶらで帰すことでした。人道的には難しいことでしたが、まことしやかな約束の言葉でだまして、彼らを裏切ってはいけないということだけはわかっていました。それよりも彼らを助けるには、一刻も早く専門医や外科医のもとに導かなければならなかったのです。

一方、私にとって馴染み深い病気で、確実にポジティブな結果を得られそうな患者さんの場合は、両腕で受け止め、自分のことのように思い、ほかの人には成功したのだからと自分に言い聞かせながら、患者さんを窮地から救い出すのに私の自尊心を全開にしました。もちろん、複雑すぎたり、手遅れだったりで失敗もありました。しかし、リスクを最小限に留めながらの冒険しかしませんでした。数値に対する嫌悪感にもかかわらず道徳的な自己満足から記録していた個人的なデータは、そういう意味で大いに役立ちました。

二十五年間、ガンの治療はいつもお断りしてきました。私の植物に入る余地はなく、私自身も首を突っ込む気にさえならない「無人地帯」の領域だからです。半世紀を経た今日では、現実に裏打ちされた自分なりの哲学に一層こだわるようになっています。今まで現実から多くを学び、耳を傾け、考え、しかも本質的なことは変えずに私の技量の限界を乗り越えてきました。こうして、長いスタンスの解決策を模索しているのです。実は、時間がなくて治療もしなくなったのですが、先の見えないところで気まぐれで頑固な敵と剣を交えざるを得ない数々の裁判にエネルギーを費やしてしまったことも関係しています。それでも、私自身は、より多くの人に満足してもらえるように、さらに有効な方法で人のために役に立とうとする人たちの輪を広げたいと願っています。

今日、大気汚染、水質汚染、食べ物、たばこ、劣悪な衛生環境など、ある種の条件がガンに影響をおよぼすということが知られていますが、私自身は、諸悪の根源を根元から絶つことにエネルギーを注ぐほうが有効だと考えています。根っこのところがわからないと、どのように克服していいかわからないからです。健康とは、いかに丈夫で肥沃《ひよく》、しかも細菌が近づきがたい土壌（＝体質）を作り、維持するかということだと思います。「土壌」という話をいつもするのは、私がガーデナーにすぎないからです。人間の特性は、私にとって庭のようなものです。

ですから、毎朝昨日よりも美しくあれと、私は休むことなく一生種を蒔《ま》き、草取りし、水やりし、熊手をかけ続けます。五十歳になって、庭のアブラムシを毎日一匹一匹取らなくてもすむようになったら、それは庭を信じることができるようになったということです。独りで身を守れるようになるために、長い時間をかけて土壌を作っていくほうが好きです。私の息子たちが成人になったときと同じです。彼らのそばで私が果たす役割は、もう転んだときに起こすことではありません。彼らは、歩き方を学び、道に立ちはだかる落とし穴のよけ方を学んできたのですから。変わらず導きはしますが、きちんと距離を置こうと思います。

私たちは一人ひとり、資源も弱点も含めてそれぞれに固有の土壌である自分の体質と、いかに付き合うかを学ばなければなりません。古代、ヒポクラテス〔西洋医学の祖といわれる古代ギリシャの医学者〕は、人間を気質で分類していました。多血質、神経質、胆汁質、リンパ体質です。確かにおおざっぱな分け方ですが、かなり良識あるとらえ方です。今日では、遺伝、環境、気候などの概念が導入され、気質もずいぶん多様な側面から考慮されるようになりました。それでも、自分自身と調和して生きていくためには、それぞれが自分の健康像を把握しなければならないということに変わりありません。

私の健康に関する助言は、その人全体に向けられるものです。私は病気ではなく、つねに病人を治療してきました。今でも、病気を特定しようとするより、むしろ忍び寄る危険に対して病人が示すいくつかの共通点を指摘することで、危険に対して備えてもらうやり方を取っています。そういった意味で、一般化するのはたいへん難しいので、断言を避けてある程度の柔軟さを残しておきます。患者さん一人ひとりが、受け容れるものは受け容れ、聞き捨てるものは聞き捨てて、自分の足にあった靴を自分で作らなければならないのです。

生涯、慢性疾患だけにかかわってきました。急患については、患者のことを知る暇もなく、長丁場の手当を施す時間もありませんから、私が登場するには遅すぎました。それに反して、多くの慢性疾患の患者さんには、ふたたび生きる喜びを与えることができたと思っています。患者さんも、我慢強く付き合うという点で私を助けてくれました。本章も、こうした私流で進めていきます。急性の関節リウマチで動けなくなった人には、「すぐ医者を呼びなさい」と言うでしょう。しかし、長い付き合いで定期的に戻ってくる忠実なリウマチ持ちの人には、「友よ、よく聞いてください。一緒に内観してみましょう。ここに至るまでの道のりを一歩ずつさかのぼってみましょう」と言います。私の言うことを信じてくれたら、彼は、徐々に痛みが和らいでいくのを実感できます。

一方で、私は、治療薬の調整に細心の注意を払うことをいつも奨励しています。不注意から、足浴用の煎剤《せんざい》を飲んでしまった男性のことは前にも述べました。細心の注意が必要なのに、植物の調整方法をでたらめにまぜこぜにしてしまう人がたくさんいます。そこで、私がよく使う用語の定義を細かく確認していきたいと思います。

植物の有効成分を得るにはいくつかの方法があります。いちばん一般的なのは、「浸剤」です。生あるいは乾燥させた葉や花に熱湯をかけて、植物の汁が充分湯に浸出するように数分ふたをするやり方です。デリケートなハーブ（ミント類、ボダイジュ、バーベインなど）や花（カモミール、ニオイスミレ、オレンジの花など）にいちばんよく使われる方法です。

「煎剤」は、生か乾燥しているかを問わず、固く厚い葉、根、種に適します。数分（十分以上はまれ）煮出すことで結果が得られます。

「冷浸剤」は、冷水あるいは常温水や、ワイン、酢、オイルなどを使って、植物（花、葉、種、根）をときには長い時間（数週間から数か月）浸すやり方です。例えば、酢に入れる香草やワインに漬けこむ実がいい例です。

こうして準備したものの中には、水で作り、砂糖を入れたり、あるいは砂糖なしで「ハーブティー」として飲めるものもあります。ハーブティーはできるだけ砂糖ではなくハチミツを入れて飲んだほうがいいでしょう。ハーブティーについては、毎回分量を提示するのは意味がありません。一般的には、カップ一杯あたりドライハーブ「一つまみ」を入れます。一つまみとは、だいたい乾燥した状態で四～五グラム相当になります。植物の有効成分によっては、たっぷり一つまみとか、軽く一つまみ、というように特定の指示を記すこともあります。数種類のハーブを混合して作るハーブティーは、水の量を一リットルにして、一日数回に分けて、少し温めてから飲むほうがいいでしょう。本章では四～五種類入れたハーブティーを勧めていますが、水を少量にして、ハーブも一つまみとなると、その一つまみの中に数種類の成分をすべて同じ比率で入れるのは難しいからです。

しかし、「浸剤」「煎剤」「冷浸剤」という三つの調整方法は、飲むこと以外にも利用できます。うがい、口すすぎ、吸入、膣《ちつ》洗浄、浣腸、あるいはコットンに湿らせて肌に当てる、などです。

私が調合するものの多くは、足浴や手浴に使うようになっています。古代から、浸透療法は内臓に染みこむいちばん早い手段と考えられていました。手足は、体の中でいちばん作用を受けやすい部分なのです。この原理原則については、医師や学者にもよく確認してもらいました。今は退官されましたが、ある大学の教授職を経て、マルセイユの植民地研究所の植物学部長も務めた植物学者L・R・氏からも、この件について手紙をいただきました。以下、抜粋です。

「水に浸した植物に含まれる物質は、表皮を通過して内臓に染みこみ、経口摂取や注入に比べてより効き目があると、私自身も確信しておりますので一筆さしあげる次第です」

「実は、つぶして手首のまわりにつけると、チフスやマラリア熱や感冒を治す植物を存じております」

しかしながら、まさに浸透療法は強力ですから、慎重には慎重を期して使用することをお勧めします。足浴や手浴用に植物を調合するときには、ホメオパシー的微量で使うハーブもあります。有効成分はそれだけ凝縮されます。薬用植物療法に長けていない人は、専門的知識を必要とする調合にはむしろ手を出さないほうが賢明でしょう。料理、ハーブティー、外用薬、などこの本で紹介するレシピは、作りやすく、リスクのないものばかりです。その植物にタブーや危険がある場合には、毎回提示しています。たとえば、大量に摂取すると、カモミールは吐き気を誘い、クサノオウは有毒で、オレガノは麻薬になり、セージは高血圧症を引き起こします。

本章で語る疾患のリストはすべてを網羅しているわけではありません。一方では、肝臓、呼吸器、腸、心臓など関連する器官を考慮に入れながら疾患をひとまとめにしました。他方では、私自身の成功例の多い疾患（アレルギー、リウマチなど）で、植物の力で克服することのできるものを優先させました。ガン、心筋梗塞《しんきんこうそく》、結核など、私が無力であり、早急に医者の介入を必要とする難しい疾患は除きました。

肝臓

肝臓の状態は、食事と直接関係があるというのは明白です。肝機能不全の人は、怠け者の肝臓に逆らわないように、一生食生活に気をつけなければなりません。たまたま消化不良を起こしたという人でも、やがて非常に厳しい食事療法を取り入れなければならなくなるでしょう。抜け出すには、それが第一条件です。

栄養豊かな食品、油っぽい料理、ソース、揚げ物、でんぷん質のもの、菓子、アルコールは、肝臓の宿敵で、緑黄色野菜と果物の大半は友達です。野菜療法を始める絶好の機会です。

ただ、野菜でもキャベツ類（青キャベツ、赤キャベツ、芽キャベツ、カリフラワー）、カブ類（カブ、根セロリなど）、ホウレンソウ、キュウリは避けたほうがいいでしょう。果物では、バナナ、メロン、アンズ、プラムの類は避けたほうがいいでしょう。また、生では消化しにくいこともあるので、ポタージュ、ゆで野菜、コンポートなどにするといいでしょう。

反対に、野菜の中には、炎症を起こしている肝臓に薬のように作用するものがあります。いちばん有効なのは、アーティチョークとタンポポです。家族の誰かが黄疸《おうだん》にかかったと悲嘆にくれて我が家に駆けこんできた隣人が数人いたことを、子ども心に覚えています。父は、すぐにアーティチョークとタンポポを、生でも加熱しても、サラダでもスープでも、とにかくどういう形であれ摂《と》るようにと処方していました。父は全草（根も）を勧めていました。庭に飛んでいって、アカンサスに似た葉がついたままのアーティチョークの株を掘り起こしてきてあげたり、保存棚の中から乾燥させた葉を取ってきてあげたりして、タンポポ全草と混ぜてお茶にし大量に飲むようにアドバイスしていたものです。

「お茶が苦ければ苦いほど、回復は早いですよ」とも言っていました。

タンポポを摂取すると、三十分で胆汁の出が二倍になるということが今になって知られています。ほかに肝臓に効く奇跡の野菜として、ニンジン（これは有名ですね）、クレソン、サラダ野菜全般（生でも加熱しても）、トマト、オリーブが挙げられます。オリーブですが、私がいつも肝炎の患者さんに勧めている、とてもシンプルでたいへん効果的な治療方法があります。毎朝朝食前に、オリーブのバージンオイル（酸性度〇・五の一次圧搾）をスプーン一杯飲むのです。ただなんとも気持ちが悪くなるような味なので、吐き気を抑えるためにもレモン汁を数滴垂らしたり、飲んだあとでレモンの輪切りをしゃぶったりして飲みこみます。いずれにしても、オリーブオイルは、怠け者の脾臓やうっ血した肝臓を目覚めさせ、刺激してくれます。オリーブオイルとレモンは、ニンニク（我慢できるならですが）とともに、消化不良の際に許される唯一の調製剤です。

レモンのように、オレンジ、みかん、グレープフルーツなどほかにも酸味の強い果物は、肝臓を刺激する働きをしてくれます。ブドウには毒素や老廃物を排出する強い力があるのでお勧めですし、あの甘い果物の王様リンゴは、あらゆる状況下でオーケーです。

症状がおさまっていくにつれて、脂肪分の少ない肉や魚、できれば脱脂乳製品を、徐々に摂りはじめてもいいでしょう。

アルコール、コーヒー、炭酸飲料を控えていたからといって、飲むこと自体を我慢する必要はありません。逆に、ミネラルウォーターやハーブティーなど水分をたくさん摂って毒素を排出したほうがいいのです。アーティチョークの葉とタンポポが手元にない場合は、セージやローズマリーやミント類のハーブティー、あるいは店頭で簡単に入手できるボルド〔チリ原産モニミア科の常緑樹。葉に芳香、薬効がある〕が、肝臓には効果的です。

頻繁に肝臓障害を起こすようでしたら、それぞれの症状に最も有効なハーブを手元に置いて、わずかな兆候が出たとき、あるいは予防のために、肝臓を慰めてくれるハーブティーを飲むことをお勧めします。数種類のハーブを入れますので、水一リットル（一日四回に分けて飲みます）に対して、各ハーブを一つまみずつ入れます。たとえば、セージ、ルバーブの根、サラダバーネット（全草）、タンポポ（全草）、ヤグルマギクです。これらすべてを集めることができない場合、それぞれ個別に摂っても効果は変わりませんのでご安心を。

右わき腹の痛みが激しい場合には、患部を温めることで痛みを和らげることができます。前述のハーブに熱湯をかけて作った浸剤をガーゼのような布に染みこませて当てるとさらに効果的です。みじん切りのキャベツとクレソンに卵の白身を泡だてたものを加えたハップ剤は、最も痛みを和らげてくれます。これに、さらに前述したハーブティーを小さいコップ一杯足すことをお勧めします。

心理的要因（いらだち、ショックなど）による消化不良には、休息や安眠など生活面での健康管理を取り戻したほうがいいでしょう。それに役立ちそうなことはすべてオーケーです。例えば、適度な運動、戸外の空気に触れる、規則的な労働・休息・食事時間などなど。

「肝臓だって？　何の心配もないね」と言える人は幸せです。というのは、怠け者の肝臓は、最も楽天的な人からも笑顔を奪ってしまうことがあるからです。

胃

食欲不振から潰瘍《かいよう》まで、さまざまな不調の基は胃にあります。取るに足りないものもあれば、重症で医者の介入を必要とするものもあります。胃痛の源は、神経性のものが多いようです。胃けいれんや胸やけは、緊張する状況の中で急いで食べると起こります。昔は、「作家の胃けいれん」とよく言われていましたが、それは長時間座っているからではなく、消化にとって最悪の知的集中が昂じて起きるものです。現代では、こうした不快感の典型的な被害者は企業の社長さんでしょうかね。

まずしなくてはならないことは、イライラの原因を取り除くことです。二番目は、酸味の強い果物やジュース、酢のかかった生野菜、香辛料、アルコール、コーヒー、炭酸飲料、たばこなど酸性や刺激の強い食べ物を避けることです。パンのように発酵するものはすべて避けます。穏やかであまりスパイスの効いていないものを食べてください。とは言うものの、胃液の出が不充分で胃の働きが鈍いために食欲不振に陥っているのでしたら、クロダイコン（ごくごく少量で）、タラゴン、セージ、バジル、ホップなど食欲を促進する植物を摂ることで胃を刺激することができます。食品の中にこうした野菜を仲間入りさせてください。

それでも相変わらず、食後に胃けいれんや胸やけが起きるようでしたら、カモミール、ミント類、サマーセイボリー、バーベインのハーブティーを試してみましょう。すべて、胃を鎮めてくれるものです。中世までさかのぼるあの有名な「カルメル会修道僧の水」あるいは「メリッサ水」の原料である、シトロネルとも呼ばれるレモンバーム（仏名がメリッサ）を試すのもいいでしょう。聖ルイの庇護のもとにあったカルメル会の修道僧が、この芳香性の薬用酒を発明して以来、「メリッサ水」はつねに消化困難を克服する格好の手段と見なされてきました。レモンバーム（メリッサ）の葉は、ほかのハーブと同じく、ハーブティーにしてもいいでしょう。お勧めする最もバランスのとれたミックスハーブティーは、バジル（全草）二つまみ、カモミール（花）一つまみ、ペパーミント（葉）一つまみを一リットルのお湯で作るもので、一日四回に分けて飲みます。

空気嚥下《えんげ》症や鼓腸《こちょう》に苦しんでいる場合は、アンゼリカ、アニス、クーミン、キャラウェイ、フェンネルなど「駆風性」の植物を試してください。フェンネルは生あるいは加熱して、アンゼリカは砂糖菓子あるいはコンポートにして、アニスやクーミンはスパイスとして。あるいはハーブティーでもいいですよ。アニス、フェンネル、キャラウェイ、コリアンダーの種から成る「暖かい四種類の種のハーブティー」は、たいへん有名です。一リットルあたりそれぞれ五グラム入れて作ります。これらは、アニスの味のする同じ科に属する四種類の植物で、極めていい味が出ます。

万が一、手元に何もないということでしたら、少々豪華すぎた祝いの日の食事のあとに、私の祖母がふるまっていたパセリ茶を思い出してください。

ところで、混乱を極めるあなたの胃は、毒素も飲みこんだものも、消化することを拒否したとします。そんなときは、あまりしつこくしないことです。むしろ、通らないものは戻れるようにするのです。口に指をつっこむ元気がなかったら、非常に濃いカモミールティ（薄いと、反対に鎮静作用がある）とか、ニオイスミレの根の非常に濃い浸剤（カップ一杯の湯に対して二〜三つまみ）など、吐き気を誘うハーブティーを飲みましょう。

食後に胃の上に温湿布や湯たんぽを当てても、気難しい胃をなだめることができます。胃がどこにあるかはみなさん知っていますよね。ほかの内臓の場所に関しては、ときどきびっくりさせられることがあるんですよ。解剖学の概念はあまり普及していないようです！

腸

振り子現象よろしく、腸が休みなく便秘から下痢、下痢から便秘を繰り返している人がいます。両足を揃えて飛び移るかのように自分でバランスを崩していることが、最も多いようです。実際、薬を乱用する人に多くみられます。例えば、便秘を解消するために毎回どんどん強い下剤を飲みすぎ、荒れた腸がじわじわと崩壊していくのです。すると今度は、収斂《しゅうれん》作用のある薬でこの不快な下痢を止めなければならない、という具合に延々と続くわけです。

ハーブは、ある種の薬より濃度が低く、水剤や錠剤に比べて手軽に使えないということはありますが、より穏やかでよりバランスのとれた効果を発揮します。

ですから、もし慢性的な便秘にお悩みでしたら、すぐさま下剤に身を投じる代わりに、食事の中に緩下《かんげ》作用のある食品を加えてみてください。たとえば、果物やホウレンソウ、フェンネル、加熱したサラダ野菜などの緑黄色野菜やハーブ（レタス類、リーキ、ソレル、チャービル、スベリヒユ、ウスベニアオイなど）のブイヨンです。

朝食には全粒粉《ぜんりゅうふん》のパンとハチミツを食べてください。それから、緩下作用で知られているプルーンもです。その季節なら、強い「緩下作用」のあるブドウ療法もいいですね。さらに、肝炎の人のように、朝食前にオリーブオイルをスプーン一杯飲む習慣もつけてください。ルバーブをコンポート、ジャム、お茶にして摂るのもいいでしょう。

そうだ、朝にたばこ一本、というのはどうでしょうか。朝の通じの引き金を引くのに、これ以上のものはないという人もいるくらいですから。

それにしても、まずは運動です。体操をしたり、特に怠け者の腸の収縮運動を促すための腹筋運動をしたりします。もちろん、たとえ五分でも日常的に体操する時間を見つけるのは難しいかもしれません。そういう場合は、例えばエレベーターの中（もしほかに誰もいなかったら）とか、いろいろな場所で余儀なく待たされる時間を利用して、立ったまま十二回ほど腹を出したり引っこめたりしてみてください。

ハーブティーを飲むほうがいいということでしたら、水一リットルに、ウスベニアオイの花一つまみ、ローズマリー二つまみ、チコリの葉四つまみを入れて作ります（一日カップ二杯）。

ナポレオンは、彼のラレ嘱託医が専用に作る下剤を使っていました。「皇帝のレモネード」は、莢《さや》からはずしたセンナの種二十四グラムと輪切りにしたレモン三個で作られていました。コップ三杯の水に二十四時間漬けて作ります。続いて、二オンス（一オンス＝三十一グラム）の砂糖を足して、朝六時にコップ一杯飲みます。（皇帝は、早起きだったのです！）もう一杯八時に、残りの一杯は夜に。もしお試しになるのでしたら、幸運を祈ります！

便秘より不幸な人がいるとしたら、下痢につかまってしまった人でしょう（例えば、治療の域を超えてしまったかつての便秘常習者）。乳幼児の場合、下痢は栄養分をすべて流してしまうため深刻です。すぐに、ニンジンの裏ごしかブイヨンという食事療法に切り替え、医者を呼ぶことです。

蓄えのある成人でしたら、下痢は長引かない限りあまり心配はいりません。長引くようであれば、ときにはアメーバが原因の赤痢かもしれないので、隔離治療を必要とします。反対に、偶発的なものかもしれません。その場合には、バランスを取り戻すには賢い食事だけで充分でしょう。ゆでたご飯による食事療法が一番です。最良の方法は、デンプン質を失わないように米は洗わないほうがいいでしょう。このデンプン質が糊のようなパテになり、食欲はそそらないけれど非常に吸収力があるのです。さらに、便秘に効くとされている緑黄色野菜と果物は控えましょう。

ジャム棚からはマルメロのジャムとブルーベリーのジャムを選んできてください。(デザートにゆでたご飯にまぜてもいいですよ) ジャム棚も、効能別に分類し、ラベルを貼れば立派な薬用保存棚になるのですよ。一方には、プラムやルバーブなど緩下作用のあるジャム、もう一方には、マルメロ、ブルーベリーなど収斂作用のあるジャムといった具合です。ただし、間違えないように。

イラクサやサラダバーネットのハーブティーは、下痢や腹痛を鎮める働きがあります。サラダバーネットは、重症の赤痢の場合に浣腸用としても使えます。五十グラムを一リットルの水で十五分間煮出して作ります。

ほかにもお勧めできるシンプルで高い鎮静作用のあるハーブティーがあります。一リットルの湯に対して、ペパーミントの花一つかみとアンゼリカの根二つまみ入れて、一日にカップ二杯飲みます。

細菌感染症をとても楽にしてくれる浸剤は、エリカの花二つまみとクルマバソウ(全草)四つまみを熱湯に漬けたものを、一日カップ四杯飲みます。

腸は、ときには追い出すのがひどく難しいサナダムシやギョウチュウの棲家になります。その場合には、駆虫薬として最も知られているニンニクをお勧めします。生でも、加熱しても、首のまわりにかけても（野菜の章参照）いいですよ。ニンニクほど強くありませんが、ほかにも、カボチャ、ズッキーニ、ニンジン、タイムもあります。

腎臓と膀胱

ある日、ひとりの女性が飼い犬を連れてきて、なんとか犬を助けてくれ、と懇願するのです。何人もの獣医に診てもらったらしいのですが、みんなさじを投げたそうです。かわいそうに犬は膀胱炎を患っていて、血尿が出ていました。セージとウスベニアオイのハーブティーを毎日餌《えさ》に混ぜるよう処方しました。数日後、尿は正常に戻りました。それでも用心深い飼い主は、再発を防ぐために、その犬が亡くなるまで少量ですが、ハーブティーを与えつづけたそうです。

いろいろな治療を無差別に受けて中毒状態になっている成人より、薬品に染まっていない犬や子どものほうが、成果が早く現れることがよくあります。犬や子どもは、反応が健康的ですが、その反面現れ方も激しいので、いつも量を少なくするようにしています。

子どもの場合、ときには、いっさい薬物治療なしでもいい結果が得られることがあります。例えば、尿器の筋緊張が原因の尿閉がそうです。子どものそばで、蛇口をひねり水を出すだけで事足りるということがよくあります。流れる液体の音だけで、腎臓の弛緩《しかん》を誘発するのです（逆に尿失禁を患う子どもに、水の流れる音だけでおねしょをさせてしまうことがあるということも充分ありますが）。

成人の場合は、こんな控えめな暗示だけで尿があふれ出るというのはまれですね。しかし、より強力な治療を補うものとしてこうした実験をしてみる価値はあると思います。

尿閉は、精力的に治療しなければ、毒素で身体が損なわれる恐れがあります。。塩化物、糖分、尿酸は、何がなんでも排出しなければ、尿毒症、痛風、たんぱく尿症、糖尿病、浮腫《ふしゅ》などの重い病気を引き起こしかねません。

薬物に頼らなくても排尿を促す自然な利尿剤がたくさんあります。一人ひとりが、身体にとって必要なことをすべて取り入れながら、より自分の体質に合った、あるいは体質を変えてくれるものを選ぶことができます。ある人には、季節的にかなうなら、イチゴ療法はあらゆる内臓器官をリフレッシュしてくれるので、毎晩夕食にはイチゴを食べなさいと言うでしょうし、ある人には、栽培農家なのだから、トウモロコシのひげを収穫し、毎晩お茶にして飲みなさい、と言うでしょう。グルメには、料理にタマネギをふんだんに使いなさいと言うでしょう。もしちょっと意地悪くしたければ、タマネギワイン（裏ごしにした生のタマネギ二百五十グラム、ハチミツ百グラム、白ワイン〇・五リットル）を作って、この奇妙な、けれども効果抜群の飲み物を、毎日スプーン三〜四杯飲みなさいと言うでしょう。そして、デリケートな都会人には、ハーブ販売店で売っているサクランボの柄のハーブティーを飲みなさいと言うでしょう。

概して、緑黄色野菜、果物、ハーブティーは、利尿を促進します。「腎臓の箒《ほうき》」とも言えますので、食生活の中では欠かせない食品です。それでも、尿閉や浮腫にかかった場合には、塩分と香辛料を断ち、最も利尿作用のある野菜を積極的に摂りましょう。タンポポを生でサラダに、あるいは加熱して、あるいは（根も一緒に）お茶にするのもいいですし、ボリジやウスベニアオイのスープも、イチゴの葉やブラックカラントの葉のお茶もいいでしょう。

たんぱく尿症には、タンポポのお茶（根を含む全草一つまみ）一リットルにセイヨウネズの実を一つまみ加えます。

症状が悪化し、尿器が炎症を起こして膀胱炎や前立腺炎の危険がある場合には、エリカは（犬の話で言及したセージも）、沈静作用と同時に殺菌作用があります。エリカの花で濃い煎剤を作ってもいいでしょう。一リットルの水で、ふたをしないで十五分間エリカの花を二つまみ煮出します。そして、だいたい半分くらいに煮詰めたこのハーブティーを一日二、三回飲みます。

尿失禁に煩わされている成人、子ども、そしていちばん多い高齢者、さらに妊婦あるいは更年期障害の女性には、座浴をお勧めます。沸騰させてぬるくなるまで冷ました湯二～三リットルに、ニンニクの大きい一かたまり分をつぶしたもの、サンザシの花一つまみ、キンポウゲの葉一つまみと花一つまみを、四～五時間浸します。そして、濾《こ》したものを金属以外の容器に入れて保存します。この薬液は、毎回ぬるめに温めて、座浴用に何回か使うことができます。

リウマチ

自然界に冬が訪れるとき、痛みが目を覚まします。そして、人生の冬が訪れるとき、錆びついた骨にその痛みが住みつきます。

リウマチで死ぬことはありません。長生きするとも言われています。しかしながら、ひどく辛いものです。医学では、捉えどころがなく、リウマチを治すには無力です。せいぜい次に襲う痛みまで、あの鋭い痛みを軽減することができるくらいです。

リウマチ、痛風、関節炎は、同じような発現の仕方をします。痛みと関節の拘縮《こうしゅく》（膝《ひざ》、腰、手首、手指、足指など）です。にもかかわらず、原因はさまざまです。もともと関節が弱いという素因をもつ関節病体質の人もいて、遺伝と無縁ではありません。若いときには何でもなくても、年を取ってから痛風になって過度な食生活のつけを払わされる大食漢もいます。尿酸が関節に沈着し、炎症を引き起こすのです。

リウマチを引き起こす偶発的要因はほかにもあります。例えば、関節をもろくしてしまう衝撃や骨折であるとか、インフルエンザによって侵入したウィルスであるとか、適切な治療が施されず関節軟骨に宿ったアンギナ〔口腔・咽頭の炎症〕や淋病《りんびょう》の細菌であるとか。急性関節リウマチの場合は、心臓病が悪化することもあり得るので医者に診てもらう必要があります。

痛風の人がまずしなければならないことは、食生活の見直しです。脂肪分の多い肉、野生の鳥獣、揚げ物、でんぷん質のもの、菓子類、香辛料、アルコール、コーヒーを除外して、極めて厳格に節食しなければならないでしょう。さらに、体操や運動は、体内に蓄積する毒素を消費し、関節が錆つくのを避けることができます。ただ残念ながら、痛風の人は食いしん坊で、しかも身体を動かすのが苦手ですよね！　ですから、回復するかどうかは、彼らの肩にかかっているということを納得してもらう必要があります。

リウマチの原因が偶発的な場合でも、炎症を悪化させないためにも、節食を守らなければなりません。さらに、前述の控えるべき食品に加えて、酢、ホウレンソウ、小キュウリ、ルバーブ、アンズ、ソレル、トマトなど、骨の脱灰を促すような酸性食品も控えなければなりません。反対に、カルシウム分が豊富な乳製品でカルシウムを再沈着させたり、特にキャベツ、タマネギ、クレソン、タイム、パセリ、ブラックカラントなどの野菜は多く摂ります。

慢性的な痛みがある場合には、節食と運動のほかに湯治も状態を改善することがあります。何しろ一番の治療は温めることです。リウマチの人は、寒い気候を避けて暑い国を求めたほうがいいでしょう。もしそれは無理ということであれば、あらゆる熱源を有効利用することです。太陽が自らを出し惜しみしない私の故郷ガスコーニュでは、最初の陽光が柔らかな暖かみをもたらしてくれる春になると、年寄りたちは家の前にベンチを出して、日がなそこに座ります。そして、「痛みを暖める」と言うのです。

リウマチの人は、痛みのある患部をつねに覆うことをお勧めします。肩にはショールをかけるとか、膝にはブランケット、あるいは昔のように腎臓のまわりにフランネルの腹巻きをするとかです。隙間《すきま》風《かぜ》も避けて、寝るときには肩を覆って出さないようにします。鈍痛に見舞われたときには、穏やかな暖かさを保つために湯たんぽを足してもいいでしょう。

リウマチの人に最も効果的なハーブティーは、利尿作用と鎮静作用の両方を併せ持つものです。慢性の関節炎患者には、次のようなハーブティーを処方します。水一リットルに対してレモンの輪切り四枚、ラベンダー一つまみ、ギョウギシバ一つまみ。一日カップ四杯です。リウマチの発作が起きた場合には、次のハーブティーに替えてみてください。水一リットルに対して、ローマンカモミール一つまみ、ラベンダー一つまみ、ニオイスミレ二つまみ、セージの花二つまみ。一日カップ四杯。これらのハーブは、すべて痛みを鎮める働きがあります。

外用で痛みを楽にする方法はたくさんあります。リウマチほど、軟膏《なんこう》、バーム〔柔らかく芳香のある軟膏〕、ハップ剤などを鼓舞した病気はないでしょう。確かに極めて効き目の高いものがあります。経験が証明してくれました。

痛みのある患部に直接貼る生あるいは加熱したキャベツの効果についてはあらためて言及はしません。前述のキャベツの項で詳しく作り方を説明してあります。ただ、野菜の中で、内部、外部にかかわらず炎症を起こした部位の「痛みを吸い取る」最も強力な野菜であるということは強調しておきます。それに、入手するのが最も容易なものの一つですし。

みじん切りにして湯通ししたクレソンやフダンソウのハップ剤を当てるのもいいでしょう。同じく、アイビー、ペパーミント、ニオイスミレの葉、タムス属ヤマノイモ科（「ぶたれた女のための草」）も痛みを和らげる優れたハップ剤になります。好みで、これらのハーブを煎《せん》じた液にガーゼを浸して患部に当ててもいいでしょう。

カモミール、オレガノ、セルピルムなどある種のハーブは、オイルとして使います。これらのハーブのいずれか百グラムとオリーブオイル〇・五リットルを、一時間湯せんにかけてから濾します。そして、こうして作った軟膏で痛みのある関節をマッサージします。

セージとローズマリーも、熱い風呂に一束入れて入ると、痛みを和らげてくれること請け合いです。今から述べるのは、その効果が科学的に説明されていなくても、経験から有効と認められてきたあらゆる民間療法のオンパレードです。

イラクサの項ですでにこの植物の功績について話しましたが、もし勇気があるなら、イラクサの束で身体を叩きましょう。リウマチは避けられるらしいですよ。乾燥させたシダあるいはセイヨウニワトコの葉を詰めた布団に寝ると、リウマチから守ってくれるとも言われています。

田舎では、年寄りはヒップポケットに丸いマロニエの実を入れています。座骨神経痛や痛風から守ってくれるそうです。

同じ理由から、足首にいつも麻ひもを巻きつけていて、すこぶる体調がいいという有名な外科医に会ったことがあります。多くの国で手首に銅のブレスレットをする人たちがいます。磁気によって痛みを遠ざける働きがあるそうです。日本の企業が生産していて、世界中に輸出しています。こうした技法にまだ論理的かつ科学的説明が見つかっていないからといって、一概に効き目がないとは言えません。第一、鍼《はり》が長いこと魔術めいた仕業と思われていたのですから。それが今では、最近の実験で医学界の専門家を前にして、外科手術の際の麻酔に使われたのですからね！

イギリスには、関節炎やリウマチを蜜蜂《みつばち》の刺し傷治療している女性もいます。ソ連やドイツでも、同じ実践例があります。定期的かつ計算された刺し傷療法は、少しずつ身体に免疫力をつけるのです。私自身、五歳のとき、蜜蜂の群れをからかってあちこち刺されたことがあります。すぐに、解毒作用のあるハーブで父がさすってくれました。おそらく、パセリかラベンダーかトマトの葉っぱかタイムだったのでしょう。お陰様で死にませんでしたし、もしかしたら私の健康は蜜蜂に負うところ大かもしれません。実際、養蜂家《ようほうか》や蜂の巣の番人にリウマチが少ないのですよね。よかったら、ときどき蜜蜂をなでてみませんか？　ただし、食べないでくださいよ！

呼吸器

最初の寒さの訪れとともに毎年繰り返される風邪、インフルエンザ、扁桃腺炎《へんとうせんえん》ほど最も蔓延し、性質の悪い病気はありません。新たに開発された予防接種を試してみても、毎年人類全体で考えると、日数に換算しても多大な損失と疲労困憊をもたらす災難から解放されることはありません。

しかし、たとえ完全に遠ざけることはできなくても、正しい健康管理によってかかる頻度を減らし、効果的に治療することでより早く起き上がれるようになることはできます。

体力をつけ、細菌による疾患と闘うためには、殺菌作用のあるあらゆるハーブを食事に取り入れ、身体を外からもケアするのが望ましいでしょう。伝染病から守ってくれた「四人の盗賊のビネガー」の成分である香草についてはすでに述べました。

今日では、研究者たちが、八百近い植物から抗生物質を単離《たんり》することに成功しました。海藻やキノコもかなりの数を供給していますが、身近な森林や樹木（特にマツ）に生える地味な苔にも見つけることができます。畑の野菜では、ニンニクが記録保持者です。アリシンとガルリシンという二つの抗生物質（現在では抗生物質と同様の抗菌作用がある抽出物とみなされている）を含んでいます。

最も殺菌作用の強いハーブは、一般的にエッセンスを抽出できる強い香りでわかります。ラベンダー、ミント類、タイム、ローズマリー、セージ、ユーカリ、サマーセイボリー、レモンバーム、丁子《ちょうじ》、シナモン、ベルガモットがそうです。内用でも外用でも継続的に利用することで、細菌を遠ざけることに貢献します。ただ近くにあるというだけでも効果はあります。マツの樹脂でくらくらするような香りがいつも空中に漂っているランド地方は、肺にとってたいへん健康的で、デリケートな気管の持ち主の子どもたちにはお勧めです。

そんなわけで、何はともあれ健康な土壌を作らなければなりません。にもかかわらず、細菌が優勢で、体内に侵入したときには、あらゆる手段を講じて抵抗力をつけなければなりません。まず寒気がすると思ったら、発汗を促すハーブに飛びついてください。たくさん汗をかけば、毒素を排出できます。発汗には、熱い飲み物が効果的です。そういう意味では、グロッグ〔ブランデーかラム酒を砂糖湯で割った飲み物〕は有名ですが、薬の中に入っているアルコールは効き目はあっても、飲んだ人がいつも耐えられるかどうかはわかりません。発汗作用のあるハーブティーもあります。カモミール、ラベンダー、ローズマリー、タイム、ボリジとセイヨウニワトコの花です。発汗を一層促進するために、ハーブティーを飲んだあと、毛布や暖かい服装にくるまるのもいいでしょう。

次に、それでも熱が相変わらずデートに誘うようでしたら、一刻も早く熱を下げなければなりません。その場合は、解熱作用のある植物に頼ります。ニンニク（お茶にするよりポタージュに入れて）、レモン、いつものことながらカモミール、ユーカリ、ヤグルマギク、ニガヨモギ（浸剤として。象徴派の詩人ヴェルレーヌがしていたように、ニガヨモギ酒として飲むほうがいいというのでなければ）です。

なるべく早く熱を下げるためには、野菜のブイヨン、ハーブティー、ビタミンCの多いフルーツジュースなどを交互に摂る、液体中心の食事にする、のが望ましいでしょう。

次にやってくるのは、喉や肺などの患部を温める目的のハップ剤や湿布です。かつては、アマニ粉末、ジャガイモのでんぷん、もしくはからし粉をどろどろにしたものを好んで使っていました。熱を発生する貼るだけの湿布も市販されています。すりおろしたクロダイコンの果肉や、強烈な匂いに耐えられればつぶしたニンニクで膏薬を作ってもいいですね。みじん切りにして温めたオレガノも、立派な誘導剤になります。

さて、進行した病気を見分けることができるようになりましたね。単なる鼻かぜですか？　それなら頭と鼻粘膜の充血を取り除きましょう。くしゃみを誘発するハーブを怖がらないで。くしゃみは、効果的です。オレガノやセージの粉末を吸いこみましょう。しかし、鼻の通りを良くする最良の方法は、吸入器を使って、あるいは、単に蒸気を失わないように頭をタオルで覆って、沸騰するハーブティーが入った容器の上で吸入することです。ユーカリのエッセンスをベースにした吸入剤が市販されていますが、オレガノ、タイム、ローズマリー、セージの浸剤を自分でも作れます。

万が一、病魔が喉に居座り扁桃腺炎や咳《せき》を引き起こしたときには、うがいによって楽になり、殺菌にもなります。私たちの祖母がこよなく愛したバラ蜜（9章参照）もいい働きをしてくれます。ハチミツで甘みをつけたキイチゴ、イチゴ、フランボアーズの葉の濃い煎剤（水一リットルに対して五十グラム）は、穏やかで緩和作用のあるハーブであるウスベニアオイやウスベニタチアオイの浸剤同様、有効なうがい薬になってくれます。実際は七種類でしたが、あの前述した咳を鎮める「四種類の花のハーブティー」もお忘れなく。喉用のシロップの材料になるカキドオシは、浸剤としても使えます。「肺のハーブ」とも呼ばれているプルモナリアは、クレソンやカブの葉と一緒にスープに入れてもいいでしょう。

声が出なくなったときは、こんなことを言うとショックかもしれませんが、朝食前に、つぶしたニンニクを一～二かけら噛むことをお勧めします。美しい声を取り戻すためだったら、こうした努力も何のその、ですよね！

ニンニクはどうしても嫌、という場合には、「聖歌隊員の草」、本当の名前はカキネガラシですが、このハーブティーを飲むという手もあります。この植物には、確固たる紹介状があります。ボワロー〔詩人。古典主義文学理論の代表者。一六三六～一七一一年〕に宛てた手紙の中で、ラシーヌ〔劇詩人。フランス古典悲劇の完成者。一六三三～九九年〕は、ノートルダム寺院の聖歌隊員が、カキネガラシのハーブティーを飲んで、悲劇的な失声から回復したと書いています。昔は、カキネガラシでシロップ（水一リットルに対してカキネガラシの葉三十グラムを煎じて三分の一まで煮詰め、砂糖二百五十グラムを加えて、カンゾウで香りづけする）も作っていました。

私は、扁桃腺炎でベッドに礫になると——そう私にも起こるのですよ——いつも手元にある大好きな植物で、父が教えてくれた私だけの調合をします。水一リットルに対して、セージ一つまみ、タイム一つまみ、イラクサ一つまみです。一日にカップ二杯飲みますが、元気になるにはそれで充分ということがよくあります。

アレルギー

アレルギーは、原因が特定しにくい分、困惑させられます。それでも、ますます広がる傾向にある病気です。あえて病気、と言いましょう。なぜなら、患っている人の生活を台無しにしかねないからです。一般的に、アレルギーが驚異的に拡大した責任は、食品や環境に含まれる化学物質汚染にあるとされています。

アレルギーの種類は無限です。アレルギー学者は、棚の中にテスト用にさまざまな食品や物質の抽出物の小瓶を百近く保管しています。植物の花粉、アーティチョークの綿毛、イチゴ、卵、食用甲殻類、ほかにも疑わしい食品、あらゆる種類の羽、家畜や外国の動物の毛、アパートのありふれた埃《ほこり》から最も複雑な化学物質の塵まで、人工繊維、粉末洗剤、染料、シャンプー、化粧品などなど。犯人を探すのは、まさに探偵芸です。

外部に現れる現象は、大した光明をもたらしません。一般的に、ぜんそく、花粉症、湿疹、じんましん、あるいは他の皮膚疾患として発現します。もちろん、花粉症は花粉によって引き起こされ、じんましんは食品によって、湿疹は化粧品や外的接触によって引き起こされると言われています。果たしてそうでしょうか？　確信はもてるでしょうか？

遺伝的にアレルギーになりやすい人もいます。同じ家族の中に、ぜんそく持ちの親とじんましんあるいは花粉症の子どもがいたりします。アレルギー体質の原因は、時をはるか遠くまでさかのぼったところにあったりします。散々迂回した揚句、ちょっとした不運に見舞われやすい格好の標的を見つけたのでしょう。

花粉症の治療に私のもとを訪れたある患者さんは、数年前に有名なアレルギー学者に診てもらったと言いました。この学者は責任の所在を見つけるために何回も花粉テストを重ねたそうです。花粉？　もちろんそうでしょう。毎年欠かさず五月一日から七月一日までやってきて患者を打ちのめす、恐ろしく、しかも特定の季節に発症する花粉症ですからね。この若い女性は、あらゆるテストに対して、大差なく中庸な反応を示したそうです。

しかしながら、アレルギー学者はこれだけで満足しませんでした。わが国でよく見られる植物（イネ科やほかの植物）だけでは、こうした反応を正当化するに足るものではなかったからです。彼は、異国の植物を使ってテストを続けました。ギョウギシバの一種「ラグウィード」に対して、患者がこれまでになく示した強い皮膚反応に、学者の注意が引き付けられます。「ラグウィード」の中でも最も毒性の強いものがアメリカのロッキード山脈のふもとに生えているのですが、まさに、十年前この女性はカリフォルニアに住んでいたのです。しかし、この期におよんで誰が彼女の旅行歴をたどってみることを思いついたでしょうか？　あるいは、彼女が持っているいくつかの毛皮のコートの毛、今までに触れたあらゆる猫の毛、あるいは今までに寝た枕の中身に着目することを思いついたでしょうか？　パスツール研究所に特注で作ってもらったワクチンを三年間注射しつづけることで除感作〔生体の特異抗原に対する過敏性を除去するための処置〕したにもかかわらず、「ラグウィード」アレルギーの若い女性は、この残酷な植物から何千キロメートルも離れたところで、毎年春になると、相変わらずその影響を受けるのでした。

彼女に対しては、一般的に身体症状の無秩序な発現を鎮静し、バランスを取り戻すような植物をベースにした足浴や手浴で、少しずつアレルギー体質の過敏性を低下させることしかできませんでした。いつものことながらニンニク、私の奇跡的かつ危険なハーブである生のクサノオウ、害をもたらすこの外国の「ラグウィード」と同じくらい効き目の強いフランスのギョウギシバ、セージ、サンザシ、神経を鎮めるボダイジュなどです。

同じように、ぜんそくも沈静作用のある植物で治療します。例えば、ニンニクは料理に入れて、レタスはサラダか加熱して、そして、タマネギ、キャベツ、リンゴ、ブドウです。発作が激しいときには、例えばヒナゲシなどのハーブティーを飲んで眠るようにします。去痰《きょたん》作用のあるパセリ、湿性ぜんそくにはタイム、それからラベンダー、セージ、クサノオウ、慢性の肺疾患を緩和してくれるカキドオシの茎も使います。それぞれのケースに合った調合をするには、ときどき測定器として振り子を使います。「同調」と呼ばれる手法です。

ここで、ある飲み物を特にお勧めします。その効果は証明済みです。ニンニク五グラム、レモン五グラム、ミント類の花一つまみ、セージ一つまみに熱湯一リットルを注いで作ります。一日二カップを目安に飲みます。美食家はがっかりするかもしれませんが、ぜんそくの人を楽にしてくれます。そこが肝心でしょう? 花粉症には、ニンンク二十グラム、タマネギ二十グラム、ニオイスミレ一つまみのハーブティーが驚くほど効果があります!

多くの場合、ほかの植物がもたらした被害を修復するのに、やはり植物に助けを求める、というのはまったく自然なことだと思います。もし、自然のさまざまな力強いエッセンスに取り囲まれている身体が、自分にふさわしいエッセンスを選び取ることができなくて、危害を加えるエッセンスにつまずいてばかりいるということで、春という季節がある人にとって暴力的であるとしても、自分に良きことを願ってくれるハーブを見つけられるように学ばなければなりません。こうしたハーブが、「家中の者」に秩序を取り戻すべく働いてくれることでしょう。

しかし、父がよく言っていたように、良いハーブとそうじゃないものを見分ける力は、何世代にもわたって父から子へ受け継がれてきた多くの忍耐があってこそつくものなのです。

神経疾患

記憶を遠くまでたどってみると、すでに物心ついたころから私の生活の中に、すでに「良いハーブ」が存在していました。

私が最初の教えを受けたのは、三、四歳の頃だったと思います。神経過敏についてでした。私が夜眠れないときに、父はボダイジュの風呂に入れてくれました。ジャムを作る大きな銅鍋に、父はボダイジュをたっぷり一握り投げこんで、熱い湯を注いでいました。この浸剤が体温くらいまで冷めたころに、父は私の身体を頭だけ出して鍋に沈めるのです。こんな風に強制的に沈められることはいい気持ちではありませんでした。しかし、父は私のそばから離れず、優しく話しかけてくれました。「坊やごらん、これはボダイジュだよ。よく眠れるようになるからね。眠れるように……」

もう最後まで聞こえていませんでした。鍋の中でそのまま眠りこんでしまうのです。すると、母が完全に意識のなくなった私を寝床まで運んでくれ、私はハーブが妖精になって、人間のあらゆる苦痛を癒してくれる夢を見るのでした。

昔は一過性で、特別な状況下で引き起こされるものだった神経過敏が、残念ながら、今では多くの人たちの日常的な宿命になっていて、現代生活の代償とも言えます。誰もが、その後に何が待っているのかも正確には知らず、絶えず忙しく走りまわっています。もっと早く着くために、だけどどこにかは知らぬまま、麻薬とまではいかなくとも、お茶やコーヒーやたばこなどの興奮剤に身を投じます。そして、夜になっても眠気はなかなか訪れず、睡眠薬の力を借りることになり、翌朝は気分が優れず、一日を乗り切るためにコーヒーの量を倍に増やすのです。夜には、今度は睡眠薬の量を倍にしなくちゃならないでしょう。まったくの悪循環です。いつか機械は故障し、鬱《うつ》状態に陥り、どっと疲れが出て真っ暗やみの穴の中、というのがシナリオです。

神経過敏や無気力、あるいは両方の症状が交互に出る人も含めて、どれだけの人が訪ねてきたことでしょうか。そして、昼と夜、覚醒と睡眠、仕事と休息という自然のリズムを取り戻したいのでなんとかしてください、と懇願するのです。

たとえ患者さんが不平を唱えても、私が一番にすることは、まず彼らの悪魔的習慣をやめさせて、睡眠薬や、コーヒー、紅茶、アルコール、たばこなどの興奮剤をいっさい絶つように言うことです。

というのも、このような患者は、たいてい医師の治療に従ってというより、処方箋もなく、あるいは昔の処方箋を使って、自分自身でどんな薬かはお構いなしに購入し、量も勝手に決めたりするのです。

続いて、生活習慣を見直し、シンプルで健康的な食生活と規則的な食事時間にし、必ず運動をして、早く床に就くように勧めます。疲労回復に最も良い時間帯は夜であり、朝寝坊ではないのですから。

それから初めて、神経系統を調整するのに大いに効力を発揮してくれるハーブによる治療に入ります。この領域では、特に成果を上げてきました。

神経を鎮めるためには、沈静効果のあるハーブを使います。トップバッターは、ボダイジュです。浸剤の中でも最もよく使われているボダイジュの風呂に寝る前に入ると、非常に効果的です。続いて、頭をすっきりさせるオレンジの花とサンザシの花があります。のぼせや不安症に悩む五十代の女性には特にお勧めです。

水一リットルに対してサンザシとボダイジュの花一つまみずつ、オレガノの葉一枚、レタスの葉二十グラムを混合した浸剤を一日四回に分けて飲むのもいいでしょう。

覚えてますよね。加熱してもしなくても、夜にレタスを食べると睡眠を促すということを（レタスの項参照）。

ケシのかわいい、いとこであるヒナゲシも覚えておいてください。友人の一人でジャーナリストのフランソワ・シャレーのところにときどき遊びにいくのですが、彼のチャーミングな奥さんはヨーロッパとアジアの血が入っていて、彼女のお母さんは薬用植物療法に長けているのです。自分の国の植物の効能について話すとき、そのお母さんは神秘的なアジアの秘密を私に明かしてくれるのですが、そんな中で安眠に効果的な極めてシンプルなレシピを教えてくれました。水に浸したケシの花びらで夜に背中をさする、というものです。浸透現象が働いて、脊髄沿いの神経が鎮まり、眠気を誘うという具合です。

私自身も、我々になじみ深い野原のヒナゲシを足浴や手浴剤の調合に使いますが、ただハーブティーとしても、ほかの沈静効果のあるハーブに混ぜて利用します。あらゆる不眠を解決してくれる夜のハーブティーを一つご紹介します。水一リットルに対して、ヒナゲシの花二分の一つまみ（約二グラム）、レタスの葉十グラム（ほかのハーブですと、たっぷり二つまみ相当になるのですが、レタスの場合「○○つまみ」では表現しにくいので！）、サンザシの花一つまみ、セイヨウエビラハギ（メリロットあるいはイエロースイートクローバー）もしくはホースクローバー一つまみです。必要に応じて、寝る前にカップ二杯飲んでもいいでしょう。

逆に眠れすぎて、朝頭がボーッとしても、心臓に負担のかかるコーヒーや紅茶に頼らずに、ゆっくり神経を目覚めさせることができます。セージ、タイム、ローズマリー、あるいはセルピルムのハーブティーです。これらのハーブは、刺激になり、強壮効果もあり、それぞれカップに一つまみで充分で、それぞれ交互に飲んでもいいでしょう。身体的エネルギーと同時に知的エネルギーの活性にもなると言われています。

昼食後のコーヒーの代わりにミントティーを飲むと、食後の眠気覚ましにもなり、消化も助けてくれます。ただし、ミント類は消化を助けるからといって夜には摂りすぎないほうがいいでしょう。その分眠気を遠ざけます。夜の楽しみに耽りたいというのでしたら別ですが。ミント類は催淫《さいいん》剤の仲間ですからね！

性的不調

私が子どものころは、「この手の話」はほとんどされませんでした。女性は慎み深く、男性はばつが悪くて。それでも、ときどきドアの隙間から聞こえてくるこうした話題に、ひどくどぎまぎしたものです。ある太った紳士がときどき父を訪ねてきて、こう言うのです。「カミール、あなたに助けてもらいたい。もう女性に敬意を表すことができないんですよ」

「女性に敬意を表す」にはどうしたらいいのか、そして父のハーブがどうやってこうした男性に女性への作法を学ばせることができるのか、私は長いこと自問自答しました。しかし、薬用植物療法を実践して二十五年経った今、悲しいかな、男性そして女性も、この分野で学ぶことは多く、不幸にも機能的もしくは心理的不調によって夫婦仲を台無しにしている、ということがよくわかってきました。

想像を絶する嘆かわしい告白も数々耳にし、不能に陥った夫、不感症の妻、性同一性障害者、性感が麻痺した少年、サディスト、そして、あらゆるジャンルの変質者に助言をしてきました。ケースによっては、治療と長い時間をかけたカウンセリングの両方で状態を改善できました。というのは、傷つき、コンプレックスを抱いている人は、家族にも、聴罪司祭にも、医者にも相談する勇気がないのです。そういった意味では、彼らの告白に値するという特権を私は与えられたわけです。実は、そうした告白はあらゆる行動が有効に機能するには必要不可欠なことなのです。

男性は、たいがいインポテンツを訴えます。不感症に襲われると、精神的にも落ちこみます。しかし、インポテンツは重大な器質的要因でない限りは、一過性のもので、健康状態が悪かったり、辛い心理的状況にあったりする、という場合もしばしばです。こうした場合には、改善の見こみはあります。

ときには、インポテンツは身体的なものではなく、ただ欲求が起こらないという場合もあります。無性欲症と言われるものです。男性では、過度に快楽に耽りすぎて、愛の行為に嫌悪感を覚えるまでになってしまったということもあります。

男性の三番目のカテゴリーは、自分をコントロールできず、関係を長続きさせることができない人です。かくしてパートナーを失望させ、それを感じていまいましく思い、フラストレーションを抱えるのです。

状況はどうであれ、こうしたへぼな愛人を種馬に仕立てなくてはなりません。それが、一日にして成らず、なんですよね。

「女性に敬意を表す」ことができなくて父を訪ねてきていたあの太った紳士は、まずその太鼓腹をなんとかしなければなりませんでした。年齢的なことが原因とは限らないのです。若くても性的に未熟な人もいますし、ある程度の年齢でもたくましい人もいますから！

私は、まず運動をし、筋組織と血流を維持し、スポーツチャンピオンの食事療法を勧めます。つまり、アルコールもたばこもコーヒーもだめ。ヴォルテールは、コーヒーのことを「去勢鶏のリキュール」と呼んでいました。馬を去勢したがったあるオスマン・トルコ皇帝の妻は、「コーヒーを飲ませるように」と命令したそうです。口の悪い人たちは、彼女の夫の欠陥がこの処方の有効性を証明していると噂したそうですが。それより肉、できれば牛・羊・馬の肉、魚介類、緑黄色野菜、特にセロリやフェンネル、果物を積極的に食べてください。ただし、食べすぎは禁物です。

いい雄鶏はやせていると言いますしね。私の経験から、手仕事をする人、農村地帯の人、それから貧しい人も、性的に優れているように思います。こうした条件にかなう人の多い黒人は、この分野では確固たる評判を得ています。反対に、インテリ、都会人、肥って裕福な人は、晩年に性的能力が一気に衰えて悩む人が多いようです。

「愛の媚薬《びやく》」については、いつの世も人はその秘密を探ろうとします。最も奇抜なレシピがある時代に大ブームになり、やがて忘却のかなたに消え去るということが繰り返されてきました。たまには、こうした調合薬の中に真実の光が見えたこともありますが。

「メディア〔ギリシャ神話で、恋のために国を裏切り我が子を殺す悲劇の王女〕の媚薬」を、ノストラダムスが検証したのですが、マンドレイク〔地中海東部に分布するナス科の有毒植物。根を魔術などに用いた〕、磁石、スズメの雄の血、タコの吸盤、アンバーグリス、シナモン、じゃこう、丁子、ハチミツ、クレタ島産のワインなどが含まれていたそうです。ところで、中には疑わしいものもありますが、丁子とシナモンは催淫作用がある香辛料の仲間に入ると言われています。粉末のアンバーグリスは、愛に関するほかの調合薬にも出てきます。特に、ブリヤ・サヴァラン〔司法官、料理研究家、作家。一七五五〜一八二六年〕が「悲嘆にくれた人たちのためのショコラ」の中で言及しています。

媚薬の中には、ありふれたものもあります。例えば、貝類を食べれば、男性の欲望を目覚めさせる、なぜなら貝の形が女性の性器を連想させるとか。今日でも、魚介類は、恋人たちの食事に欠かせないものになっていますが、それは中に含まれる微量元素のためです。

動物の睾丸《こうがん》もブームになったことがあり、やがてトウガラシ、コショウ、パプリカ、ナツメグ、シナモン、丁子などエキゾチックな香辛料もそのあとに続きました。頻繁に摂りすぎなければ、こうした香辛料は感覚を鋭敏にするものです。

最後に来るのはトリュフです。トリュフが奇跡を起こすということは、今はよく知られていますが。アンリ四世にとって、トリュフは命の恩人です。というのは、彼の母は、妊娠したその日に、トリュフ入りのフォアグラをたくさん食べていたのです。さてナポレオンといえば、もてたにもかかわらずどうも子宝に恵まれなかったのですが、後にローマの王にまでなった彼の息子の誕生はトリュフに負うところ大なのです。この分野の史料編纂官にもなった有名な調理師キュルノンスキー（「食通の王者」の異名をとり『美食の国フランス』三十二巻を企画した作家。一八七二〜一九六五年）によれば、「ナポレオン二世が誕生する前は、ナポレオンは子宝に恵まれないことを嘆いていた。ある日、彼の士官の一人があちこちに私生児をつくっているという話を耳にして、彼を呼びつけ、どうやっているのか聞き出したところ、『陛下』と、その薄っぺらな二枚目は答えた。『前もってトリュフ詰めの七面鳥を食べ、辛口のシャンパンを飲んでおります』と」。ナポレオンはこの助言に従いました。話の結末は万人の知るところです。

さらに、キュルノンスキーは巧みにこう語っています。「厳密に言えば、恋で盲目になった者が見えるようになる催淫薬はない。しかし、弱視には拡大鏡がある！」と。

私も、こんな風に物事を見ています。奇跡を求めているわけではありませんが、改善は可能です。トリュフ療法が誰にでも払える値段のものでないとしたら、疲労困憊している人にも活力を与える民主的な値段のニンニク療法をお勧めします。アンリ四世が恋愛で成功したとしたら、それはニンニクのおかげです。

きれいな女優に恋をしているのに、彼女に賛辞を表明することができないでいる俳優にこのニンニク療法を処方しました。しばらくして彼は戻ってきて、こう言いました。

「メセゲさん、私を止めてください。恋で気が狂いそうです。今度は、鎮めるものを処方してくれませんか?」

片や女性は失敗の話をよくしてくれます。そして、たいがい夫や恋人の失敗と対になっています。ですから、夫婦あるいはカップルを治療しなければならないのです。多くの女性が不感症なのは、彼女たちの人生の伴侶が、ただ単に彼女たちを感動させることができなかったからです。「恋愛では、女性は上手に弾くことのできる男性にしか秘密を明かさないリラのようなもの」と、バルザックは言っています。

性的に混乱しているカップルには、共にトリュフかニンニク、どっちか好きな方を食べなさいと言うでしょう。必要なら、ときどき初夜の気分になって、私が教えるハーブの媚薬を一緒に作って、優しい愛撫《あいぶ》のプレリュードとしてお互いに軟膏でマッサージしなさい、と言うでしょう。心配事、希望、努力を分かち合うということは、もうすでに愛を分かち合うことであり、次はおのずとやってきます。

手に手をつないで、父があれほど信じていた「幸せのハーブ」を一緒に摘みにいってはいかがですか? アンゼリカ、サマーセイボリー(サチュロスのハーブ!)、ミント類、コロハ、クサノオウ、ロケットです。そして、一緒にハーブティーを飲みましょう。もしユーモアのセンスがお二人にあるのなら、このハーブティーの味には思わず吹き出してしまうでしょう。水一リットルに対してニンニク五グラム、タマネギ五グラム、サマーセイボリー一つまみ、ミント類一つまみです。あるいは、もう少しびっくり仰天の度合いの少ないもう一つのハーブティーは、アンゼリカ一つまみ、サマーセイボリー一つまみ、イラクサ二分の一つまみ、そしてトウモロコシのヒゲ二分の一つまみです。

マッサージには、浸剤をお勧めします。水一リットルにクサノオウとコロハをそれぞれ二つまみずつ浸して、二十四時間置きます。この浸剤をコットンに浸して、腎臓の下をマッサージします。

女性には、次の浸剤を日常的に注入することをお勧めします。セージ一つまみ、ウスベニアオイ四つまみ、ニオイスミレ二つまみです。恋する若い乙女あるいはそうありたいと思う女性には、欠かせない健康管理法です。

もちろん、女性の性器は複雑なので、色恋沙汰を台無しにするさまざまな厄災に悩むことがあります。そんな場合は、今一度植物が味方になってくれます。生理を呼び覚ますハーブには、パセリ（例えばハーブジュースとして）やキンセンカの花（ハーブティー）があります。生理過多を抑えるハーブは、通常出血を止めるものでもあるのですが、ナズナ、ゼラニウム、オオバコ（ハーブティー）があります。

今でこそ確信できるのですが、女性ホルモンに非常に近いホルモンを含むハーブもあります。最も多く含むのはセージで、子宮のいい活性源になります。ホップは、引き金役のホルモンになります。ホップを収穫する女性は、浸透現象によって吸収することになり、生理がじきに来たりします。チューリップの球根を扱うオランダ人は、同じような現象を体験しています。

こうした植物が流産を引き起こすと言われたこともありますが、それは言いすぎです。遅れがちな生理の始まりを促す、ただそれだけなのです。反対に、周期を安定させるという点で、むしろ妊娠に貢献します。

あらゆる膣の炎症には、穏やかなハーブで充血を除去するウスベニアオイとウスベニタチアオイの浸剤を一定期間注入することをお勧めします。

最後に、もし私のところに来た俳優のように、男性でも女性でも、安眠を妨害するような激しい欲望を嘆いている人には、沈静作用のあるハーブがいいでしょう。例えば、安眠の項で紹介した「ナイトキャップ」、最も抗催淫作用のあるスイレンです。古代から、スイレンは、修道士と修道女の植物でした。エロチックな夢を鎮めるということで、実にさまざまなシロップや水剤やジャムが作られました。しかし、今日では、誰が、この「スイレンのシロップ」を欲しがるでしょうか?

心臓・血液循環

ある「町の人」が、年に一回ブドウの収穫期に父を訪ねてきていました。その人は遠く、ピレネー山脈のどこかの小さな町から来ていましたが、そこの町長でもありました。父はその人に敬意を表して「大統領閣下」と呼んでいました。私が非常に強い印象を受けた人です。というのは、その人がかなり太っていて赤ら顔だったということと、当時では贅沢品《ぜいたくひん》であった車で、しかもエシェルニエ医師と一緒に来ていたからです。父にとって最も身分の高い相手ですよね。考えてもみてください、医者ですよ!

こうした重要人物の訪問に、父は晴れの日の食事を母に作らせました。雌鶏のポトフ、ヤマウズラとヌキ〔太らせて食用にする去勢雄鶏〕、フォアグラ、そしてデザート数種類といった具合です。この重要人物である客が、こうしたおいしいものを堪能し、フォアグラを舌でなめまわしている光景が今でも目に浮かびます。彼のあごは脂肪でてかてかしていました。脂漏《しろう》症です。父は彼が料理を飲みこむ様を見ていました。そしてデザートになると、きっぱりと言いました。「大統領閣下、この食事があなたにとって最後のごちそうです。明日から、ダイエットが始まりますよ」

この貪るように食べる人は、実は高血圧症で、そのためにあれほど遠くから診察に来ていたのでした。高血圧症の人の最後の晩餐《ばんさん》は、死刑囚の最後のたばこのような何かしら儀式めいたところがありました。その翌日からこの人は、毎日子牛の肉一切れをニンニク三かけらとタマネギ三個と一緒に食べることになるのです。そのほかには、野菜のブイヨン、サラダ、果物だけが許可されていました。父は、さらに特別に調合したハーブティーも加えました。

エシェルニエ医師は、近くでこの患者をフォローし、様子を教えてくれることになっていました。一か月後、状況はさっそく改善されました。血圧は下がり、体重も落ちました。ところが時が経つにつれ、また過度に食べるようになっていきました。一年後、ブドウの収穫期に戻ってきましたが、その人は息切れがして、腹がでっぷりと出ていました。父は、もう一度厳しく説教し、母は、厳粛にその人の最後の晩餐を用意しました。

人生はこんなものです。太っている人が全員過食をやめることができたら、心臓病がこれほど地上に災禍をもたらすことはなくなるでしょう。しかし、心臓病は、豊かな国の代償でもあります。豊かさの代償は高くつきます。

高血圧は、特にある年齢からよく見られる病気で、めまい、耳鳴り、動悸などさまざまな症状をもたらします。長引くと、心臓が衰弱します。最初にやらなければならないことは、牛・羊・馬の肉、でんぷん質のもの、脂肪の少ない食事を摂ることです。アルコールとコーヒーは控え、塩分と香辛料は少なめに（ただし、重症の場合は、完全に止めます）。

一般的に運動を積極的に勧めはしますが、心臓が弱っている人には慎重になります。こうした人は、一定の速さで歩くといいでしょうが、息切れがするような激しい運動は避けます。同じく、熱い風呂は心臓に危険ですので、ぬるめにするか、体を拭く程度にします。

そうはいっても、一生、子牛・ニンンク・タマネギダイエットを強要するわけではありません。一時守らなければならないショック療法にすぎないのです。ただ、できれば食事の中にいろいろな調理方法でニンニクを積極的に取り入れるよう強調します。ニンニクの匂いでつまずいてしまう人は、薬局でエキスを買ってもいいでしょう。肝心なことは、血圧を下げる性質をもつこの薬味の恩恵を放棄しないことです。勇敢な人には、「アルコール浸剤」をお勧めします。作り方は、ニンニク五百グラムをつぶして汁を出し、四十度のアルコールを同量足します。これを、毎月一週間続けて、一日スプーン二、三杯飲みます。

心臓に良く、多少降圧作用や沈静作用があり、怠け者の心臓を調節する植物もあります。サンザシは特に動悸を鎮め、ヤドリギは降圧作用があり(水一リットルに対して二~三つまみ)、オリーブの木もそうです(カップ一杯分の水で葉を二十枚ほど煮出す)。スズランは心臓の調節薬で(一カップあたり花を一つまみに熱湯を注ぐ)、ミント類も、心臓の調節と活性化に貢献します。そして、ジギタリス(キツネノテブクロ)も効果的ですが、危険でもありますので、医学的監視のもとでのみ摂取してください。

症状によっては、ほかのハーブも取り入れて、バランスのとれた効果を目指します。

高血圧の場合には、水一リットルに対してサンザシの花二つまみ、ラベンダーの花一つまみ、ニンニク五グラムを混ぜたハーブティーを、一日カップ二杯飲むことを勧めています。

動悸が激しい場合には、サンザシの花一握り、クサノオウ一握り(できれば生で全草)、キンポウゲ一握り(茎と葉)、エニシダ一握りの濃いめの浸剤をガーゼなどの布に染みこませて心臓に当てると楽になります。このように長い時間かけて作った浸剤は、温め直して数回使えます。

加齢によって動脈が固くなって血液の流れを難しくする動脈硬化が発症した場合には、厳しい食事療法と同時に、ほぼブイヨンに近い浸剤を勧めます。お湯一リットルに対してニンニク五グラム、タマネギ五グラム、タンポポ一つまみです。一日カップ四杯飲みます。

心臓に特別支障がなくても血液循環に不調をきたすことがあります。例えば、妊娠中や更年期の女性によくみられる症状です。そうした場合には、血液の流れを活性化するハーブティーをお勧めします。水一リットルに対してパセリ一つまみ、セージ一つまみ、キンセンカの花一つまみ、ソレルの根二分の一つまみです。一日二カップ飲みます。

血液の流れが悪くなると、痔、静脈瘤、静脈瘤性潰瘍など、さまざまな疾患の原因にもなります。こうしたさほど重症ではないけれども苦痛に変わりはない不調は、血液循環を良くするための内科的治療と同時に局部的な外科的治療が行われます。

痔や静脈瘤を楽にする座薬の調合にマロニエの実が使われることもあります。子どもたちも知っていて、面白がって拾い集める馴染み深いものですから、ご自分で利用しない手はないでしょう。マロニエの実は固いので、ゆでる（水一リットルに対して果肉約十グラム）前に実を砕いて中身を出さなければなりません。この飲み物はおいしいとは言えないので、砂糖を入れて飲みやすくしてもいいでしょう。水一リットルに対して三十グラムの比率で、マロニエの樹皮を利用することもできます。もっと苦いのはヨーロッパナラの樹皮ですが、痔と静脈瘤には同じくらい効果的です。調製の仕方は同じですが、固いので煎剤にします。

同じ材料に、スギナあるいは「クー・ドゥ・シュヴァル（馬のしっぽ）」のようなほかの血液循環に効く植物を組み合わせてもいいですよ。やはり、煎剤としてですが、水一リットルに対して砕いたマロニエの実二グラム、ヨーロッパナラの樹皮二グラム、スギナ全草二つまみです。一日にカップ二杯飲みます。

こうした煎剤あるいはもっと濃いものでも、痔の患部を浸したり、温めてガーゼなどの布に染みこませて静脈瘤に当てたりと外用にも使えます。特に静脈瘤性潰瘍を軽減するのに効果的な植物として、キバナアザミ、セージ、カシグルミの樹皮があります。濃い煎剤（水一リットルに対して五十グラム）のローションで、開いた傷口をふくと傷の癒合《ゆごう》を促進します。

血が濃いかどうかは、つねに健康を図るバロメータでした。過剰な濃度がだいたい現代人の病の源だとしても、わが国のように豊かな国にも薄い血、貧血を患っている人たちがいることを忘れてはなりません。幼児であったり、回復期にある人であったり、年寄りということもあります。

貧血の人はどうしたら顔色が良くなるのでしょうか？ 皮膚の下を流れる血が赤く、生き生きとするには？ またまたニンニクです。性懲りもなく繰り返します。ニンニクは、子どもの食べ物であり、年寄りの食べ物です。新陳代謝を良くするキャベツ、ホウレンソウ、セロリのような野菜、強壮作用があり、食欲を刺激するワサビダイコンもです。果物では、とくにアンズがお勧めです。アンズは、鱈《たら》の肝油を上まわります。肝油はエネルギーを与えてくれるビタミン類に富んでいますが、我々の世代が子どものころ大嫌いだったものです。ハーブでは、強壮作用があり、食欲を増進してくれるゲンチアナ（リンドウ科）をお勧めします。おいしいワイン（作り方は9章参照）を作ることができます。ミツガシワは、抗くる病性があり、ビタミン類が豊富な植物で、浸剤（カップあたり一つまみ）にして摂取できます。

誰もが、自分の名前、年齢、住所を知っているように自分の血液について知っておいたほうがいいと私は思います。血液型とRh因子は、万が一事故に遭った場合、一刻も早く輸血が受けられるように、つねに手帳や財布のしかる場所にメモしておいたほうがいいのではないでしょうか。

実は何よりも、四十歳を超えたら、必ず定期健診を受けるようにお勧めします。かくして、血液検査のおかげで、コレステロール(血液中の脂肪分過多)、糖尿病(糖分過多)、タンパク尿過多、尿素過多などの重大なアンバランスを発見することができるのです。こうした疾患は、早期発見できれば、厳しい食事療法で軽減できますが、病気の進行が進みすぎている場合には、深刻な結果をもたらしうるものです。

そういった意味で、最大限に配慮して、流れが良く、健康な血液を保つことを再三再四強調したいと思います。澄んで生き生きとした血液は、健康を約束してくれるものです。血液が正しく送られてくる心臓は長く打ちます。それに、いつの世も心臓は生命そのものの象徴とされてきたのではないでしょうか。

第7章　美しさ、幸せを約束するもの

町の美しいご婦人方は、人目を避けるようにして父を訪ねてきました。紐《ひも》をきつく結んだブーツでちょこちょこ小走りに歩いて、身体はコルセットで締めつけて、顔はベールで隠して。このご婦人方が二輪馬車、当時はもっと上品に「ティルベリー」〔ロンドンの馬車製造業者である考案者の名を取った〕と呼んでいましたが、そこから降りるところを、私は窓からカーテン越しにこっそりうかがっていました。数日前に御者が、人目を忍んで面会の予約に来ていたのです。ご婦人方は、何よりも知られたくなかったのです。訪問者が頻繁にある、オーシュ〔ガスコーニュ地方東部にある、ジェール県の県庁所在地〕に市が立つ日以外は、父の待合室が混むことはありませんでした。本当のことを言えば、待つこともなければ、そのための部屋もなかったのですが！

馬がご主人様の服装と同じ色の装いをしていて、際立ってエレガントだった一人のご婦人のことをよく覚えています。顔の表情が全然動かないことが、私の注意を引いたのです。そのご婦人は、詩人ボードレールの「美への賛歌」の一節そのものでした。

「私は、体の線を崩す動きを嫌悪する」

「だから、決して泣かないし、決して笑わない」

しかし、動きのない美しさの時代は終わりました。今では、動きのある美しさだけが評価されます。ときには、粉をはたいて香水の匂いをぷんぷんさせた色男老人が訪ねてくることもありました。父と、花や香水の話をしているのを耳にしたものです。

うぬぼれの強い大佐も来たことがあります。もしかしたら少佐にすぎなかったのかもしれませんが、父は確信のないときには、軍人に対してはいつも位をいくつか上げて接していました。

いずれにしても、全員に共通していたのは病気ではないということです。ただ、美しくあり、美しくあり続け、もっと美しくなりたいのです。私はといえば、父が示すちょっとしたサインで、美のための診察か健康のための診察かを見分けることができるようになりました。あの善良な父カミーユが、古い黒いかみそり、つまり昔床屋が操っていたような西洋かみそりを持って畑に出るときは、イラクサ、アイビー、クサノオウを切って、病人のために何かを用意するためでした。

しかし、白い螺鈿《らでん》の柄のかみそりしか持っていないときには、美容のためでした。この白いかみそり、唯一このかみそりだけで、カミーユは、冷浸剤を作るためのバラの花びらを切っていました。父は硫黄色のバラをよく使っていましたが、私は、プロヴァンのバラである赤いバラのほうが好きです。木靴を履いて、父と一緒にバラを摘みにいったものです。朝露のころでもなく、雨あがりでもなく、太陽が照りつけるころでもなく、むしろバラにとっていちばん良い時間帯である朝の十時頃でした。美容のための調合をしているときの父の顔は、いつも喜びに輝いていました。

私は、花びらをむしったり、シミのついたものや不完全なものを除いたりする手伝いをしました。雨水を入れて花を浸す青い瓶一本に対して、「花びら三百枚」と父は言っていました。私は、辛抱強く花びらの数を数えはじめるのですが、父はいつもさえぎるのです。目測でわかっていたのです。

白いかみそりは、使い終わると洗ってから閉じて、いつも同じ引き出しに丁寧にしまっていました。そして、私は待つのです。翌日必ず町から美しいご婦人が訪ねてくるからです。まあ、たまには、色男老人か女性の気を引こうとする軍人だったりもしましたが。ただ、絶対間違わなかったのは、白いかみそりが美容の道具だったということです。
父は、死ぬまで、美しさと若さの秘訣を探し求めていました。ファウスト〔十六世紀初頭のドイツの伝説的人物。悪魔と契約して、自己のいっさいの欲望を満足させようとしたといわれる〕よろしく、実験に実験を重ね、年月をかけて改善していました。健康に関する調合の成分は喜んで話してくれましたが、美容に関しては、秘密めいていて、中身を明かしてもらえませんでした。もし、私自身が美容に強い関心を抱いているとしたら、まだほんの入り口しかわかっていないこの科学の神秘的な魅力が若いときの記憶に焼き付いているせいかもしれません。

年月とともに、カミーユはいくつかの処方箋を開発しましたが、その秘密は後生大事にしまっていました。私が理解できる年齢に達したある日、父はようやくこう言ったのです。

「わしは裕福ではないが、活用できたら富をもたらすような秘密をおまえに授けよう。そのおかげで、数々の善行を積むことができるだろう。女性に美しさを与えることができるだろう。この処方箋はおまえの子どもたちに伝えなさい。彼らが、彼らの子どもたちに伝えてくれるだろう」

それから、父は第三者によく目配せしながら、「息子は一流になるための秘密を知っているのさ。一流だよ！」と言うのでした。

この本の執筆中に、昔私の家族をよく知っていたご婦人から感動的な手紙をいただきました。その方は、カミーユ・メセゲの予言を聞いた人でした！　このご婦人D・イルマさんは、ラバスタンの近くにあるモンフォコンに住む魅力的な女性です。彼女の手紙をご紹介します。

親愛なるモーリス、こんなに親しげにあなたに手紙を書く人物とは、いったい誰なのかしら？

あなたが四歳のときに会ったことのある七十一歳の「おばあちゃん」ですよ。あなたの家族のことをよく知っていて、あなたの家族を愛した者ですよ。当時は、「メセゲさんの家へ行くために」身のまわり品を用意したものです。それは、ブドウの収穫期のことでした。毎年、ほぼ一か月間お邪魔したものです。本当に訪問するのを楽しみにしていました。私たちにとってお祭りのようなものでした。

あなたのことを知っていた当時のままのあなたを思い出しています。あなたのお父様が言ったことの中で特に覚えていることがあります。「イルマ、いつかモーリスは一流の人間になりますから見ていてください」。お父様は、間違っていませんでした。今のあなたのお姿を見られたらどんなに喜ばれることでしょう。お父様は、本当にいい方でした……。

私以外でただ一人父の秘密を知っていた人は、母でした。母は、生涯、カミーユのレシピを作りつづけました。父が亡くなってからも、父から教わった同じ動作を変わらず繰り返すことで、父に敬意を払いつづけています。ですから、母は、若々しい肌を保つ処方箋を知っています。七十歳を過ぎても、未亡人になったこと、次から次へとやってくる金銭的問題、私の裁判沙汰が原因の心配の種など、いろいろな心痛にもかかわらず、彼女の年齢で、みずみずしい顔色と、しわのないすべすべの肌を保っています。

私はといえば、父の処方箋を実行するために、十五年ほど前にハーブ研究所（パリ八区、コーマルタン通り二十二番地）を立ち上げました。今では、競争相手に荒らされる心配なく、父が伝授してくれた秘密を明かすことができます。それは、ホメオパシー的微量のウスベニアオイ、キイチゴ、クサノオウをベースにした美容パックです。「青春70」と命名しました。製造年度からではなく、この年に母が七十歳になったからです。誕生日の贈り物として、このパックを母にささげたのです。父もそれを望んだことでしょう。

バーム、クリーム、軟膏《なんこう》のほかに、カミーユ・メセゲは、香水にも感覚が研ぎ澄まされていて、お気に入りの人たちのためにだけ作っていました。家中、雨水を貯めた桶、母の鉢や広口瓶に花が浸してありました。中には催淫《さいいん》作用〈特に色男老人とか色男軍人のため〉のある絶妙な調合のものもありました。そして、美しいご婦人方も、大いにもてたことについて、父に感謝していました！

父はといえば、ニオイスミレのいい香りがしていました。父に関する匂いの記憶は、ニオイスミレに関係するのです。父が香水をつけていたのか、ニオイスミレの香りが父の体に染みついていたのかは定かではないのですが、ニオイスミレの徳を象徴するものは、まさしく謙虚さです。あるいは、後に発見したのですが、聖人が実際に放っていた「聖徳《せいとく》の香り」〈特別な聖徳を備えて聖人が死ぬとき、芳香を放つという言い伝え〉かもしれません。

一五八二年、アヴィラの聖テレサ〈スペインの修道女。カルメン修道会を改革した、カトリック教会最初の女性教会博士。一五一五〜八二年〉の死の床に呼ばれたある庭師は、彼女から漂ってくる芳香が、ニオイスミレとジャスミンとアイリスであるのがわかったと言われています。何世紀もあとになって、現代のピオ神父も、花の香りを発していました。彼の場合は、ナデシコです。こうした現象は研究者の注意を引き、事実として認められました。つまり、神秘主義が危機に瀕している時代に、宗教的陶酔あるいは予知的幻覚が、それぞれの体質に応じた化学物質、しかも特定の花の芳香に似たものを生成するというものです。まさに、「聖徳の香り」と呼ばれるものです。

ニオイスミレの香りを放っていた父に聖徳があったと言うつもりも、ラベンダーの香りがする母に聖徳があったと言うつもりもありません。ましてや、バラに囲まれ、バラの香りが染みついているからといって、私も、などと言うつもりも毛頭ありません。しかし、男女を問わずそれぞれ特有の香りをもっているものですが、その人にふさわしい植物を匂わせているのか、それとも植物がその人の匂いを吸収しているのかはわからなくなっています。通り過ぎたあとも長く、匂いの痕跡を残す植物があります。例えば、ニンニク（まったく詩的ではありませんが）です。美食家は、ウサギが食べたであろうセルピルムの香りや、ある日蜜蜂《みつばち》が集めたであろうローズマリーの香りに気づかないものでしょうか？

我が家では、コリブリと呼んでいた馬までいい匂いがしていました。雪のように白く、いつも磨きがかかっていたコリブリは、一生懸命働き、私たちと一緒に干し草を集めていましたが、コンクールに出るような美しい動物でした。父は、馬の毛並みをつややかにするローションを用意するとき、あの美しいご婦人方のときのように螺鈿の柄の白いかみそりを出していました。

コリブリのつややかな毛並みに気づいたギャヴァレの農家の人たちは、彼のまわりを探りにきて、父にレシピを聞いていました。当たり前ですよ。祭りで家畜を売るには、家畜の毛がつやつやしているほうがいいのです。健康の印ですからね。そこで、父は、「美しい馬のアドバイザー」になって、食事療法とローションを処方していました。餌《えさ》にヤドギリとクサノオウを一対四の割合で混ぜるのです。これらの植物の冷浸剤は、毛並みを整えるのにも使えます。

最近は、私はどんどん美容の方に向いていています。ますます遠方から人が訪ねてくるのは、そのためです。おしゃれな老婦人からきれいな若い女性まで、海を渡って、健康に何の問題もないのに、美容についてのアドバイスをもらいにくるのです。数年前カナダのラジオに出たのがきっかけで、ある宣教師に連れられてきたエスキモーの人たちに会って以来、エスキモーの女性でさえ私のことを追いかけてくるのです。国に帰って、女性たちに私のことを話したのでしょう。以来、女性たちは、モモのような肌になることを夢見、私にその秘訣を教えてほしいと言うのです。日本人女性は、いちばん所有欲が強いようで、男性を離さない香水を教えてもらおうと私につきまといます。

医学が飛躍的な進歩を遂げ、ダイエットが万人のものになったこの二十世紀にあって、美しさと若さは、女性はもちろんのこと男性にとっても一番の夢なのです。

「美しさは、幸せを約束するもの」と、作家スタンダールは書いています。そして、幸せ探しは、現代人が求めてやまないものではないでしょうか? 何人の女性が私の診察室を訪れたことでしょう。ちょっとしたしわで、わずかなセルライトのたるみで、夫を失ってしまうのではないかと悲嘆にくれて、彼女たちはやって来るのです。私は、夫婦の仲睦まじさに賛成です。崩れそうな夫婦関係を取り繕うためにクリームで事足りるなら、喜んでさしあげましょう。

「モーリス、おまえはとんだげす野郎だ」と、友人でもあるフロリオ先生がときどき私に向かって言います。

「我々の食いぶちを取り上げるつもりか! 離婚寸前の夫婦の仲を全部おまえが取り繕ってしまったら、我々弁護士はどうやって食っていけばいいんだ?」

そして私は、飽きもせずに埋める、埋める……こっちのしわ、あっちのしわ。かつては健康の職人だったように、今は単なる美容の職人です。

私のクリームと調合剤がもつ二つの特質に、私はすべてをかけました。自然であることと新鮮であることです。農薬（殺虫剤であるとか）で汚染されたハーブのクリームは、毛穴を開く代わりにふさぎます。惨状を招くくらいでしたら、どんなトリートメントもしないほうがましです。さらに、クリームが新鮮であると、効果も倍増します。いちばん良い美容品は、自分がよく知っている自分の庭の植物でみずから作って、すぐに使えるものです。いくつかの有効かつ簡単なレシピをご自分で実際に作ってみましょう、というのが本章の狙いです。

美しさと若さを求めてやまないアメリカ人は、実際、自然の摂理に戻ろうという試みをしています。ガーデニングを再評価しただけではなく、二百万人のアマチュアガーデナーが、毎日無農薬のサラダと野菜に水をやり、しかも自然の化粧品しか使いたくないと言っているのです。中でも最も熱心な人たちは、化学的着色料を使わないで、ニンジン、テンサイ、レッドカラントなどの汁で着色した口紅、キュウリ、ジャガイモ、あるいは生の果物のクリームやパック、ナスの歯磨き粉などをすでに作っています。狂信的とも言えるこうした傾向は、まさしく過剰に人工的なものを乱用した国々において、その存在理由があると言えます。

私はそこまでは求めませんし、急激な過去への回帰を願っているわけではなく、市場で売られる製品の質と新鮮さをしっかり管理しましょうと言いたいのです。もちろん、ある日わが国の少女たちが、これまでの人工的な口紅を使うのをやめて、レッドカラントのジャムを唇に塗るようになったら、ファッションは狂気の沙汰となり、私は苦笑いするしかないでしょう。いやいや子どもたちはちゃんとやってのけて、もっと素敵になることでしょうよ！

セルライト

もう女性がコルセットで締めつけられ、何枚にも重ねられたペチコートの下にたるみを隠す時代ではありません。今日では女性という女性、若い人もあまり若くない人も、海辺では率先してビキニを着ます。しかしビキニは、ほかの部分のシルエットは普通でも、特に太もも、腰、膝、足首、腕の部分にあまり見栄えのよくない凹凸の肌を露わにしてしまいます。

セルライトのせいでいつもコンプレックスを抱え、肌を見せることをためらう若い女性たちを、診察室でいったい何人診たことでしょう？　男性は、むしろ肥満や浮き輪のような腹まわりの贅肉《ぜいにく》に悩むのですが、女性にとっては、肥満そのものよりセルライトのほうが一般的です。こうした海綿スポンジのような肌の女性は、脂肪が原因というより、むしろむくみが原因です。

セルライトの原因を探るのは難しいのですが、感情面でのショック、死別の悲しみ、失恋、仕事上の失敗、あるいは、慢性的な神経疲労という場合もあります。要するに、「悪い血」が毒に変わるのです。ほかには、身体的なことが原因の中毒もあります。運動不足や、酸素の摂取不足、栄養価の高い食事というよりむしろ、身体が吸収することを拒むような人工的化学物質を多く含む食事などです。

いずれの場合にも、睡眠を充分とり、適度な運動をし、リラックスすることで、身体のあらゆる機能のバランスを取り戻すことが必要です。長期休暇は、欠陥の多い生活リズムをいったん崩し、徹底的に排毒するいい機会です。もちろん、食事療法もします。体が毒をしょっているのですから、まずこの毒を排出する必要があります。前述した利尿作用のある自然のものは大歓迎です。今こそ、タマネギ、セロリ、キャベツ、リーキ、フェンネル、パセリ、イチゴがベースの食事療法をし、サクランボの柄、リンゴの皮、ボリジ、セイヨウナツユキソウなどのハーブティーを飲むときです。特に、水一リットルに対してクサノオウ一つまみ、タンポポ一つまみ、トウモロコシのひげ一つまみに熱湯を注ぎ、一日カップ四杯飲みます。

強い利尿作用のある植物のほかに、健康的、つまり悪の根源である化学物質はいっさい使っていない、ということが第一条件ではありますが、あらゆる緑黄色野菜と新鮮な果物もいいでしょう。同じ理由から、保存食品は避けて、同じものを新鮮な形で摂《と》るようにしてください。

特に牛・羊・馬の肉のように、タンパク質が多く脂肪分の少ない肉を、香草以外はあまり味付けしないで、網焼きするのは大いにいいでしょう。子牛や豚のような白い肉は、牛・羊・馬のような赤い肉ほど滋養にならず、化学物質（抗生物質、ホルモンなど）が染みこんでいる可能性がより高いのです。家禽《かきん》類は、穀類で飼育されているものはいいでしょう。鶏卵も同等の基準を満たしていなければなりません。

脂肪、糖分、でんぷんなど高カロリーの食品の消費は制限しましょう。いずれにしても少量に控え、しかも良質のものを選びます。サラダには加熱した油ではなくオリーブオイルを少々、そして加熱チーズを少々。精製糖、ジャム、砂糖菓子は禁物、その代わりにハチミツと甘さ控えめな果物（リンゴ、グレープフルーツ）を。白いパン、パスタ、菓子類は避けますが、全粒粉《ぜんりゅうふん》のパンならいいでしょう。酢の代わりにレモン、塩と香辛料の代わりにハーブ、コーヒーの代わりにチコリあるいはハーブティー、ワインの代わりにミネラルウォーターで代用します。

内側の毒素を出すあらゆる療法に、セルライトの脂肪のかたまりを溶かし、見苦しい「オレンジの皮」を吸収するために外からの局部的治療を加えます。この場合、マッサージが有効です。機械によるマッサージよりも、病気の細胞を傷つけず、反対に体温で温まり、最もやさしいハンドマッサージのほうがいいでしょう。何でもそうなのですが、この分野も例外ではなく、いかなる機械も取って替わることのできないシンプルで暖かみのある微妙な人と人の触れ合いの効能を、私は確信しています。

良心的な薬用植物療法家として、私は柔らかい感触で、しかも「オレンジの皮」を吸収してくれるようなハーブも探しました。こうした基準に最もかなうのがアイビーです。もちろん特定の海藻が強力な抗セルライト剤になると考えられていますが、私は庭の植物しか使いません。海藻は庭には生えていません。ですが、アイビーのことはよく知っています。馴染みの深い植物です。

メセゲ家では何世代にもわたって使ってきましたし、私自身もいやと言うほど、あらゆる方法で調製してきました。抗セルライトクリームだけではなく、アイビーをもんで肌に直接擦りこんだり、ハップ剤や包帯用剤（ガーゼ用剤）もです。アイビーをもんで肌に直接擦りこんだり、うっ血して痛みのある患部に直接当てるハップ剤として患部に数時間当てたりすることで、セルライトの脂肪のかたまりを吸収します。アイビー（もしくはカキドオシ）の葉をたっぷり数握り、二十四時間冷水に浸した冷浸剤でセルライトのある部分をときどきマッサージします。

クサノオウ、ギョウギシバ、スギナ、キンポウゲ、そしてアイビーやカキドオシなど、私のお気に入りの抗セルライト植物は足浴や手浴に使います。こうした浸透療法は極めて有効なのですが、この本であまり処方について触れないのは、二つの明確な理由からです。一つは、私の著書『人間と植物』の中でレシピについては詳しく書いたので、繰り返しにならないように。二つ目は、一般的にこうしたデリケートな調合は、それぞれの患者（相談人）に合わせて作り、特定の植物は、ホメオパシー的微量で用いるためです。

その代わり、この本では、家庭で簡単にでき、誰でも作れる、いかなるタブーも危険もないレシピだけを紹介しています。私の意図するところは、私の博識や技術をひけらかすことではなく、ごくシンプルでとても好感がもてるレシピを紹介して、一人ひとりが、そこに幸せを見いだし、特別な監視も必要とせず自分の健康の独自の職人になれるように、ということなのです。自分自身のケアをするということは、責任のある行動であり、体調が崩れた身体に絶えず秩序を取り戻すという責務と配慮を、医者もしくは薬用植物療法家に任せるということは責任を放棄する行動です。

アンドレ・スービランは、『白衣の人』の中で、私自身が折に触れて確信してきたある真実について語っています。「愚かな医学的考え方は、田舎者の専売特許だなんて思わないでください。最も教養のある人に途方もない愚言をはかせたいと思ったら、やり方は簡単です。医学の話をさせなさい」

もし知識人が、ただ田舎の人のように、シンプルなことしか認めないと言ってくれたら、過ちはもっと減るでしょう。いくつかのハーブしか知らなくても、それを適切に使うだけで、もう充分すぎるくらいです。もし女性が、顔のためにはバラ、胃のためにはニンジン、身体のためにはアイビーしか使わないとしても、真の美しさを知るということから遠ざかることになるでしょうか！

身体

適切な食生活と運動によって、たるみが消え、調和のとれた曲線がくっきり現れたとしても、皮膚病や何らかの欠陥で見苦しい肌になってしまうことがあるかもしれません。

ときには医師の介入を必要とするほど重症（腫れ物、乾癬《かんせん》、湿疹、さまざまな皮膚病）かもしれません。しかし、これらも適切な健康管理で軽減することができます。

腫れ物の場合、医者は、まず第一に身体をほてらせる料理、ソース類、香辛料、アルコールを排除した食事療法を勧めるでしょう。しかし、私は、チコリ、イラクサ、リーキ、タマネギ、果物ではブドウのような血液をきれいにする利尿作用のある野菜に特に注目してほしいと思います。

局部的には、加熱したレタスの葉、みじん切りにしたキャベツ（生でも加熱しても）、もしくは牛乳で煮たユリ根のハップ剤を貼ることで、腫れ物の成熟を促すことができます。これらの野菜は、すべて確実に傷の癒合《ゆごう》を促してくれます。

タイムやセージ（殺菌作用）、ウスベニタチアオイの根（緩和作用）、あるいは一度にそれぞれの効能を得るためにこれらすべてを混ぜた浸剤を染みこませた包帯を当ててもいいでしょう。

湿疹やヘルペスは、何らかの物質（塗料、化粧品、化学繊維など）に対するアレルギーでないとしたら、神経的な要因のこともありますので、まずそれを突き止めます。皮膚病は、現代ではますます多くみられるようになり、ますます原因を特定するのが困難になっています。繰り返しになりますが、食事、ボディケア、衣類に化学物質の使用をできるだけ避けることで、不快であると同時に異常な皮膚反応を抑えることができるのです。

湿疹を患っている人は、ぜんそく、リウマチ、肥満のいずれかを併せ持っているということがよくあります。一度に全部、ということもありますが。神経質で慢性的に中毒状態にあるような人です。運動でリラックスすることと、健康的な食事を摂って解毒していくことがまず必要です。

ただし、休暇をとることを勧めても、海はお勧めできません。湿疹は、病気を拡大することになる水を好みません。ですから、風呂もシャワーも禁物です。もし、湿疹が手など局部的なものでしたら、あとで手を洗わなくてもすむように、汚れる仕事をするようなときにはゴム手袋をはめることをお勧めします。

湿疹を患っている人のための食事は、ニンニク、ニンジン、レタス、タマネギ、タンポポをたくさん摂ることです。果物では、やはりブドウです。レモンジュース療法（一日に数回）も、同じくたいへん効果的です。新陳代謝を良くするハーブティーとして優れているのは、ボリジ（葉あるいは根をカップ一杯分の水に対して一つまみ）やサンシキスミレで、乳痂《にゅうか》〔乳児湿疹に見られる頭部の厚い痂皮《かひ》〕の乳児にも与えることができます。ゴボウ（あるいは「頭部白癬に効く草」）も、ローション（お湯一リットルに対して葉あるいは根二つまみを三十分間煮出す）にして湿疹につけることができます。分量的には同じですが、キイチゴの花で煎剤《せんざい》を作ることもできます。

さて、昔の田舎では、頑固な湿疹には、ゆでたニンニクをつぶしたものと同量のハチミツで作った軟膏を、ガーゼと包帯に塗って湿疹に貼っていました。

乾癬は、特に肘《ひじ》、膝、手に限られる皮膚病です。まち針の頭ほどの吹き出物が現れ、不快なかゆみを伴います。摩擦やごわごわした布との接触や、石油系洗剤が原因とされていますが、実際の原因をつきとめるにこしたことはありません。それには、医者が助けになってくれるかもしれません。しかしいずれにしても、身体を毒さないためにも、肝臓疾患の項でお勧めしたアーティチョーク、ニンジン、レタス、リーキ、テンサイなどの野菜と果物中心の、健康的で軽い食生活が望ましいのは言うまでもありません。

ボリジ、チャービル、セージのハーブティー（カップ一杯に対して一つまみ）も効果的です。これらの浸剤は、包帯などで患部に直接当てることができます。私は、特に、お湯一リットルに対して一つまみのカモミール、セージ、ギョウギシバ（全草）のハーブティーを一日四回飲むことをお勧めします。

とんだ災難で、浄化のために田舎に来て皮膚病にかかる人もいます。野原でかかる皮膚炎は、サクラソウやラッパズイセンのようなある種の植物によって引き起こされます。湿疹の傾向のある人は、こうした植物を摘まないようにしましょう。

身体を清潔に保つことで、皮膚病を防ぐこともできます。「四人の盗賊のビネガー」と「ハンガリー王妃の水薬」の中に入っていた殺菌作用のある芳香植物（タイム、ローズマリー、セージ）をすでに紹介しましたが、風呂に入れたり、浸剤にしてマッサージすると皮膚を清潔にしてくれます。二リットルの熱湯にサンザシの花一つまみ、ヤグルマギクの花二つまみ、カモミール二つまみ、ラベンダー二つまみ、ウスベニタチアオイの根二つまみ、バラの花たっぷり一握りを漬けこんでローションを作ることもできます。

昔の貴婦人は、体を洗うことに最大限に気を配り、肌を滑らかにするものはすべて風呂に入れていました。ポッパエア（古代ローマの王妃。夫を捨てて皇帝ネロの妻となった）はロバの乳の風呂に入り、クレオパトラは牛乳風呂にハチミツとスイートアーモンドオイルを入れていたと言われています。私たちの祖母は、袋に糠《ぬか》を詰めて風呂に入れ、水に含まれる石灰分を溶かし、血行を良くする成分を含む化粧ビネガーで身体をこすっていました。最も有名なのは、バラビネガー（ホワイトビネガー一リットルに赤いバラの花びら百グラムを二週間浸す）ですが、ローション用に、ラベンダービネガー、オレンジの花ビネガー、レモンバームビネガー、ミントミネガーも作っていました。

乾燥肌には、スイートアーモンドオイル（特に、赤ん坊の荒れたお尻に）と、日焼けにもってこいのありきたりのオリーブオイルを使っていました。バージンのオリーブオイル（香りづけしていないもの）〇・二五リットル、ヨードチンキ十滴、レモン汁で、簡単に日焼け用クリームを作れますよ。容器をよく振ってから肌につけてください。オリーブオイルは栄養価もあり、ビタミン類が豊富です。オリーブオイルは日光を引き寄せるので、殺菌してくれて、清潔に保ってくれて、火傷することなく日焼けを固定してくれるヨードチンキとレモン汁がなかったら、肌を「油で揚げる」ことになってしまいます。この極めて簡単な方法は、パンデピス（たっぷりのハチミツを加えた香料入りパン）のような色と、滑らかで柔軟な肌を与えてくれます。熱帯の国では、ココナッツオイルやヤシ油も使います。

日焼けしすぎた場合やほかの火傷の場合も、マルメロの種の煎剤（コップ一杯の水に対してだいたい大さじ一杯くらいの種を最低十五分間煮出す）にガーゼを浸してつけることをお勧めします。一リットルのお湯に対してカモミール（全草）一つまみ、ラベンダー一つまみのハーブティーを一日四回飲むことで、火傷による感染症に対する抵抗力をつけることができます。

それから、肌荒れや虫さされにはパセリのハップ剤、打ち身にはタムス属ヤマノイモ科（「ぶたれた女のための草」）のハップ剤、腫れにはヒナギクのハップ剤、傷口やひび割れには生のコンフリ（「切り傷の草」）の根のハップ剤をお忘れなく。アキレア（「大工の草」）の汁はちょっとした痛みやひっかき傷に、クサノオウの汁は魚の目、いぼ、たこに直接つけることができます。足のむくみには、ぬるま湯に塩とラベンダー一握りを入れて足浴をします。

ある日、お歳は召しても相変わらずおしゃれなある有名女優さんに、どうしたらたるんできた肉、特に太ももを引き締めることができるか聞かれました。ラベンダー一つまみ、イラクサ一つまみ、生のクサノオウ二分の一つまみを一リットルの水（雨水、ミネラルウォーター、もしくは湯冷まし）に一晩浸して冷浸剤を作るように勧めました。この引き締め作用のあるローションをこの女優さんは何度も何度も使いました。おかげで、加齢とともにもう長いことあきらめている女性が多い中で、彼女はまだ海で水着姿になることができるのですよ。

きれいな仕草と愛撫《あいぶ》でもってその資質が開花する手は、まさに「身体の花」です。入念に手入れをしなくてはいけません。美しい女性から伸びた手ががさがさしていることくらい悲しいことはありません。様々な仕事や洗い物であなたの手の肌が固くなったとしても、温めたオリーブオイルにレモン汁を加えた手浴でいつでも柔らかくすることができますよ。

割れやすい爪にも効果があります。片やレモンは、肌を白く、しかも清潔にしてくれるので、いつでも手の味方です。そして、どんどん気持ちのいいことにつながる動作を学んでください。搾《しぼ》ったあとのレモンの皮は、あなたの手（顔にも）に擦りこむ前に絶対捨てないでくださいよ。

料理の匂いを消すには酢を、ニンニクの匂いはコーヒーの出がらしを、タマネギの匂いは生のパセリを、手に擦りこむといいです。

美しいバストを保つには、冷水の沐浴で刺激を与えることのほかに、柔軟な肌を保つスイートアーモンドオイルのマッサージや、収斂《しゅうれん》作用のあるセルピルムのローション（一リットルの水にセルピルムをたっぷり一握り漬けこんだ冷浸剤）でマッサージすることをお勧めします。

いつの時代も、身体を美しくすることはすべての女性の関心の的になっています。今日では、男性も自分をケアし、気に入られるように、そして歳月の破壊力に痛めつけられないように注意を払っています。そして、私がお勧めするレシピはどなたにでも有効です。

顔

「美しい顔は、どんな景色よりも美しい」と、ラ・ブリュイエール〔作家、モラリスト。一六四五〜九六年〕は書いています。

かくして、女性はいつの時代もあらゆる手段を講じて顔を磨いてきました。美容整形外科は、自然を修正することに確実に貢献してきましたが、その前は、造作を修正することはできませんでしたので、女性はせめてみずみずしい肌を保つことに躍起でした。

流行ったレシピは数々あります。上品な女性の模範とされた美しいポッパエアは、ゆでたライ麦をオリーブオイルでペースト状にして顔をパックしていました。ゴール人は、粉末にした白墨と酢とビールの泡を混ぜて作るパック剤を好みました。ルネサンス時代には、バラと乳剤がもてはやされました。ルイ十四世の時代、ポンパドゥール夫人〔ルイ十五世の愛人。学芸を振興し百科事典を保護したが、莫大な国費を浪費した。一七二一〜六四年〕は、顔色を良くするために生肉の薄切りを頬《ほお》の上に乗せていたそうです。こうした高くつく愚行のためにあまりにもクリームや軟膏を浪費するのを見て、ラ・ブリュイエールは、彼女たちをからかって次のように書いています。

「もし人工的にできあがるものが自分であり、塗りたくる紅と塗料で赤く、鉛色になった顔が自分の顔であると言うのなら、彼女たちは救いようがない！」

ある日、診察室に十六歳の少女が母親に付き添われて来ました。少女はとてもきれいでしたが、見苦しい吹き出物に覆われていて、そのためにコンプレックスを抱いていると母親が言いました。私はまず彼女の精神面のケアをし、それから肌に取り組みましたが、肌はスギナと赤いバラの浸剤でマッサージすることにしました。五年後、彼女はミスフランスに選ばれたのです。それから母親になり、フランス南西部に居を構えました。ときどきまだ会っています。彼女は美しいままで、規則的なケアのおかげで顔色も、朝日が昇るころの私のバラよりもみずみずしいくらいです。

きれいな肌になるには、まず健康でなくてはなりません。安定した睡眠を取り、顔色をくすませるコーヒー、アルコール、たばこなどの興奮剤を避け、正常に機能する肝臓が必要です。安眠と消化に良いあらゆる植物とハーブティーはもちろんお勧めですが、新鮮な野菜ジュース、フルーツジュース、ハーブジュースを朝食前に飲むことを特にお勧めします。とりわけ、クレソン、パセリ、セロリ、ニンジン、キュウリ。お好みで、レモン汁を加えてもいいでしょう。

それから、浄化作用のあるハーブティーは毒素を一掃する働きをしてくれます。それがないと、毒素は表面に浮き出てきて、鼻やあごの先に現れるのです。ゴボウ（生の根）とサンシキスミレ（花）が最も効果的なハーブティー（カップ一杯あたり一つまみ）の材料になってくれます。もしくは、私のお気に入りの「顔色を良くする」ハーブティーでもいいですよ。お湯一リットルに対して、チコリ一つまみ、ズルカマラ（ナス科のツル植物）の葉一つまみのハーブティーを一日二杯飲みます。

肌は中からも外からもケアしなければなりません。ときには、同じ植物が外用と内用に使われます。すでにご紹介したゴボウは、ハップ剤にもなります。生を採取し、花と砕いた根も一緒に熱湯に入れ、熱いうちに吹き出物の上に当てます。青春のニキビには、この治療法がたいへん有効です。生のゴボウがない場合には、乾燥させたものをハーブ販売店で購入して、タマネギと半々に混ぜて作るハップ剤も、ニキビや乾癬の傷を癒します。

ローションとして使うタイム、セージ、ローズマリー、フェンネルの浸剤も、高い殺菌作用があります。パセリ水（コップ一杯の水にパセリ一束を二十四時間浸す）は、顔色を明るくします。

遺伝によるものもありますが、精神的ショックによって引き起こされ、気温の急激な変化で悪化することもある、顔の毛細血管のうっ血による酒さ《しゅ》（鼻翼や頬などの毛細血管拡張による発疹、皮膚の肥厚性変化）には、うっ血を除去するローションをいくつかお勧めします。

鍋でレタスを二、三個ゆでて、頻繁にこの茹汁《ゆでじる》で洗顔します。あるいは、天然水一リットルに、ヒナゲシの花一つまみ、野バラの花一つまみ、生のクサノオウ一つまみを浸したものを顔につけます。ほかに酒さや顔のあらゆる炎症に効くとても穏やかで効果的なローションは、ウスベニアオイもしくはウスベニタチアオイ（一リットルの水で、いずれかを四つまみ三十分間煮出す）で作ります。

一般的に、肌の種類は、乾燥肌、オイリー肌、普通肌に分けられます。しかし、いろいろな組み合わせが可能です。顔に一度に数タイプの肌が混在したりします。例えば、あごはオイリー肌で、目のまわりは乾燥肌で、ほかは普通肌だという具合です。もちろん、ケアもその分複雑になります。

乾燥肌がいちばん繊細で弱く、脂肪分を必要とします。凝ったクリームがなくても、メイク落としとして牛乳を、栄養クリームとして生クリームを利用できます。乳製品を使ったマッサージは、質の悪いクリームよりましです。昔の田舎では、豚の脂や、革靴を磨くのに使われていたベーコンの外皮を、女性が使っていたものです。

一週間に一度、スプーン一杯程度のオリーブオイルに卵の黄身を溶いたものをパック剤として顔に塗るのもいいでしょう。十五分置いてから、ぬるい牛乳でコットンを湿らせてふき取ります。果物や野菜のパック剤に生クリームをスプーン一杯足すと、乾燥肌に栄養分と水分の同時補給になります。

しわが出るのは、いつもいつも年月のツケがまわってきたというわけではなく、体の調子が悪かったり、急激にやせたりということが原因の場合もあります。栄養を補給するような前述のトリートメントのほかに、次のようなローションを調合することができます。天然水一リットルに、チコリ一つまみ、ゴボウ一つまみを浸して、この冷浸剤に朝晩顔を浸します。

肌は年月と共に乾燥する傾向にありますから、オイリー肌であるということは、反対に青春の特権であることが多く、大切なことは顔をリフレッシュすることです。毛穴の脂肪や皮脂の分泌を除去してくれるので、熱いお湯による洗顔がお勧めです。脂肪分の多いクリームは使わず、やむをえない場合には、オーデコロンを数滴垂らした新鮮な牛乳でメイク落としをしてもいいでしょう。半量のイチゴジュースで牛乳を割っても、肌を軽くし、リフレッシュします。収斂作用のあるハーブのローションは、すべて効果的です。例えば、タイム、ローズマリー、キイチゴの葉、サンザシの浸剤です。

卵の黄身は乾燥肌に栄養分を与えますが、白身はオイリー肌をきめ細かくし、引き締めるので、単独、あるいは果物や野菜に加えて使うことができます。

オイリー肌のための理想的なローションは、天然水一リットルに、赤いバラの花びら一つまみ、セージの花一つまみ、カシグルミの葉一つまみ、スギナ一つまみを二十四時間浸して作る冷浸剤です。

オイリー肌は、面皰《めんぽう》（黒にきび）を伴うことが多く、おしゃれな人の絶望の種です。手で一つずつ取ろうとすると傷になったり、肌の炎症を引き起こしたりしかねません。昔の田舎では、輪切りした生のトマトで顔をこすったりしていました。もっと効果的なのは、熟した西洋カボチャです。こうした穏やかなマッサージは、肌の不調を吸収する力があります。私が調合する面皰に対するローションは、天然水一リットルに、生のクサノオウ一つまみとギョウギシバの根一つまみを二十四時間浸して作る冷浸剤です。

いずれにしろ、運よく普通肌だったとしても、きちんと手入れして、「栄養を与え」なければなりません。身体に栄養を与えるのと同じように、タンパク質、糖分、脂肪分、ミネラル、ビタミンなどが豊富に含まれるさまざまな食品を摂ってあげなければなりません。ポンパドゥール夫人がやったように、頬にステーキを乗せろと言っているわけではありませんが。しかし、肉はさておいて、あなたの肌は食いしん坊で何でも好きです。特に大好きなビタミン類をもたらすような食品が必要です。

果物と野菜は、肌にはとてもいい影響を与えます。すでに調製された美容パックが市販されていますが、家庭で季節ごとの新鮮な植物で作ったほうがずっと簡単です。効果的にパックをするには、まず肌の毛穴を開くためにフェイシャルスチームをします。そのとき熱湯には、例えばボダイジュ一つまみを入れるか、もしくは、それに殺菌作用のあるタイム、ローズマリー、セージを一枝加えます。次に、暗いところに横になり、すりおろしたり、薄切りにしたり、つぶしたりした果物あるいは野菜のパック剤を顔の上に置いて、十五分間そのままにします。パックを落とすには、ぬるま湯に浸したスポンジで拭くだけで充分です。

果物の中で、肌に最もリフレッシュ効果のあるものは、イチゴ、モモ、パイナップル、スイカです。そのままつぶすか、前述したように肌の性質に応じて生クリーム、卵の黄身を加えてもいいでしょう。もし、秋にブドウ療法をするようでしたら、ブドウの汁だけ飲んで、皮を取っておきます。この生の湿った皮を顔の上に敷きつめると、療法は完璧なものになります。

野菜の中では、一番の水分補給として、薄い輪切りやみじん切りにしたキュウリを、日焼け、酒《しゅ》さによる顔の炎症を癒すには、すりおろしたニンジンをお勧めします。さらに、ニンジンジュースを規則的にローションとして使うと、自然の着色料カロチンのおかげで顔色が良くなります。ファンデーションにも匹敵するくらいです！

すりおろしたキャベツのパック剤にも、強力な癒合作用があります。生あるいは湯通しした程度のキャベツのハップ剤は、最も見苦しい傷口や潰瘍《かいよう》を治します。つまり、不純物を全部吸収して、組織を浄化するのです。

水分を補給し、しわを目立たなくする、すりおろしたジャガイモのパック剤、テンサイをつぶして生クリームに混ぜた血色を良くするパック剤、肌を洗浄する、熱いホウレンソウの牛乳煮のパック剤などのファンもいます。

原則として、胃と肝臓が分かち合えるような食事を考えてください。一方にとって安心なものはもう一方にとっても安心でしょうし、ただ当たり前に、どちらか一方に有害なものは避けるようにします。たとえば、死んだ食べ物や刺激物です。アルコール分の使用は、肌のためには少量（オーデコロンは乾燥させます！）に控えます。お茶はときおり肌の着色やファンデーションとして使われ、収斂作用もありますが、使いすぎは良くありません。その代わり、浸剤を作って飲んだあとには、残ったハーブを必ず顔に乗せるようにしましょう。

ユリ色とバラ色の肌を得るには、実際庭に咲くこれらの花に応援を頼みましょう。おのおのの花びら（生あるいは乾燥した）一握りを熱湯に入れて、十五分間煮出します。冷まして濾《こ》したこのローションに顔を浸します。

いちばん多いのは女優ですが、男優も私を訪ねてきます。メイクのし過ぎで疲れた肌をしているのです。女性と同じ処方をします。というのは、これは二十世紀最大の発見の一つではないかと思うのですが、今後は、美は、男性も女性も、金持ちも貧乏人も、万人の手の届くところにあると思います。ラドヤード・キップリングも次のように書いています。

「もしあなたが素朴な美しさのほかに何も持っていないとしても、神が創られた最善のものをほとんど持っていることになる」

目

目は、魂の鏡と言われています。そして、鏡の一番の特質は、輝き、磨かれているということです。美しいアンダルシアの人は、目を輝かせるためにオレンジの汁を一滴目にさします。レモンより目に染みませんが、同じくらい活性化してくれます。

しかし、一番目に優しいローションは、ヤグルマギクのウォーターです。青い目の人だけというわけではありませんよ。ただ、青い目はいちばん弱く、いちばん澄んでもいるのですよね。田舎では、ヤグルマギクのことを、「メガネいらずの草」と呼んでいます。ヤグルマギクが目にもたらす効用を表したものです。ヤグルマギクのウォーターを作るには、〇・五リットルの熱湯に花をたっぷり一握り入れて、数分浸します。濾してから、このローションに浸したガーゼで目を濡らします。

ほかにも、目の消毒に適したハーブがあります。オオバコ、バラ、茶、パセリ、チャービルです。ボダイジュの浸剤をガーゼにつけて目に当てると、隈が取れます。カモミールは使いすぎると、軽い炎症を引き起こしかねませんので、ほかのハーブとかわるがわる利用するといいでしょう。

例えば、ウスベニアオイ一つまみ、カモミール一つまみ、ヤグルマギク二つまみ、バラの花びら二つまみ、そしてニオイスミレをミックスした浸剤を作ることをお勧めします。使い方は同じです。

急性の結膜炎には、クサノオウをお忘れなく(162頁参照)。母ツバメが雛《ひな》の目にクサノオウの汁をさすのは、本能的にそれがいいと知っているからです。そのため、古代ローマ人や古代ギリシャ人は、クサノオウを眼炎のためのハーブと考えていました。しかしながら、有毒にもなりうるこの強力な洗眼剤を生のままで使うことを躊躇《ちゅうちょ》するようでしたら、より容易に使えるクサノオウをベースにしたローションを作ることもできます。水一リットルに、クサノオウ(葉と茎)を軽く一つまみと、非常に緩和作用のある赤いバラの花びらたっぷり二〜三つまみを二十四時間浸します。

チャービル、パセリ、オオバコ(水一リットルあたり二〜三つまみ)の冷浸剤も、赤いバラの花びらで薄めることができます。ただ、こうした調製剤は一週間以上保存しないでください。時間が経つと分解するのです。

万が一、二十歳のときの視力を保ちたいということでしたら、飛行機のパイロットの果実であるブルーベリー(ブルーベリーの項参照)を食べてください。「メガネいらずの草」の異名に値する植物がここにもありましたよ!

歯と口

健康的でくったくのない美しい微笑み、「白い歯、さわやかな息」というキャッチフレーズは、ある歯磨き粉メーカーに大金をもたらしました。完璧な歯は、顔にとって若さの印ということは否めません。今日では義歯の進歩のおかげで、歯の抜けた微笑みや虫歯で黄色い歯の微笑みはありえません。

歯科衛生は、たいへん重要です。しかしながら、フランスにおける歯ブラシや歯磨き粉消費の統計を見ると愕然《がくぜん》とします。思っているほど普及していないのです。日常生活における歯磨きは最低限のことで、こうした基礎的衛生管理に加えて、さまざまなケアを付け加えてもいいと思います。

手や顔に使わないのでしたら、レモンの皮で歯をこすると、歯を白く、歯茎を強くします。リンゴを皮ごと食べると、同じ効果が得られます。リンゴは歯を殺菌し、歯茎を深いところまでマッサージしてくれます。特に夜寝る前に、虫歯の原因である飴《あめ》をなめる代わりに皮つきリンゴを試してみてください。

昔はすりつぶした木炭や燃やして砕いたマツに、ミント類のエッセンスを数滴垂らして、とても吸収力のある歯磨き粉を作っていました。成分的にもっと心地よい現代の歯磨き粉にも、ミント類は多く使われています。それは、さわやかな味のせいだろうと思う人が多いでしょうが、実はミント類の殺菌作用のせいなのです。万が一、歯茎が炎症を起こして、しばらく歯ブラシも歯磨き粉も使えないようなことになっても、ミント類の浸剤で口をすすぐことはいつでもできます。

ときには食欲をなくすほどの痛みを伴うアフタには、鎮痛作用のあるウスベニアオイやウスベニタチアオイの煎剤で口をすすぎます。タイム、セージ、キイチゴも煎剤として、同じように使えます。レモン汁やタマネギ汁をアフタに塗るのもいいでしょう。すぐに、自然で、柔軟で、のびやかな微笑みが戻ってくることでしょう。

歯がなかなか出てこない子どもには、ウスベニタチアオイの根をかじらせます。歯茎がやせて落ちてしまうお年寄りには、ワサビダイコンの根をゆっくり噛んでもらうといいでしょう。

髪の毛

かつては、「長い髪」（しかし思考は短絡的）〔一時期「髪は長いが、考えは短絡的」という歌詞の歌がフランスで流行ったことにかけている〕は、女性を最も美しく飾るものと見なされていました。今日では、すべて変わりました。髪の毛の長さも思考の長さ（深さ）も。しかし、髪の毛は、長くても短くても、男性でも女性でも、美しく顔を後光のように包むものでなくてはなりません。

美容院は、さまざまなシャンプー、ローション、毛染め剤など山ほどの「美」を備えています。こうした製品は、もちろん潤いのない髪の毛をつやつやさせ、ぺたんこな髪の毛をカールさせますが、果たして本当に頭髪を健康にしてくれるのでしょうか？ ときには逆効果で、過度の使用は脱毛の原因になることもあります。

子どものころ、女性が長い髪の毛を手入れしている姿に幾度となく見惚れたものです。髪の毛は、デリケートな繊維を壊さないように、しかも再生を促すように新月の日にしか切りませんでした。洗髪は、美的行為でした。女性は太く結んだ髪の毛の束をほどき、肩にそのふさふさした毛を広げ、時間をかけてオリーブオイルでマッサージして栄養を与えるのでした。オイルを充分染みこませるために、熱いタオルで髪の毛を数時間くるんでいました。

反対に髪の毛がオイリーすぎる場合には、卵とラム酒のシャンプー（小さなコップ一杯のラム酒に卵二個混ぜる）で丈夫にし、太陽色のこのシャンプーを十五分ほど頭につけたままにしていました。

シャンプーのあとのリンスのお湯には、髪の毛のつやを出すために酢を混ぜたり、絹のように柔らかい髪の毛にするためにゴボウの根の煎剤を混ぜたりしていました。そして、カラーリングにはカモミールの浸剤を使って脱色し、美しい黄金色の光沢を出したり、濃い紅茶で野獣のような美しい赤茶色を出したりしていました。

ですから、これほどシンプルでこれほどきれいなレシピを使わない手はないと思いませんか? シャンプーがなくても、ただサボンソウだけでも洗髪できます。その名が示す通りせっけんの代わりになります。戦時中には、実際にこの植物から代用せっけんを抽出し、洗濯物の汚れ落としにかなり活躍していました。一リットルの熱湯にたっぷり一握りのつぶしたサボンソウの根を入れ、十分間浸してから濾して、この浸剤のなかに髪の毛を浸します。髪の毛はすっかりきれいに、柔らかく、同時に元気になります。

髪の毛が抜けるのを嘆く人がたくさんいますが、ときどき朝食前に生のクレソンジュースを小さなコップ一杯飲むことで防ぐことができます。クレソンの汁で、直接頭皮をマッサージしてもいいでしょう。頭皮用のトニックローションの作り方で私がお勧めするのは、〇・五リットルのアルコールにキンレンカの葉、花、種(約百グラム)を一週間浸す方法です。このキンレンカのアルコールは長く保存できます。もう少し軽いローションは、天然水一リットルに、イラクサ一つまみ、セージの花一つまみ、ゴボウ一つまみ(全草)、ローレル一つまみを二十四時間浸して作ることもできます。

さて、これでもう髪の毛の香りにとりかかれます。昔は、オードトワレや香水は家庭で作っていました。今日では、いろいろな種類のものが市販されていますので、いつしかそういうこともなくなりましたが。作るのは本当に簡単なのですがね。

ラベンダー水を作るには、一リットルの蒸留酒にラベンダーの花二十五グラムを一か月浸して濾します。夏休みから帰ってきたら、小瓶に詰めて一年分は作りましょう。ラベンダー水は、女性のみならず男性にも重宝がられ、香水だけでなく、身体のトニックマッサージやリウマチの治療にも使うことができるのでなおさらのことです。

同じやり方とほぼ同じ比率で、ローズウォーター、ジャスミン水、ニオイスミレ水、メリッサ水、さらにあなたが好きな香りのハーブや花のウォーターを作ることができます。そして、バーベイン水、ミント水、タイム水、ローズマリー水にもあえて挑戦してみませんか？

十八世紀初頭ケルンの調香師ジャン＝マリー・ファリナは、あるオードトワレで一躍有名になりました。後にその配合が公開されて、今では世界中どこでも見つけることのできるケルン水（＝オーデコロン）を生み出したのです。このオリジナルのレシピに非常に近いオードトワレをご自分でも作れますよ。九十度のアルコール一リットルに、オレンジの花、ローズマリー、レモン、ベルガモットのエッセンスをそれぞれ四グラムずつ入れるのです。

何世紀にもわたって、魅惑するために多くの香水が発明されてきました。男性も女性同様に香水ファンです。中には、時代時代でたいへん有名になったものもあります。例えば、「十字軍の香水」（ラベンダー、オレガノ、バジル、セルピルム、ローズマリーなど）、あるいは「イギリス女王の香水」（バラ、ニオイスミレ、オレンジの花など）です。

最も催淫作用のあるのは、「盗まれた口づけの花束」（レモンバーム、バーベイン、黄水仙、シベット、アンバーグリスなど）、あるいは（イネ科植物をベースにした）「刈り取られた干し草の束」という名前のもので、ロマンチックな恋人たちのための香水です。

こうした美と愛のための調合に関して、あらゆる材料の中で植物がトップの座を占めているということを知るのはなんともうれしいことです。

第8章　あなたは、どんなものを食べていますか

動物は本能的に食べる。
人間は飢えないために食べる。
才気煥発な人だけが本当に食べることを知っている。

賢者でもあり、料理研究家でもあるブリヤ・サヴァランは、著書『味覚の哲学』の中で、こう言いきっています。私も同意見です。「食べる」ということは、熟慮された行為であり、知恵と鋭い感性が求められるものです。

私は、人を厳しい制約の中に押しこむ厳格な食事療法には反対です。

特定の禁止事項を守らなければならない重病人は別として、人には何よりもまず変化に富んでいることが必要です。ハーブや緑黄色野菜を重要視している前章を読み終わったあとでは、そうとられてしまうかもしれませんが、私は、「ミスター・ハーブティー」でも菜食主義者でもありません。反対に、私は食いしん坊であって、有徳の士ではありません。禁断を説くために神様がこの地上に授けた美味なものを愛してやまない人間です。

狂信的なダイエット信奉者の方にショックを与える危険を冒してあえて言いますが、殺虫剤で育てられた哀れなリーキのブイヨンを前にして食卓につくより、良質の穀類で育てられたフォアグラに舌鼓を打ったほうがましです。厳しい規則を自らに課すことを良しとしがちですが、最善は善の敵です。

自然は変化に富んでいます。私たちの食生活もそうでなくてはいけません。人間は野菜を大量に摂《と》ることが必要ですが、たんぱく質が豊富な動物性のものも必要です。豊かな国では現代的食生活は大きく進歩し、私たちは健康と長寿を勝ち取りました。私は、昔の貧しい農民のスパルタ式食生活（タマネギとパン一切れ）に戻りたいとは思っていませんし、特権階級の人たちが楽しんでいたパンタグリュエルのような宴会を奨励しようとも思いません。

現代人の食生活は、そのちょうど中間、少なすぎず多すぎず、であるべきです。私が妥協しないのは、唯一食べ物の質です。選択の基準をつねにそこに置いてほしいのです。正直な食品とは、隠すことが何もなく、手の内を見せてゲームをし、あなたがその中身を正確に把握しているということなのです。消費者に情報公開されているということは、購入する商品について、消費者が事情に通じているということであり、疑わしい食品は拒否することができるということなのです。

最初に質の選択ができたら、次は食の楽しみを軽視することなく、健康のために最大限の恩恵を得るべく、賢く献立を考えるだけでいいのです。

あなたの皿にのせ、ティーカップに入れることのできる一つひとつの野菜、果物、香草について学んできたように、肉、魚、デザート、飲み物など献立に登場する食べ物一つひとつが、あなたにとって意味のあるものになりますように。

偶然食べるわけではありません。「どんなものを食べているか教えてくれたら、あなたがどんな人か当てましょう」。肉食の人は、エネルギッシュで活発ですが、過度になると攻撃的になり、月日とともに、コレステロールや尿素過多、痛風などあらゆる過多症に悩まされることになります。デンプンや糖分の摂りすぎは、糖尿病や肥満に遭遇することになるでしょう。片や実直なベジタリアンは、たいへん賢い人に見えますが、蓄えがないために衰弱しやすかったり、疲れやすかったりもします。

私は、人間は雑食だと信じています。いつの時代にも、人間は、根、葉、実など植物採集と同時に狩りや釣りによって食べ物を見つけてきました。世界中のあらゆる国で、先住民と言われる人たちのあいだでも、食料源の種類は共通しています。先住民の人たちは、確かに大型動物の肉、栄養価の高い塊茎や実を求めますが、自然が用意してくれる小さな昆虫や極小の実までも口にします。例えばラップランドのように草がほとんど生えない国では、地衣類や海藻など、貧弱であっても目につく植物はすべて見逃しません。それは、砂漠でも同じです。

ですから、子どもたちには、小さいころから「何でも食べる」ことに慣れさせる必要があります。人間の健康と知能は、幼児期の生活で決まるとも言われています。それで、今日では、生後数週間の赤ん坊にも、タンパク質、ビタミン類、ミネラル塩に富んだ多様な食べ物を与えたほうがいいと言われるのです。ふっくらとしてはいるけれどふにゃふにゃな太った赤ん坊をつくる小麦粉のお粥《かゆ》をかなり大きくなるまで与える時代は終わりました。現代の乳児は、哺乳瓶と交互にフルーツジュース、野菜や魚や肉のピューレを味わうのです。歯が生えるずっと前に、すでにカマンベールを喜んでしゃぶります。それに、（精神機能の）目覚めも早く、足もしっかりして、ゆりかごから早く出たがります。

かつて家計の手引書の中で、女子の食べ物は男子のそれとは異なることを母親たちに説明していました。男子には、肉、魚、卵、チーズなど、そしてたまにワインを少々というように、興奮させて活発にする食べ物。女子には、逆に、できるだけ長く子どもの魅力と無邪気さを保つために、甘いもの、クリーム、シロップ、お菓子という具合です。とっくに時代遅れですがね。スポーツ好きでガリ勉の現代女子は、クリームたっぷりのケーキよりも血の滴るステーキを好みます。

成人はといえば、つい怠けて間違いを犯しています。社員食堂やセルフサービスのレストランで時間に追われながら昼食をとる時、豚肉加工食品やフライドポテト付ステーキ（あるいはチキン）、そしてチーズ（あるいはケーキ）という毎日ほとんど同じようなメニューを選ぶ人のなんと多いことか。結果的に、ほとんどビタミン類の補給にならず、しかも消化しにくく、脂肪分の多い、死んだ食品でトレイはいっぱいになっています。何年も続く同じような行為の繰り返しでは、本当に必要な変化に富んだ栄養素を身体にもたらすわけがありません。

反対に、賢い家庭の主婦は、いろいろな組み合わせを考えて、栄養豊かで活力になる料理を家族に提供することができます。

私は、付け合わせの多い料理、単品でも、最大限の要素を組み合わせたたっぷりの料理派です。私は愛国主義者なので、あらゆる料理の中で崇拝してやまない私の故郷ガスコーニュの雌鶏のポトフを例に挙げたいと思います。栄養学に通じていたアンリ四世が、毎週日曜日に食卓に上ることを望んだ料理ですが、彼は間違っていなかったと言えます。この料理には、まず雌鶏が入っています。昔は、歳をとって固いため貧乏人の肉とされていました。今なら、庭先で長いこと走りまわったということは、質のいい証拠ですが。鶏舎に閉じこめられて飼育される若鳥より、穀類で育てられる老雌鶏のほうがましですよね。こうした雌鶏の肉のぱさつきを補うために、腹に詰める詰めものの中に脂肪分の多い肉（ソーセージとかベーコンのみじん切り。レシピの章参照）を混ぜます。さらに詰めものには、タンパク質を補うために卵、栄養価の高い牛乳に浸したパン、そしてそれぞれ効能豊かな香草（ニンニク、タマネギ、パセリ、タイム、ローズマリーなど）も入っています。ブイヨンには、ミネラル塩類に富む野菜もたくさん入れます。結果、少量の雌鶏のポトフだけでも、私が言いたい「完全食」になるのです。

一度の食事でこうした多様性をもたらしてくれる調理方法はほかにもあります。いろいろな野菜の入ったスープやポトフがそうです。季節の生野菜とハーブをごちゃ混ぜに入れたサラダもできます。デザートには、手元にある果物でフルーツサラダを作ってもいいでしょう。それに乾燥プラム、レーズン、クルミ、アーモンド、ヘーゼルナッツなどを加えてもいいのです。

「マンディヤン」（干しイチジク、干しブドウ、アーモンド、ヘーゼルナッツの取り合わせ木の実）は、子どものおやつとして最適です。「施しを受ける」という意味の「マンディヤン」という名前は、アウグスティヌス、ドミニコ、カルメル、フランシスコ修道会を指す「レ・キャトル・オルドゥル・マンディヤン（＝四大托鉢修道会）」から取ったものです。これらの修道会は粗食と禁欲を鉄則とし、乾燥果実だけで満足していたのです。とは言うものの、イチジク、ブドウ、ヘーゼルナッツ、アーモンドなど栄養価は非常に高く、しかも彼らの修道服と同じ色のものでした。

同じく、ジャムの中で私のお勧めは、伝統的な「レジネ（洋ナシやマルメロなどを加え、ブドウ汁で作るマーマレード）」です。レジネは、精製糖のような死んだ製品がかけらも入らないやり方で調理され、多種類の野菜や果物を、少量ですが、一枚のパンにつけて子どもたちに与えることができるのです。

もちろん、こうしたことは、家で食事をしてはじめて可能なことです。子どもたちでさえ家を離れて、学校の食堂で食事をするようになった現代生活の流れに反することかもしれません。ただ、家庭での食事はほかで食べる食事の貧しさを補うものであることを、私は強調したいと思います。

私のところに診察に来る患者さんの中には、バランスのとれた食事に戻る必要性を感じて生活習慣を変え、レストランでの商談のための会食をあきらめてから、極めて調子が良くなった人たちもいます。いちばん徹底した人はまぎれもなく歌手のマルセル・アモンで、長患いから回復するために私が処方した厳しい食事療法にきちんと従えるように、ツアー用にハウストレーラーを買ったほどです。それまでは、主にホテル住まいだったため、でたらめな食生活をしていたのです。しかし、ハウストレーラーとその中に設置した台所器具のおかげで、賢く食べ、薬に頼らず困難に立ち向かい、毎日要求されるハードな頑張りを通すことができたのです。彼は、患者というより友人になった人ですが、それは、体の健康に対する彼の意志もさることながら、まさに彼のプロ意識によるものでした。

それでは、これからダイエットよりむしろ美食の話をしましょう。そのほうが楽しいですし、それぞれの食品から最大限の恩恵を受けることを学びましょう。

肉

世界のいたるところで、菜食主義者たちは、人間による膨大な肉の消費に対する反論を試みようとしてきました。まず食べるために動物を殺すのはおぞましい、という道徳的根拠があります。次に来るのは、肉は消化しにくく、老廃物の蓄積と腐敗を引き起こし、人体に毒素をもたらすという医学的根拠です。人間の臼歯は、肉食動物のそれと異なり、肉を噛みちぎるためではなくクルミを噛み砕くようにできているというような人類学的根拠を求めようとする人さえいます。

それも徒労に終わったようです。国が豊かになればなるほど肉の消費量は増えます。そして、国民の健康も同じ成長曲線をたどるようです。肉はエネルギー源となるタンパク質に富むからです。

個人的見解ですが、栄養価が高いからというより、汚染されているリスクが少ないという理由で、私はむしろ牛・羊・馬の肉の消費を奨励しています。実際、肉牛と羊は野原で草を食み、彼らの主な餌《えさ》である草は、人間が子牛や豚に与える餌と比べて混ぜ物が少ないのです。汚染の章ですでに述べたように、子牛はつねに「母親のもとで」、つまり母牛の乳で育てられるわけではなく、あらゆる感染を防ぐために、ときには抗生物質さえ付け足したいろいろな粉末を混ぜた粥のようなもので育てられます。こうすると確かに肉は白いのですが、柔らかく、生命力がなく、毎日餌と一緒に吸収する抗生物質によって危険さえ伴うのです。どういった危険かというと、食べた人間が実際に必要なときに処方される薬の効き目を無力化してしまうということです。

飼育豚も同じで、餌にとんだサプライズが隠されていることがあります。ですから牛肉や羊肉は、単純に肉の色をよく見て買えばいいのですが、子牛の肉や豚肉の場合は、飼育牧場からやってくる動物の質を保証してくれるような懇意にしている肉屋や豚肉加工業者のものしか食べないほうが無難です。

肉の調理時間もたいへん重要です。私は、タルタルステーキ（生の牛ひき肉にケーパー、パセリ、生の卵黄をのせた冷製料理）やほとんど生焼けのグリルの焼肉は賛成しません。肉は充分加熱して、細菌が完全に死滅するようにしなければなりません（豚に寄生しやすい旋毛虫《せんもうちゅう》は熱に弱いので、豚肉は特に火を充分通す必要あり）。

グリルによる調理方法が人気を集めていますが、実際、揚げたり、フライパンで焼いたりするよりも健康的と言えます。しかしながら、霜降りの肉は、要は脂肪が染みこんでいるということで、グリルの上でも焦げた動物性脂肪分があふれ出て、皿はコレステロールでいっぱいになります。前もって、脂身を取り除いたほうがいいでしょう。ポトフにしても肉の蒸し煮にしても、できるだけ脂身を取り除いたほうが無難です。そうすれば、ほかの肉に比べて危険ということはなくなります。ココット(両手鍋)に入れる大さじ一杯のオリーブオイルは、加熱した脂肪のかたまりより毒性が少なくてすみます。加熱した動物性油脂は、植物性油脂よりも有害です。いちばん良いのは、脂肪分を少なめに調理し、調理後にフレッシュバターやオリーブオイルを少量加えて風味を出すことです。

消化しにくい加熱した脂肪分を含む以外に、加熱食肉製品は、通常あまりお勧めできない化学塩水や着色料を使って製造されるという難点があります。よく知られていて、しかも残念ながらよく使われている加工法は、豚肉の脂身をピンク色に染めて、あたかも脂肪が少ないように見せるやり方です。信頼して買ってきたピンク色のずっしり重いソーセージが、調理すると半分に減るのです。実は、ほとんど肉が入っていないからです。

ですから慎重に、しかも加熱食肉製品に関してはほかのものより一層慎重になって、できれば農家から直接買うようにしてください。「ペル・ポール」と呼ばれる豚の祭りは、田舎では聖なる儀式です。生まれたときからおいしい穀類と野菜のスープで育てられた牧場の豚です。スープには、牛乳や乳製品製造の副産物が加えられたりもします。豚小屋の隣にはいつも牛舎がありますし(「豚は、乳牛のしっぽにぶら下がっている」なんて言われたりしますよね)。昔は、豚一頭で農家一軒が一年に必要な肉の量を賄っていました。つまり、豚のあらゆる部位が利用されていたのです。「豚は、鳴き声以外は全部利用する」とは、一般的によく言われていることですが、的を射ています。ブーダン〔豚の血と脂身で作る腸詰〕、ソーセージ、ソシソン〔火を通さずそのまま食べるソーセージ〕、ハム、ヒレ肉、パテ、リエット〔ラードで煮こんだペースト状食品〕、頭、足、内臓、胃や腸、ラードは度を過ぎなければ貴重な食べ物です。つつましい農家では、燻製にしたベーコンと厚切りのパンで腹ごしらえをしますが、パンや豚肉が自然なものなら、こうした軽食は健康的と言えます。

さらに、豚の睾丸《こうがん》を利用して特定の医薬品やホルモンの派生物が製造されています。この点で、豚は普段あまり得られない「敬意」に値します。

野生の鳥獣や家禽《かきん》類はどうでしょうか。品質に確信がもてる範囲で利用することをお勧めします。ウサギやノウサギは、脂身の少ない肉という点で有利なので、肥満、痛風、コレステロール過多の人の食料源になります。それに、ウサギは、肉の中でも割安です。

「ホルモン漬けの鶏肉」というスキャンダルがあってから、家禽類を嫌う人が増えました。だからといって、永久に家禽類をあきらめる必要はありません。質に対して注文をつければいいだけです。食べ物には、どれもそれなりの存在理由があるのです。七面鳥を大量に消費するアメリカでは、身は白いがぱさぱさしているこの大きな鳥は、関節炎や乾癬《かんせん》にいいという最近の発見が公表されました。今後、七面鳥のヒレ肉は、医薬品の仲間入りを果たすことになるのです！

あらゆる食品のなかで、手放しで愛されながらも、いちばんけなされもしているフォアグラ（ガチョウは顆粒ではなく穀物で育てられるよう要求するべきです）で、この肉の項を閉じたいと思います。フォアグラは、特別な場合に用意する「祝いのテーブル」のために取っておくものです。楽しい気分になって、消化も助けることでしょう。脂肪分が多いからといって食べるのをあきらめたり、後ろめたい気持ちで食べたりは決してしないことです。そんなことをしたら、体の中に入っても歓迎されないこと請け合いです。

古代ギリシャ人は、すでに知っていました。水の中でつぶした小麦団子でガチョウを育てていたのです。片や古代ローマ人は、ガチョウの餌に、水に漬けて戻した乾燥イチジクを加えていました。このガチョウのフォアグラが大好物だった古代ローマ人は、この食べ物を「イエクール・フィカトゥム（＝イチジクの肝臓）」と命名したほどです。そして興味深いことに、リトレ（哲学者、辞書編纂者。一八〇一～八一年）によれば、「フィカトゥム（＝イチジク）」という言葉だけが残って、現在の「フォア（＝肝臓）」という言葉が生まれたそうです。料理のレシピが身体の器官を示すのに役立ったというわけです。解剖学は、美食のあとに生まれた科学ということになるのでしょうか！　こうした歴史上そして料理上の理由から、フォアグラとそれを有するガチョウは、私たちの気持ちと料理本の中で、そして特別な日のテーブルの上で、いつまでも居場所を確保しつづけるに値するのです。

海の幸

昔は、金曜日は「小斎《しょうさい》」の日、つまり肉の代わりに魚を食べる習慣がありました（小斎とは摂取できる食品の制限のことで、教会の規定から肉を慎しむ日となる）。この宗教的慣習は、それなりに利点がありました。少なくとも週に一度は魚を食べることを強要できたからです。この日は魚屋もたっぷり仕入れますので、海から離れた小さな町でも、ある程度の選択肢が家庭の主婦にありました。

今では、毎日どこでも魚を見つけることができます。運送と冷凍技術の発達によって、魚、貝類、甲殻類など海の幸は万人の手に届くものとなりました。

断食（大斎《たいさい》）を守ることは前ほど強制的ではなくなりましたが、家庭の食事の中に定期的に魚を加えることは、続けるべき良き習慣だと思います。海の魚はヨウ素と塩素に富み、淡水魚は、カリウム、マグネシウム、リンを多く含んでいます。片や貝類は、さまざまなビタミン類が驚くほど豊富です。カキを飲みこむことで、ヨウ素に富む海水も吸収し、血液循環のバランスを取り戻します。ただ残念ながら、まず我々の川、そして海も、汚染の被害をこうむっています。ですから、川や海を無傷の状態に保つよう努めなければなりません。万が一、大地が疲弊しきって大地の子どもたちを養いきれなくなったとしたら、大海は無視できない食料源になってくれるでしょう。

穀類とパン

呪われたパン？ それとも祝福されたパン？ もうどう判断していいかわからなくなっています。パンはいつの時代も、神から人間に与えられた授かり物の象徴でした。飢えをなくすためにイエスが増やしたパン、友情と分かち合いの印として、いつも人間が切り分けるパン。しかし、今日では、残念ながらパンは公衆の敵ナンバーワンになりました。

「今日も我らに日々の糧（パン）を与えたまえ」と手を合わせながら言っていたものですが。今では、軽蔑するかのようにパンかごから目をそらし、「こんなパンは食べない」と言う始末です。実はフランスでは、パンの消費がこの五十年間で半分に減りました。繁栄とより変化に富んだ食事の証でもあるのですが、嫌悪の印でもあります。

我々が食べている白いパンは、精白することによって外皮を失い、以前のようなビタミン類、タンパク質、リン酸塩、カルシウム、アミノ酸などをほとんど失ってしまいました。せいぜい豚を太らせるしか役に立たないデンプンしか残っていません。

この豊かな国の政府と小麦生産者のあいだで起こったパンに関するスキャンダルは、次にお話しするように政治的なものです。つまり、フランスでは、国が小麦の生産およびその消費形態を管理しています。経済の繁栄期には、小麦の収穫量はむしろ余剰気味で、そこから作られる小麦粉の生産量はむしろ低くなり、約六五％(年によって割合は変動する)にすぎません。逆に、経済が低迷期に入るや否や、小麦の利用率が増えるのです。さらに、戦時下では、必要に迫られると同時に政令によってつくられる全粒粉《ぜんりゅうふん》のパンが、平時の白いパンより品質的に優れているかもしれないという信じがたい逆説にたどり着くのです。戦時のパンは品質的に優れているかもしれない、と言いましたが、実のところはそうではありません。どさくさにまぎれて、我々の哀れな胃にとって石膏よりも吸収しやすいとは決して言えないいろいろな代用品を少しずつですが、全粒粉に混ぜこむからです。しかも、消費者の知らないうちに。口に入れる食品の中で、パンという何よりもいちばん消費者のものでなければならない食品に対して、消費者はいちばんコントロールできていないのです。

哀れなパンの身に降りかかった災難はほかにもあります。労働時間が制限されるようになって、パン屋とパン屋の小僧は、短い時間の中でよりたくさんのパンを作ることを余儀なくされました。昔の天然酵母より早くパン生地を膨らませてくれる化学酵母の発明はそこから来ています。

さらに最大の不幸は、灯油オーブンが古くからある炭窯に取って代わったことです。

しかし、栄養価の高い外皮もなく、化学酵母で作られ、灯油の悪臭で焼かれるこの恥ずべきパンを誰が訴えることができるでしょうか? 唯一食べることを拒否することで、消費者がこうした製造方法をいかに嘆いているかを示すことができるのです。

幸い、「田舎パン」、全粒粉パン、ライ麦パンなど、割高だけれども満足度の高い手作りの製品が、並行して現れてきています。ごまかしはいっさいなしという条件付きですが、こうした製品を食べることをいくら勧めても勧めすぎということはありません。田舎パンは、より消化しやすい天然酵母で作られ、薪窯《まきがま》で焼かれます。全粒粉パンは、（精白した小麦粉に未加工の麩を混ぜただけというのでなければ）さまざまなビタミン類が豊富で、ライ麦パンは軽い緩下《かんげ》作用があります。

玄麦は、多種多様な効能を備えた完全食です。米のように食料品店で見つけることができればいいと思います。ただ田舎に住んでいると容易に手に入れることができますので、玄麦を発芽させてみることをお勧めします。ビタミンCが豊富です。玄麦を一握り器に入れて、水に浸し、二日間置きます。それから、玄麦をていねいに洗って皿に並べます。三日目にもう一度洗います。徐々に白い芽が出てきます。食べる前にもう一度洗ったほうがいいでしょう。できれば、食べるその日に。生でも加熱しても、サラダ、ポタージュ、ガレットに入れたりして食べます。ただし、非常に栄養価の高い食べ物なので、少量で充分です。

ほかに穀類として、栄養もあり消化しやすいトウモロコシをお勧めします。トウモロコシの粉は、「クリュシャード」〔トウモロコシ粉で作る団子をのばして揚げた菓子〕、あるいは「ポレンタ」〔トウモロコシ粉を塩味で煮込み、練ったもの〕として南仏やイタリアで多く使われます。一方、エンバクは、朝食用のオートミールとして、スカンジナビアやアングロサクソン諸国でより多く使われています。血糖値を下げる作用のある（これは珍しいことです）この穀物は、普段デンプン質のものや粉類の消費を制限されている糖尿病の人に特にお勧めです。

オオムギは、やはり粥状にして食べますが、カルシウムの補給になります。ライ麦は緩下作用があり、動脈硬化を予防します。ライ麦が食事のベースになっているロシアやポーランドのような国では、血管系の病気は皆無です。さて、わが国ではクレープ専用のソバですが、これも血管を強化してくれます。ですから、もっと広く使われていいはずです。

乳製品

牛乳は、代表的な子どもの食べ物と言われています。そういった意味では、あらゆる食品の中で最も健康的でなくてはいけません。ところが、牛乳はもろい食品で、あらゆる種類の細菌が混入しやすく、乳牛が吸収するあらゆる毒素の受け皿とも言えます。

家畜にも化学物質や抗生物質が投与されるのですから、乳牛はただちに汚染された乳を出すことになります。低温殺菌法は確かに立派な発明です。しかもフランス人の学者が原理を発見したのですから、彼を讃えましょう。とは言うものの、ある種のウィルスは殺せても全部というわけにはいきません。

しかも、低温殺菌法が現れてからというもの、多くの乳製品製造業者が、少々ものぐさになってしまって、基本的な衛生規定をないがしろにする傾向があるのです。汚れた藁《わら》くずが浮かぶ汚らしい桶……なあにかまうもんか！　どうせ殺菌するんだから！　そして、ついに、「非衛生的条件を助長するもの」としてこうした工法が弾劾《だんがい》されました。

同じく、牛乳のパッケージに記された「低温殺菌」という美しい表示に鈍感になった主婦は、ミルクポットの時代には牛乳を沸騰させて使っていた習慣を手放してしまいました。

しかしながら、子どもの場合は特にですが、慎重には慎重を期して牛乳を取り扱うことをお勧めします。牛乳は、衛生上完璧であるならいたって健康的な完全食です。どうも疑わしかったり、日数が経過したようなものは捨てたほうがいいでしょう！

大人の中には、牛乳は受けつけないという人がいます。純度の高い牛乳は消化しにくいことがあります。フランス式に伝統的な朝食として、コーヒーで牛乳を割るというのは最悪です。肝臓には毒以外の何物でもありません。牛乳を吸収する最良の方法は、乳製品、クリーム、あるいは粥状にして摂ることです。生まれたときから、乳児には粉乳に微量の小麦粉を混ぜるのもそのためです。消化しやすくなることと、ほとんど母乳のように完璧になるからです。

さらに、牛乳には解毒作用があります。万が一子どもが有毒なものを飲みこんだ場合には、医者の診察を受けるまでの応急処置として、牛乳をたっぷり飲ませると毒性を中和してくれます。

凝固した牛乳やヨーグルトは、乳酸酵母の重要な摂取源です。ブルガリアの百歳以上のお年寄りの長寿の秘訣は、日常的にヨーグルトを食べているからだと言われています。そうは言っても、摂りすぎると、ヨーグルトに含まれる酸が原因で、灰分《かいぶん》低減〔骨や血液に必要なカルシウム分の減少〕を引き起こすこともありますので注意してください。益になることもやりすぎると害になりますからね。

今では、人工的に香りをつけたり着色した乳製品が無限大にありますが、お勧めできません。食べ物に含まれる着色料を大量に摂取するとどういうことになるか、不信感を抱いています。ガンの原因の一つもそこにあるのでは？　疑わしきものには近寄らず、です。そういった意味で子どもたちには、プレーンのヨーグルトやチーズ、質素なデザートを与え、あなた自身がバニラやカカオやジャムで味付けしてあげてください。

チーズは、無視できないタンパク質源になりますが、消化しやすい無発酵のチーズをむしろお勧めします。ただし、脂肪分には注意してください。体の線やコレステロールに気をつけている人は、いろいろなチーズの盛り合わせの前では立ち止まらないことです！

糖類

長いあいだ、人間は果物や野菜がもたらしてくれる天然の糖分で満足し、体調も極めて良好でした。ナポレオン一世の時代になって初めて、工業的にテンサイから砂糖が製造されるようになったのですが、幸せをもたらす発明とは言えません。

精製糖に対する私の考えは、白いパンについて考えていることと同じです。やはり、カロリーは高いのですが、ビタミン類に乏しい死んだ食べ物です。ビタミン類という点では、はるかに豊かなサトウキビの赤茶色の未精製糖をむしろ使ってください。

しかし、この地上には、最も滋養に富み最も香り高い糖分を独自の工法に従って製造する疲れ知らずの働き者がいます。ハチミツをつくる蜜蜂《みつばち》です。

古代では、ハチミツは神の飲み物とされていました。世界中でいつの時代にも、ハチミツは最も高貴な食べ物と見なされてきました。イスラムの神アラーは、「神が人間から取り上げることのできる一番の恵みはハチミツである」と言って、万が一ハチミツがこの世から無くなったとしたら、それは神が人間に与える究極の罰であると予言しました。

ただ、今のところはまだあります。機会を逃さないようにしましょう。ハチミツは、エネルギー源になり消化しやすい多様な糖類、ミネラル塩類、蟻酸《ぎ》を含みます。蟻酸は蜜蜂自身から出るもので、天然のままで保存（化学的保存料なしで）が効き、ハチミツに殺菌作用さえ賦与しているものです。ですから、デザートには砂糖の代わりにハチミツを使うことで消化器系や腸の殺菌ができるし、扁桃《へんとう》腺炎《せんえん》や喉の痛みが流行る時期には、飲み物にハチミツを混ぜることで口内殺菌になります。

子どもに与えてもかまいませんが、緩下作用があるので、小さい子どもには控えたほうがいいでしょう。

工場汚染や車の排気ガスや殺虫剤からほど遠い山の中で、草原から草原へと蜜蜂が集めてくるハチミツが最良であるということに異議を唱える人はいないでしょう。こうした天然のハチミツは、精製糖工場から出る砂糖滓で養われる蜜蜂の巣箱から根こそぎ採集する、ほとんど工業的かつ人工的産物であるハチミツよりはるかに好ましいものです。反対に、巣箱の周辺にタイム、ローズマリー、オレガノ、クローバー、ボダイジュのような香草の栽培を促進することで、ハチミツは飛躍的に滋養豊かになります。ご自分で巣箱を持てるようでしたら、ぜひそうしてください。

医学的には、ハチミツの中には、それ自身の効能に加えて、蜜蜂が花粉を集めた植物の効能も吸収されています。ボダイジュのハチミツは鎮静作用があり、ローズマリーのは反対に刺激になります。タイムのハチミツは気管支の殺菌になり、エリカのは尿路の殺菌になります。

食品として、薬として、あるいは単に甘味として、食品棚にはいつもハチミツが並んでいてほしいものです。もちろん、健康への備えとしても。

ハチミツ同様ジャムも、何で作るかによって品質が左右されます。精製糖、人工甘味料や着色料などで作れば劣ったものになりますし、よく熟した庭の果物を使って粗糖で作ればすばらしいものになります。商業的ジャムに対しては、「純粋なサトウキビ糖・果物一〇〇％」という表記を要求してください。ハチミツやブドウ糖をベースにしたジャム（料理のレシピの章、「レジネ」参照）を作ることもできます。ブルーベリー、マルメロ、プラム、ルバーブについてすでに説明したように、使用する果物によって、収斂《しゅうれん》作用のあるジャムになったり、緩下作用のあるものになったりします。

子どもにとってこよなく大切なチョコレートや飴《あめ》は、肝臓に負担がかかり、虫歯になりやすいので、食べても少量にとどめる必要があります。もし子どもにとってエネルギー源になり、糖分の多い食べ物を与えたいのなら、ドライフルーツ（アンズ、バナナ、イチジク、レーズン）とか自然の材料でできた飴（ハチミツドロップ）にこだわったほうがいいでしょう。

ケーキとか菓子類については、最もシンプルなものにこしたことはありません。家庭で作るフルーツタルトと、ケーキ屋のケースに並ぶ派手な色の砂糖やジュレ（果汁やワインなどに砂糖などで甘みを加え、ゼラチンなどのゲル化剤を添加して固めたもの）やバタークリームで覆われた手のこんだ「重ねもの」とでは、どちらを選ぶべきか一目瞭然です。そのまま通り過ぎてください。ケーキ屋でぐずぐずしないで。

飲み物

何を飲めばいいのでしょうか？　まず、最も自然な飲み物である水ですね。体重の三分の二は水分ですから、人間の体は水を必要とします。人間は長いこと断食しても耐えられますが、飲まずにはいられません。

この地球上で、飢餓のリスクよりもっと深刻な問題は、飲料水がいつかなくなるのではないかということです。必要なら海水を脱塩しようとさえ言われるくらいなのに、その割には川の水の存在をあまり重視していません。川の大部分は、汚染されています。天然水も、大地が飲みこんだ殺虫剤によって井戸の中ですでに被害を受けている場合があります。私たちは、生命の源である水の保全に細心の注意を払わなければいけません。ボトル詰めのミネラルウォーターが市販されていますから、我々の身近にある水が信頼できなくなれば助けを求めるしかありませんが。

美食家は、「酒はバイ菌を殺してくれる」と言って、ワインを飲んで元気を出します。確かに一理あります。私も、インフルエンザにかかりそうな人にグロッグ〔ブランデーかラム酒を砂糖湯で割った飲物〕を勧めてしまいますからね。

しかしながら、れっきとしたガスコーニュ人で、ブドウ畑に囲まれているにもかかわらず、私はほとんど飲みません。年月とともに、量より質を好むことを学んだからです。毎日のように居酒屋で休みなく、あまり上等ではない赤ワインの一リットル瓶を空けたり、食前酒や食後酒を飲んだりすることはお勧めできません。凡庸で混ぜ物の多いワインは人体に有害で、大量に飲むと肝硬変にまっしぐらということになります。

反対に、白より受け付けやすいのでできれば赤がいいのですが、良質のワインは、ときどきは許される「ささやかな宴《うたげ》」を楽しく演出してくれます。「少量、ただし良いものを」が、大前提でなければなりません。ワインに関しては、けちってはいけません。「シャトー元詰め」〔ブドウ生産者が醸造からワインの瓶詰めまでしたもの〕のワインは、少量でも長く味わうことができます。

子どもにワインは絶対禁物ですが、貧血気味の老人には勧めます。昔は、元気な老人は、ときどき間食に軽いワインをグラスに半分くらい、ビスケットやパンを浸して食べる習慣がありました。

興奮作用のある薬として飲むワインは、短期的に見ればですが、それなりの効能があります。「力が入らなくなる」と言って、スポーツマンは控えますが。ワインに陶酔の秘訣を期待する恋人たちは、見当違いです。ワインは一時的には影響を与えるかもしれませんが、頻繁に飲めば、長期的には性的能力を衰えさせるものです。ワインには催淫《さいいん》作用があるという評判は議論の余地ありです。

アルコールに関してはどれも同じことが言えます。益もあれば害もあるのです。一例しか挙げませんが、例えば私の故郷のブランデー、アルマニャックを例にとってみましょう。有名な錬金術師でローマ教皇のお抱え医師であったアルノー・ド・ヴィルヌーヴが、一二八五年に製造方法を発見したものです。おそらく知られているアルコールとしては初めてのものでしょうが、宮殿の楽しみのためのものではなく、薬と見なされていました！

たぶん名君アンリ四世の時代の宮廷で、兵士の士気を上げるこの「薬」のさまざまな利用方法を発見したのだと思います。それから五百年後、ヘミングウェイは、対独レジスタンスのコマンド隊がパリに凱旋《がいせん》する様子を描写して、アルマニャックの功徳に対して文学的賛辞を表しています。「パリへの行進の日、雨が激しく降っていて、誰もが骨の髄まで濡れていた。我々は、いよいよパリに近づくにつれていらだってくるレジスタンス派のメンバーの絶え間ない不満を鎮めるためにアルマニャックを大量に飲んだ。そのときだ、美味な一本の酒の登場のみが口論に終止符を打つことができることに気づいたのは……」

特別な機会に限って、かくのごとくアルコールを飲まなければいけません。

コーヒーにも、話せば長くなる話があります。まず上流階級が集まるクラブでの試飲の伝統に始まります。今では、コーヒーも多様化し、利用方法も民主的になり、飲み過ぎるほどになりました。ところで、コーヒーは麻薬のようなものです。特別頑張らなければならないときだけ、例外的に飲むべきものです。毎日カップ数杯飲むとなると、心臓に負担になります。一般的なものになりつつある、あらゆるこうした興奮剤（アルコール、コーヒー、たばこ）を過度に摂ることに対しては、断固として警鐘を鳴らしたいと思います。

紅茶は、コーヒーよりも軽いことは軽いのですが、やはり心臓に負担がかかります。ただし、お湯に香りが移る程度の薄い紅茶でしたら、この利尿作用のある飲み物も益のあるものになります。一段と微妙な風味にもなることでしょう。

それぞれの薬効に関してすでに詳しく述べてきたハーブティーについては繰り返しを避けますが、とにかくいろいろな材料を使って変化に富んだ、しかもさわやかな自家製の飲み物を作ることができます。

戦時中は、あらゆるものの代用品を作り出すのに庶民の想像力はとどまることを知りませんでした。中には、平時にも使えるものがあります。コーヒーの代わりに、オオムギや小麦や大豆やヒヨコマメを焙煎《ばいせん》していませんでしたか？　いずれにしろコーヒーよりも害はありません。味は劣りますがね。みじん切りにしたニンジンを焙煎したことさえあります。ニンジンはチコリの仲間ですし、この二つの植物の根は焙煎するとかなり似た味の飲み物になりますから、よくよく考えてみれば何も驚くことはありません。

紅茶不足も、いろいろな代用品を生み出す原動力になりました。例えば、最も成功した例は、「セージ茶」と「キイチゴ茶」（スロープラム茶、ホップ茶、あるいはアジアンタム茶よりおいしい）であることは疑いの余地がありません。これらの香草には薬効もあるのですから、家庭で愛用しつづけてはどうでしょうか？

昔は、キイチゴ、コケモモ、スロープラム、ニワトコの実、サンザシの実、ナナカマドの実など小さな果実で少し酸っぱいシロップや、軽いワインのような自家製の飲み物を作っていました。

こうした飲み物は、冬のあいだ、ビタミン類の侮れない補給源でした。今日では、一年中、瓶詰や缶詰のフルーツジュースを手に入れることができます。人工的なフルーツソーダも缶ジュースも勧めません（缶詰はできるだけ避けるようにいつも言っています）。季節の新鮮なジュースを飲むにこしたことはありません。絞りたてのフルーツジュースを飲むということは、私たちの果樹園に育ち、太陽がたっぷりと実を熟させてくれた木の新鮮な血液をいただくようなものなのです。

大部分を食品（植物だけでなく）に割いた本章の狙いは、多種多様な草花や樹木が生え、ノアの方舟の動物たちが共存する草原や果樹園や森が織りなす景色で作られている自然と同じくらい、人間もよく理解した上で、口にする食べ物の配分を考えましょうということにあります。私は、みなさんがこの一度の人生の中で、あらゆる自然の贈り物を一つずつ味わい、あらゆる草を噛み、あらゆる家畜を口にする時間がありますようにと願っております。人間は、胃と同じく心も雑食だからです。

第9章　私のお気に入り料理のレシピ

私は、シェフでも美食家でもありません。単なる薬用植物療法家で食いしん坊です。シンプルで、健康的で、食欲をそそる料理に目がありません。

私のお気に入りの植物をたっぷり使った郷土料理のレシピをいつも探し求めてきました。本章では、そうしたレシピをご紹介します。私の家族や友人たちが、収集を手伝ってくれました。ずっと以前から、私の薬用植物療法の基本方針や生来の食いしん坊ぶりを知っているみんなは、それぞれ私を喜ばせるために工夫を凝らしてくれました。私を食事に招いてくれるときは、いつも私の好みに沿うようにシンプルではあるけれど、おいしさという点でも劣らないさまざまな料理の祭典になるのです。

ですから、そういう親戚や友人たちに頼んで、こうしたおいしいレシピを集めることができました。昔ながらの料理を掲載した古い本の立派なコレクションを自由に使わせてくれた名シェフ、レイモンド・オリバーのように、友人としてこの分野における著名なアーチストに恵まれたことも幸運でした。彼は、モンフォール＝ラモリーの近くにあるブルドンネの自宅に、まさに博物館に展示されているような古い料理本を十冊ほど集めていました。こうした本の中には、これ以上のものは考えられないようなレシピを見つけることもできますし、つましい家計の助けになるようなものも見つけることができるのです。

しっかり守られた家庭では、スープや甘いものは当然ながら、使用人の火傷、子どもの腹痛、青春のにきび、妊婦の疲れ、年寄りの食欲不振など、ありとあらゆるちょっとした不調や痛みに対応できるようにバーム、軟膏《なんこう》、ハップ剤、煎剤《せんざい》も作ることができなくてはいけなかったのです。

万が一、おばあさんが使っていた古い料理本を持っているのでしたら捨てないことです。あらためて注意深く読んでみてください。知恵とユーモアの宝の山が見つかることでしょう。読むだけで、唾液が出るのを抑えることができないでしょう。それは、こうした貴重な本に出てくるスープを貪るように飲む準備が、あなたにできた印です。

もちろん、私が紹介するレシピはかなり単純化されています。家庭の主婦はポトフや肉のローストの基本的な作り方も、材料や調味料などの中味も、すでに知っているだろうという想定のもとに書かれています。さらに、正確な分量より、「一つまみ」とか「一握り」という表現の方を多く使っていますが、調理におけるバランス感覚は、今や「珍品」になりつつありますよね。

ところで、この本に登場するレシピがすべてとは考えないでください。子どもたちを喜ばせるためにニンジンのジャムを作りましょう、と言っても、千切り、クリーム煮、ニンニクとパセリ炒《いた》め、ポトフの材料などなど、ほかの料理本で紹介されているレシピの美徳を否定しているわけではありませんから。

ここでは、あなたの食事が健康的で、変化に富み、食欲をそそるものであるように、補完的なレシピをいくつかご紹介します。また、紹介するレシピは、一応健康に問題のない人を対象にしています。糖尿病の人はレジネを、心臓病の人はソース類を避けたほうがいいというのは明らかです。肉や野菜の煮こみ料理や肉のソース煮こみ、肉の蒸し煮やガルビュール〔ベアルン地方特有の白インゲン豆のスープ。キャベツやガチョウの肉を加えて作る〕のようなレシピを紹介したいという気持ちと、ソース煮こみの代わりにグリルにするという健康を考えた摂《と》り方を尊重しなければならないという気持ちのあいだで、実は私も揺れました。残念ながら、私が口を酸っぱくして説いている効能のあるブーケガルニを滑りこませられるのは、まさにソースの中ですしね！　そういった意味で、相反する考え方を両立させるのは容易なことではありませんでした。

もし健康に問題がないのでしたら、ときどき「ささやかな宴《うたげ》」として、消化にいいハーブを加えたごちそうを楽しんでください。同じく、ラタフィア〔果実、花、種などを蒸留酒に浸漬して作るリキュール〕などの自家製リキュールのレシピも、健康な人向けで、しかもごくごく少量を意味します。

そのほかのときは、それから胃腸があまり丈夫じゃない人は、シンプルな調理方法で食べるようにしてください。この賢明な料理レシピの章では、ダイエットは必ずしも悲しいものではないということが伝わるようなハーブのスープやビタミンいっぱいのサラダが紹介されています。陽気な人がいるように陽気なレシピもあります。必ずしも豪華な料理に限定していません。

あなたの食卓では、肩身の狭い思いをするものも上席権を持つものもないということを忘れないでください。温室のアスパラガスより原っぱのイラクサが優先されることを祈りつつ！

スープ、ポタージュなど

ニンニクスープ

ガスコーニュでは、貧乏人のスープということになっていますが、極めて美味なので、王様の食卓でも市民権を得ています。しかも、忙しい家庭の主婦でも数分で作って食卓に出すことができます。我々の祖母の時代には、キャベツスープをじっくり煮こむ時間がなかったような日には、畑から帰るとこのスープを作ったものです。

肉厚のニンニクのかけら六〜七個を粗いみじん切りにしてオリーブオイルで炒めます。ニンニクはすぐに色づくので、焦がさないように注意します。水か、もしあればブイヨン（肉や野菜の煮出し汁）を一リットル足します。数分間煮立てて火を止めます。卵一〜二個を割り、白身をスープに入れてよくかき混ぜ、あらかじめスプーン二杯の酢に溶いた黄身を加えて、塩とコショウで味を調えます。そして、クルトンを添えて出します。

同じようにしてオニオンスープやトマトスープもできます。つまり、ニンニクのほかに、タマネギかトマト一個、あるいは両方、細切れにして使います。全部オリーブオイルで炒めたあとは、作り方は同じですが、特に欠かせないのがニンニクです。

アイゴ・ブリド

「湯冷まし」という意味ですが、色は透明でも、風味抜群です。プロヴァンスではよく作ります。ガスコーニュ風ニンニクスープのはとこみたいなものです。

大きなニンニクのかけら六個をつぶしてオリーブオイルで炒めます。しかし、せっかくの「プロヴァンス風」ですから、乾燥させたタイム、ローレル、フェンネルなどのハーブを手でもんで加えましょう。セージも一枝お忘れなく、スープに忍ばせる絶好のチャンスですよ！

水一リットルを加え、十五分くらい煮詰めてハーブの香りを充分出します。茎がスープの中に残ったり、歯のあいだにはさまって、ハーブの存在に家族が気づいたりしないように、スープは漉《こ》します。卵やクルトンも入れますが、やり方は前述のニンニクスープと同じです。大きなファイアンス〔施釉《せゆう》多孔性陶器の総称〕のスープ鉢に入れて出されるこのブイヨンから上る湯気で、食堂中に香りが立ちこめることでしょう。

水と一緒に、ごく一般的な白身魚を切り身にして入れることもあります。調理時間を延ばすことなく、プラスアルファの大した出費もなく、この安上がりなごちそうは、滋養に富むブイヨンになります。

牛乳オニオンスープ

タマネギの独特な匂いが苦手という人には、牛乳を入れて中和することもできます。

みじん切りにしたタマネギ二個を弱火で炒めます。タマネギが黄色く色づいてきたら牛乳の入った鍋にあけて、温めます。沸騰寸前で火を止め、卵黄二つを溶き入れ、塩、コショウで味を調えます。クルトンや少し固くなったパンにスープを注いで出します。

牛乳ニンニクスープ

まったく同じスープを、みじん切りにしたニンニクを一握り入れて作ることもできます。牛乳が、ニンニクの強い匂いを吸収してくれます。栄養豊かなこのポタージュは、子どもに最適です。私の田舎では、いちばん効き目のある駆虫剤と見なされているくらいです。

「生命」のスープ

私の田舎の年寄り、特に痛風やリウマチ持ちの年寄りが夕食はこれで済ます、というたいへんシンプルで安上がりなスープです。

熱湯一リットルにニンニクのかけら十二個、タイム一枝、ローズマリー一枝、ローレル一枚を入れます。こうしたハーブを入れるとき、海に花束を投げるように、年寄りたちは象徴的な動作で投げ入れます。花束は浮かび、やがて水に呑みこまれて沈みます。かなり淡白なこのブイヨンにコクを出すために、十〜十五分の調理時間のあいだにオリーブオイルを大さじ三杯足します。そのあいだ、年寄りたちは、スープ皿に少し固くなった厚切りパンを敷いておき、熱々のブイヨンを玉杓子《たまじゃくし》で注ぐのです。

スタッフドスープ（詰めものスープ）

ガスコーニュでは、詰めものは欠かせないものです。煮こみ用鶏肉、ローストチキン、子牛の胸肉など、ありとあらゆるものに詰めものをします。しかし、家禽《かきん》類や野生の鳥獣など詰める対象が何もないときでも、詰めものをあまりにも愛するがゆえ、スープに入れるのです。

古くなったパンの耳は容器に入れて取っておきましょう。たまったら、砕いて、熱い牛乳に入れて柔らかくします。ニンニクのかけら数個、タマネギ一個、パセリをみじん切りにし、タイムとローレルを手でちぎります。サイコロ状に切ったベーコンかソーセージミート二百〜三百グラムを加え、卵二〜三個、あるいは夕食をこれで済ませたいようでしたら一人一個、を割り入れてよく混ぜ合わせます。田舎では、詰めものが均一に混ざるように手で混ぜます。

オムレツを作るように、この詰めものをフライパンで両面焼きます。火が通ってキツネ色になったら、濾し布の上に取り出して、形を整えて固め、布で包みます。そのかたまりをスープ鍋に入れて十五分間煮ます。濾し布がない場合は、庭のキャベツから大きな葉を一枚取ってきてください。それを数分間ゆでて柔らかくし、詰めものをくるみます。こうすると、包みも丸ごと食べられます。

これで、ポトフのブイヨンだろうと、野菜スープだろうと、その日のポタージュが何であれ、大いに改良することができます。

スープを出す前に、崩れることなく膨らんだ詰めものを取り出して、別の皿に盛りつけ、食卓で布を取りはずします。子どもにはこれ以上の喜びはありません。柔らかく、栄養たっぷりのこの詰めものの厚切りにありつこうと、急いでスープを平らげることでしょう。

ヨーグルトの冷製ポタージュ

ポーランドで夏の暑い日に出されるものです。

ヨーグルトを入れた大ぶりのカップに、バターで炒めたキュウリの薄切りとソレルのみじん切り、ゆで卵の輪切り、フェンネルとチャイブのみじん切りを混ぜて、氷を入れて出します。

キュウリの代わりにメロンやテンサイの薄切りを使ってもいいでしょう。全部一緒に入れないで、日を替えて別々に入れてください。毎日中味の違うポタージュを出すことができます。

サクランボスープ

ドイツでたいへん好まれているスープです。庭に酸っぱいサクランボがあったら、見過ごさないでください。柄は取りますが、種は残します。レモンの皮を入れた赤ワイン一リットルで煮ます。砂糖とシナモンを加えて、クルトンや少し固くなったパンに熱いうちに注いで食べます。ワインスープですから、子ども向きではありません。

王妃マルゴのポタージュ

我が国フランスのこの人は、そのバイタリティと男性遍歴で有名です。彼女が好きなポタージュは、昼食に貪り食った家禽類の肉の残りを、牛乳、パンの身、殻を取ったアーモンド、そして王妃がいつも頭にかぶっているあのローレル一枝で煮たものでした。

十五分くらい煮たところで、ローレルを取り出し、ムリネット〔野菜や肉などの家庭用電動おろし器〕（今ではミキサーでしょうが）にかけます。なめらかで、風味があり、処女のように白いブルーテ〔ビロードのようにまろやかな〕スープのできあがりです。王妃マルゴと処女うんぬんは、まったく縁のない話ですがね。ただ、処女に対するノスタルジーはあったのかもしれません。そこから生まれたのがこのポタージュかも。

鶏ガラスープ

日曜日の昼食に、ローストチキン、カモ、キジ、ターキー、あるいはまったくほかの家禽類を出しました。お客さんは舌鼓を打ち、皿には残骸しか残っていません。でも、捨てないでください。夜のスープを引き立ててくれますよ。

両手鍋（あるいは圧力鍋）にそのガラを入れ、細かく刻んだセロリの茎、大きいジャガイモ二〜三個、ブーケガルニの大束を加えて煮ます。食卓に出す前に、ブーケとガラは取り出しておきます。風味以外、痕跡はまったく残りません。

チコリポタージュ

少々固くなったチコリの青い部分をサラダに使うのがためらわれるときは、スープに入れましょう。

チコリをみじん切りにし、片手鍋で焦がさないように弱火で炒めたら、水一リットルを足します。塩、コショウ、ナツメグを加え、卵黄二個でとろみをつけ、クルトンや少し固くなったパンに注いで出します。

「いとこ」もしくはウスベニアオイのポタージュ

私が知っているうちで、最も美しいポタージュの一つです。田舎では、「いとこ」と命名されているウスベニアオイの名前を取ったものです。一握りのホウレンソウやソレル、フダンソウやチコリの葉数枚、リーキ一〜二本など、庭にある「グリーン」なら何でも摘みましょう。それに、野原で摘んだウスベニアオイの大きな束を加えます。あなたのかわいい「いとこ」は、こうした健康にいい植物たちと仲良くしてくれるでしょう。摘んだものは全部みじん切りにして、ポタージュにします。出す前に、熱いうちに少量の生クリームか溶いた全卵を混ぜてとろみをつけます。

ポタージュにコクを出すには、子牛のすね肉を加えてもいいでしょう。その場合は、調理時間は少し長くなります。ポトフのように。しかし、これでおいしい完全食のできあがりです。

スベリヒユポタージュ

庭でスベリヒユを見つけることができるようでしたら、花の色も鮮やかなこの多肉植物を摘んでスープに使いましょう。水一リットル（あるいは、肉のコンソメがあったらなおいいですが）に対して、スベリヒユ数株、さらにレタスかソレルの葉、インゲンあるいはグリーンピース、チャービル、タマネギのみじん切り、角砂糖一個を加えてポタージュを完成させます。十五分くらい煮て、生クリームかバターを加えて、クルトンや固くなったパンに注いで出します。

タラゴンポタージュ

お湯に塩を入れて、タラゴンをたっぷり一握りと乾燥グリーンピース五百ccを煮ます。ピューレ状にして、バターか生クリームを加えて出します。

グリーンピースの莢《さや》ポタージュ

庭のグリーンピースを収穫したら、莢は捨てないでください。水一リットルにブーケガルニを入れて莢五百グラムを煮たものを、ざるに通して固い部分を取り除きます。バターを加えて、クルトンに注いで出します。

イラクサポタージュ

一番の難関は、イラクサ摘みでしょう。万が一、今日庭のイラクサを抜いたようでしたら捨てないで、すぐに新陳代謝を高めるおいしいスープを作りましょう。

片手鍋で大きめのタマネギ一個を薄切りにしてオリーブオイルで炒め、みじん切りにしたイラクサを加えて混ぜ合わせ、水一リットルを足して十五分間煮ます。それぞれのスープ皿に生クリームかバターを落としてからスープを注いで出します。あれほど攻撃的なイラクサには似ても似つかないと思うくらい、口当たりはまろやかで柔らかいのです。

ラディッシュの葉ポタージュ

どうして、昼に前菜として出したあんなにきれいな赤いラディッシュの葉を捨ててしまうのでしょうか？　今夜は、その葉で鉄分たっぷりのスープを作ってみましょう。

イラクサのポタージュと作り方はまったく一緒です。しかし、腹を空かせた家族には、これだけでは（ラディッシュの葉でもイラクサでも）とても食べた気がしないだろうとお考えでしたら、ジャガイモを小さく切って（火の通りが良くなるので）加えることもできます。

肉なしポトフ

肉の代わりにチーズを使っておいしいポトフを作ることができます。

ポトフに通常使う野菜とブーケガルニを両手鍋に入れ、グリュイエールチーズの大きなかたまり（約二百五十グラム）も加えます。煮こむとグリュイエールチーズは完全に溶け去り、勘違いするほど肉の風味だけが残ります。

ベジタリアンの方にも栄養豊かなおいしいスープができますよ。

ソレルの冷製ポタージュ

夏の暑い日には、お客さんの喉を潤すすばらしいポタージュです。

みじん切りにしたソレル五百グラムを、一リットルの水で十分間煮ます。塩とコショウで味付けしますが、万が一お客さんが辛くても大丈夫なようでしたら、赤トウガラシを一本加えてもいいでしょう。

スープ鉢に注いで、ゆっくり冷まします。そのあいだ、薄切りにしたキュウリやゆで卵の輪切り、レモン汁、ニンニクのかけら二個をみじん切りにしたもの、パセリのみじん切りで飾りつけます。

その後、冷蔵庫でしっかり冷やします。時間に余裕のないときは、氷を入れて食卓に出してもいいでしょう。とても新鮮な味がするので、赤トウガラシの辛さにも気づかないほどです。

ガスパッチョ

熱い国スペイン生まれで、ポタージュの中では最もフレッシュな味がします。

スープ鉢に、タイム、ミント類、パセリなどの香草やチャイブのみじん切り、タマネギを少し、小さいサイコロ状に切ったキュウリ、耳を取ったパン、トマトのスライス、ピーマンを少々入れて、水差し一杯の水、氷、レモン汁、オリーブオイル小さじ二〜三杯、塩、コショウを加えて、オレガノをふりかけます。

晴れた夏の夜、カップに入れて食事の最初に出します。

スペインでは、それぞれの家庭にそれぞれのガスパッチョの作り方があります。なめらかな口当たりがお好きでしたら、材料の一部（トマト、キュウリ、パンなど）をミキサーにかけ、表面にはハーブしか残らないようにします。歯ごたえがあるほうがお好きでしたら、特にキュウリをはじめ、すべて小さくちぎって入れます。

野菜ジュース

アメリカ式に、ビタミン類が豊富な生の野菜ジュースを出す、という手もあります。ニンジン一本、セロリ二〜三本、キャベツの葉一枚、トマト一個、キュウリ一本、サラダ菜一枚、小さいタマネギ一個、などなどをミキサーにかけます。大きなコップにレモン汁、塩、コショウを入れて、冷たくしたジュースを注いで出します。

メイン料理

アンリ四世風雌鶏のポトフ

「我が王国の農民は、各家庭で日曜日に雌鶏のポトフが食べられるように」と、名君アンリ四世は言いました。

ポトフに入れる雌鶏は、アルブレ家（フランスの名門貴族で、アンリ四世の母ジャンヌの家系）の宗主のたっての希望で、ローストチキン用に飼育された鶏肉とは似ても似つかないものです。ポトフ用の雌鶏は、通常飼育小屋で充分活躍し、卵をたくさん産み、歳もとって肉も皮のように固くなっています。関節の継ぎ目も固くなっていますが、肉には旨味があります。庭でとれた野菜（ニンジン、カブ、セロリ、タマネギ、ブーケガルニなど）を全部入れて、通常のポトフ（大きな塊のままの牛肉と野菜をゆっくりと煮込んだ家庭料理）のように長時間煮こまなければなりません。鶏肉がさらに栄養満点になるように、「スタッフドスープ」（290頁）のところで紹介したレシピに従って詰めものをして、中身が出ないように太い糸で縫い合わせます。

食卓に出すときは、スライスした詰めもの、野菜、チキンブイヨンでゆでたライスを鶏肉のまわりに盛りつけ、ときにはなめらかなトマトソースを添えて出します。

たっぷりできるので、大人数用の料理になります。南西部では、あらゆる宴会、結婚式の食事、村祭りの祝宴（刈り入れやブドウの収穫）の最初に出される料理です。ギャヴァレのマリー叔母さんの家では、家族が集まるときにはよくこの料理が出ます。ところで、「メゾン・ドゥ・フルーランス」(第3章参照。フルーランスにできた自然食品のチェーン店)が、雌鶏、詰めもの、野菜、ブイヨン(全部自然食品)の入った四~五リットル缶のポトフを作るそうですが、なんともうれしい話です。

すでに、ドイツの店が、この国王の料理を注文したそうです。かくして、ドイツの「農民」は、ナバラ王国〔九世紀に建国され、十一世紀にフランス南西部からスペイン北部までを領有〕の農民のように、日曜日にアンリ四世の雌鶏のポトフを食べることになるのです。私は、ヨーロッパ共同市場は美食から始まるといつも思っていましたよ!

ガリマフレ

復活させたい中世のレシピです。

昼食に羊のロースト(腿《もも》肉でも肩肉でも)を作って、肉が残ったとします。全部細かく切って、ケーパー、コリントレーズン、すりおろしたナツメグ、角砂糖一個、酸味ブドウ果汁を大きなグラス一杯、生のブドウの種少々と合わせて十五分間煮ます。

食卓に出すときは、この出来上がった詰めもので、骨に沿って腿の形を再現し、もし残っているようでしたら、焼いた皮を上からかぶせます。

特別な食事の場合は、テーブルで、このガリマフレにコップ一杯の温めたコニャック(あるいはアルマニャック)を注いで火をつけフランベします。その場合は、香りが広がるようによく揺すってください。中世の人は、大盤振る舞いだったのですね。

ウサギの乾燥プラム煮

乾燥プラムは、肉料理によく合います。フランス南西部には、どれも味わい深い実を使った多くの調理方法があります。

ぶつ切りにしたウサギの肉を、赤ワイン一リットルにグラス一杯のアルマニャック、ブーケガルニ、タマネギの輪切り、塩、コショウを加えた漬け汁に二十四時間漬けます。このあいだ、乾燥プラム三百グラムも水で戻しておきます。

ウサギの肉は水気を切って、ココット（両手鍋）に入れ、ベーコンと一緒に炒めます。それから、漬け汁を加えて四十五分ほどとろ火でゆっくり煮こみますが、火から降ろす十五分ほど前には水気を切ったプラムを加えます。

基本的に同じ調理方法で、「ドーブ」（牛肉の赤ワイン煮をベースにした中世の料理）のプラム煮もできます。

家禽類の乾燥プラム詰め

あらゆる家禽類（チキン、カモ、ホロホロチョウ、ターキーなどなど）は、乾燥プラムで詰めものをしてローストすることができます。水で戻した乾燥プラム二百グラムは種を取り、細かく切って、ソーセージミート二百グラム、サイコロ状に切ったリンゴ二個分、レーズン七十五グラム、細かく切った家禽類のレバーを混ぜて詰めものを作ります。それを、家禽類の腹の中に入れて、切り口を糸で縫い合わせます。

この詰めものの代わりに、水で戻して膨らんだプラムを丸ごと詰めることもできます。ただし、種は取って、その代わりにみじん切りにした脂身の少ないベーコンを混ぜ合わせます。やはり糸で縫い合わせて、プラムを逃さないようにします。

若鶏のアイヤード（プレ・オ・シャポン）

フランス南西部では、「シャポン」とは、ニンニクをこすりつけたパンの皮のことですが、それと同時に、去勢して太らせた若い雄鶏のことも指します。ですから、この料理の名前は、なんともまぎらわしいものです。

大きな田舎風パンの皮を用意します。ニンニクのかけら数個を、パンのでこぼこした面に擦りこみます。若鶏の首の皮をはいで、そ嚢《のう》〔食道に続く袋状の器官で、食物を一時的に蓄えておく〕の部分にニンニクを擦りこんだパンを詰めます。胸当てをつけたように立派な風体の巨大若鶏、つまり見せかけの「シャポン」ができあがります。

腹の部分に、さらにニンニクのかけら数個、レバーと砂嚢《さのう》を詰めてから焼きます。そ嚢部分のパンの皮は、鶏肉の汁を吸収しながら焼けます。どの部分もおいしそうで、誰もが期待に胸をふくらませることになると思いますので、はずれてねたむ人がいないように、上手に人数分切り分けなければなりません。

ニンニクとスプーン一杯のアルマニャックを加えてつぶした家禽類のレバー（必要なら二〜三個買

い足しましょう）を塗ったクルトンを、焼きあがった若鶏のまわりに盛りつけて出してもいいですね。

ローストビーフのマリネ

これは、ポーランドのお祝いの席に欠かせないローストビーフです。

食べる前に三日間マリネします。ロースト用肉に粗塩を擦りこみ、さらにアンチョビーを刺しこんでから、漬け汁に浸けこみます。漬け汁の中味は、水コップ一杯、赤ワインコップ一杯、酢コップ一杯、丁子《ちょうじ》を刺しこんだ小タマネギ、レモンの輪切り、ローレル、バジル、タイム、サマーセイボリー、ネズの実、ショウガです。毎日この漬け汁を煮立たせてから、一日二～三回ロースト用肉にかけます。

当日は、オーブンでロースト用肉を焼きますが、ヨーグルトを加えた漬け汁を上からかけながら焼き上げます。漬け汁に小麦粉、ヨーグルト、つぶしたアンチョビー、ケーパーを加えてとろみをつけて作る熱いソースを添えて出します。

香草オムレツ

ある日、コーム湖沿いにあるイタリアで最もグルメな人の一人と言える友人宅で夕食をいただきました。彼はハーブ愛好家で、ハーブに関する本を何冊か出しているくらいです。その彼の食卓で、私はこの地上で最も香り高いオムレツを味わったのです。

誰でも、香草オムレツのことは知っているでしょう。グリーンの香草（パセリ、チャービルなど）

なら何でも適当に入れます。ところが、私の友人であるこの美食家は、続けて、八から十種類のオムレツを出してくれたのです。それぞれに別々のハーブが入っていました。一つはパセリ、一つはチャービル、一つはチャイブ、一つはタラゴン、一つはタイム、一つはセージ、一つはバジル、一つはミント類……。

香草オムレツの試食ディナーなんて、あなたの友人たちに舌鼓を打たせる絶好のアイディアだと思いませんか。大皿にチーズの盛り合わせのように、名前をつけていろいろなオムレツを並べる。いやいや、名前はつけず当ててもらったほうがもっと面白いかもしれません。

トリップ風卵料理

タマネギを食べる絶好の機会です。微妙に異なる作り方はいくつかありますが、基本は同じです。薄切りにしたタマネギ五〜六個をフライパンで弱火で炒めて、白ワインを加えるものもあれば、タマネギが白いままでしかも汁けを逃さないためにゆでるものもあります。どちらも、火が通ったタマネギをベシャメルソースと合わせて、半分に切ってテラコッタの皿に並べたゆで卵の上にかけ、オーブンでグラタンのように焼きます。

料理上手なギャヴァレのマリー叔母さんは、タマネギのベシャメルソースに、砂糖と酢を少量足します。いずれにしろすべて溶けてしまうので、誰も気が付かないのですが、このほうがもっとおいしいのですよね。

オニオンパイ

食べごたえのある前菜です。まず薄切りにしたタマネギ一キログラムを調理します(好みに応じて、ゆでるかフライパンで炒めるか)。次に、サブレ生地を薄く伸ばして敷いたパイ皿の上にタマネギを並べて、卵一個を溶いて上からかけ、オーブンで焼きますが、ジューシーなタマネギの旨味が残るように生地が焼ける程度の時間で充分です。

タマネギ風味のチキン

いろいろな野菜を入れて作るクラシックな鶏肉のポトフの代わりに、鶏肉とタマネギしか使いませんが、不平は言わないでください。タマネギは、泣きすぎて耐えられなくならない程度にいくらでも皮をむいてくださ い。とは言うものの、少なくても大きなタマネギ十二個くらいは必要ですが。鶏肉の入った鍋にタマネギを丸ごと入れ、ブーケガルニと丁子二～三個を加えます。丁子は、タマネギに刺しておきます。

甘いタマネギ風味のチキンのブイヨンはおいしいですよ。このブイヨンでライスをゆでて、料理と一緒に出してもいいでしょう。ところで、丸のままのタマネギはとろけるような柔らかさになるはずです。薄切りにしたほうが好き、という方もいるでしょうから、その場合は薄切りにして入れます。スープに溶けてほとんど見えなくなってしまうでしょうが。

子牛の詰めもの胸肉

「スタッフドスープ」（290頁）の作り方でご紹介した詰めものが気に入ったという人は、この詰めものをほかの料理にも応用することができます。例えば、子牛の胸肉にとても合います。

さて、詰めものをたっぷり作りましょう。多すぎるということは絶対ありません。万が一胸に全部詰められなくても、濾し布やキャベツの葉にくるんで固めることはできますよね。覚えていますか？

後部の胸部肉まで胸膜をしっかり肉からはがして、子牛の胸肉に大きな袋を作ってください（あるいは、この分野ではエキスパートである肉屋さんに頼んで切りこみを入れてもらってください）。この袋にできるだけたくさんの詰めものを詰めて、太い糸で縫い合わせます。

こうしてできた肉のかたまりはポトフの場合と同じ扱いをして、好みの野菜（ニンジン、カブ、セロリ、キャベツ、リーキなどなど）を加え、一緒に長時間煮こみます。

子牛の詰めもの胸肉は、冷たくても温かいのと同じくらいおいしく、きれいに薄切りにできます。

カルボナード

フランドル地方〔ベルギー西部を中心として、フランス北端部からオランダ南西部にかけて広がる〕の料理ですが、私の故郷の料理のように大好きです。この料理は、タマネギをたっぷり使います。

あなたのいつものやり方に従って、薄切りの牛肉をグリルかフライパンで焼きます。次に、薄切りにしたタマネギをココット〔厚手のふた付き両手鍋〕に入れてラード（私たちは今フランドル地方にいるので、オリーブオイルは使いません）で炒め、そのタマネギの厚い層の上に焼いた牛肉を並べます。その上からキツネ色に炒めたタマネギをさらに敷きつめて、ブーケガルニ、塩、コショウ、ビール〇・五リットルを加えます。ふたをして、牛肉がタマネギの風味をたっぷり吸いこむように一時間以上弱火でゆっくり煮こみます。マッシュポテトやライスなど食べごたえのある野菜、そしてお国自慢のビールと一緒に出します。

ガスコナード

（ガスコーニュ地方をもじったような名前ですが）ふざけているわけではありませんよ。名君アンリ四世を彷彿とさせる私の故郷ガスコーニュのレシピです。非常にシンプルですが。

あなたは羊の腿肉を買いました。いつものように、ニンニクを刺す代わりに、切りこみを入れて骨を抜き、できた空洞に入るだけニンニクのかけらを忍ばせます。切り口を糸で縫い合わせて、オーブンで焼きます。

切り分けたとき、腿肉の最もおいしい部分、食通が「スウリ（＝ハツカネズミ）」と呼ぶすね肉の部分にほとんど溶けかかっているニンニクを発見するのは本当に驚きですよ。

ハーブ風味のローストポーク

タイム、ローレル、セージ、丁子二個、コショウの実六～八個、粗い海塩スプーン一杯、すりおろしたナツメグ少々を一緒にすりつぶします。

この粉末状の香辛料の中でロースト用豚肉を転がしながらまぶして、数時間置いてからオーブンで焼きます。一時間半から二時間、ときどき水と白ワインを混ぜたものをかけながら焼きます。ハーブが肉の表面に染みこんで、この上もなく風味豊かになります。

骨付きポークのマリネ

豚肉は、香草を使った調理によく合いますので、ぜひ試してみてください。漬け汁は、オリーブオイル、酢あるいはレモン汁、薄切りのニンニク、輪切りのタマネギ、タイム、ローレル、砕いたセージ、海塩、粒コショウを合わせて作ります。

冷蔵庫で、二日間この漬け汁で骨付きポークをマリネします。漬け汁が充分染みこむように、ときおりひっくり返してください。

漬け汁をときどきかけながら、一時間半〜二時間オーブンで焼きます。

サルミゴンディ

なんといっても、この料理に使われるハムと同じ名前のバイヨンヌ〔大西洋岸のスペイン国境に近い、ピレネー＝アトランティック県バイヨンヌ郡の郡庁所在地〕のものが一番ですね。もし懐に余裕があるようでしたら、ぜひ厚切りのバイヨンヌハムを一枚ココットで焼いてください。そんなのもったいない、と思われるようでしたら、行きつけの加熱食肉製品店に、バイヨンヌハムの骨（まだ肉が結構ついているもの）を取り置きしてくれるように頼んでみてください。あるいは、夏休みの旅先からハムを丸ごと持ち帰ってきて、ほとんど食べ終わりそうなら、それをとっておきましょう。

とにかくどれを入れても、あのなんともいえない、かぐわしい匂いに変わりはありません。何しろ、類まれなのです。葉を落としたアーティチョークを三〜四個、タマネギ、インゲン、ニンジン、ソラマメ、ピーマン、ニンニクのかけら、ブーケガルニを加えます。全部一緒に三十分油で炒めて、白ワインをグラス二杯加えます。一時間弱火で煮てから、新鮮なレタス二〜三個とトマトを数個加えます。ふたをして、さらに一時間弱火で煮ます。そして、テーブルにつきましょう。

ソース

ミントソース

フランスでは、おそらく想像力の欠如からなのか、ミント類は調理にほとんど使われていません。反対に、イギリス人は、ミント類ですばらしいソースを作ります。さあ、美食家としてのプライドはさておいて、彼らからレシピを拝借しましょう。

もしできるのでしたら、庭に行って新鮮なミント類を数本摘んできてください（五十グラムくらい）。

みじん切りにしてソースポットに入れ、ブラウンシュガー二十五グラムと酢（ワインビネガーかシードル）を十五cc、水スプーン四杯、塩、コショウを加えます。

このフレッシュで香り高いソースは、温かくても冷たくても羊肉に合います。異国情緒あふれておいしいですよ。

セージソース

これまた、イギリスから拝借したレシピです。我々も、引き換えにほかのものをちゃんとあげていますからね。

フライパンで、みじん切りにした大きなタマネギ二個を炒めて、牛乳に浸したパン百グラム、みじん切りした乾燥セージを大さじ二杯加えます。

このとろりとおいしいミックスは、ローストした肉（豚、子牛、カモなどなど）の肉汁で溶いて、ソースポットに入れて出します。あるいは、カモ肉の中に詰めて調理するともっといいでしょう。肉を切り分けるときに初めてミックスを出し、少量の熱湯で薄めた肉汁でのばして、ソースポットに入れて出します。

芳香ソース

今日は、大きな魚をゆでて出します。ハーブたっぷりのおいしいソースを作る格好の機会です。

タイム一枝、バジル一枝、サマーセイボリー一枝、オレガノ一枝、セージ一枝、みじん切りのエシャロット、チャイブ少々を〇・五リットルのブイヨンに十分間浸します。さらに、塩、コショウ、ナツメグを加えます。材料が一つ二つ足りなくてもがっかりしないでください。バジルあるいはオレガノを忘れても、あなたのソースはすばらしい出来になります。

この香草ブイヨンを濾して、香りをすべて出しきったハーブを取り出します。スプーン一杯の小麦粉とバターで作ったルーでとろみをつけて、数分煮立てます。レモン汁と、チャービルとタラゴンを一つかみ加えて出します。あなたのありふれたゆで魚が、三つ星レストランにも匹敵するような出来栄えになりますよ。

グリーンソース

あまり消化のいいものではないのですが、それでも「マヨネーズに限る」ということでしたら、ビタミン類を加えて質を上げるやり方があります。

クレソン一握り、ホウレンソウの葉一握り、チャービル数本、パセリ数本、タラゴン数本を熱湯に入れて、五分間ゆでます。大きなカップ一杯くらいのハーブ汁になるようにお湯を少し残して一緒にミキサーにかけます。ハーブ汁がなめらかになるように目の細かいざるに通しますが、すりこぎで押しつぶしながらハーブのエキスを全部引き出すようにします。

この「緑のインク」を固めのマヨネーズに混ぜます。この春らしいマヨネーズは冷たい魚や貝類の料理に添えて出します。

香草ソース

大きめのバターのかたまりを小麦粉と練ります。片手鍋の中で溶かしながら、パセリ、エシャロット、チャイブ、タラゴン、ワレモコウ、チャービル、それから好みでマーシュとクレソンの葉数枚のみじん切りを加えて、ブイヨンを少量足します。十五分間煮立てて、熱いうちに、ローストポークやローストの子牛に添えて出します。

「謙虚男」のソース

ソースの中でいちばんつましく、いちばん早くできるものです。小さな鍋に、パセリのみじん切りとエシャロット五〜六個のみじん切りを入れて、水を加えます。塩とコショウで味を調えて、大さじ一杯の酢を足します。数分煮立てて、ローストした肉やゆでた肉の残りにかけて食べます。

ニンニクバター

ニンニクのかけら二〜三個をピューレ状になるまでつぶします。卵大くらいの大きさのバターのかたまりを加えて、一緒に練ります。このニンニクバターのかけらを、ステーキやほかの焼肉の上に食べる直前にのせて出します。

レッドカラントソース

ドイツで、家禽類や子牛のローストに添える酸味のあるソースです。

庭で五百グラムのレッドカラントを摘みます。熟していなくても大丈夫です。洗って、熱湯に数分漬けたあと、水気を切って片手鍋に入れ、赤ワインたっぷりグラス一杯、砂糖、シナモン、すりおろしたレモンの皮、塩、コショウ、バターのかけらを加えます。レッドカラントをつぶさないようにして、弱火で煮ます。最後にパンの身を加えて、熱いうちにソースポットに入れて出します。

バラの実ソース

熱湯で湯がいて種と軟毛を取り除いたバラの赤い実を使って、レッドカラントソースとまったく同じ作り方をします。

たいへん香り高い赤いソースの出来上がりです。

「背信」のソース

歴史的なレシピです。偉大なるゴシック風（中世の）料理と関係しています。

タマネギをベーコンで炒め、赤ワインで割ったブイヨン（皿にスープを数さじ分ほど残し、これに赤ワインを注いで薄めて飲むあの「シャブロ」という古い伝統についてはご存知でしょう）に漬けた固いパンと一緒につぶします。そして、シナモン、マスタード、香辛料、さらに当時の記述に従って「大量の砂糖」を前もって一日浸しておいた酢を、スプーン二～三杯加えます。

これは、砂糖とワインと酢のミックスということで、当時はなにやら「うさん臭いもの」と見なされていたようです。この「背信」のソースは、あらゆるロースト肉によく合います。

聖水

これもゴシック風レシピですが、「完璧に信頼に値する」ものです。グラス一杯のローズウォーター、酸味ブドウ果汁、ショウガ少々、オレガノ少々を数分煮立てます。澄んだソースになるように濾します。万が一聖水盤がなくても、ソースポットに注いで、「過越《すぎこし》の子羊」（ユダヤ教徒が過越祭《すぎこしのまつり》の夜に食す子羊）のローストと一緒に出します。

ワレモコウソース

ボールに、できれば生のワレモコウ（あるいはオレガノ）を一つまみ、タラゴン一枝、チャービル一枝、クレソン一枝、みじん切りしたエシャロット二個分、塩、コショウを入れます。酢を加えて、熱湯を注ぎ、一～二時間置きます。それから、つぶしながらざるに通して汁を全部出します。この濾し汁にスプーン一杯の小麦粉とバターを加えて、火にかけてとろみをつけます。とろみがついたところで、熱いうちに肉や魚に添えて出します。

野菜料理

シューファルシ（丸ごとキャベツの詰めもの料理）

これは、完全食で、家庭菜園ではあまり人気のない大きなキャベツを上手に調理するレシピです。まず、葉が広げやすくなるように、塩を入れたお湯でキャベツをゆでます。「スタッフドスープ」（290頁）のところでご紹介した作り方に従って用意した詰めものを、葉と葉のあいだに詰めるのです。もちろん、もっと肉の量の多い詰めものなどほかにも作り方はありますが、私がご紹介するのは、いつも私の故郷のやり方なのです。というのは、私が何よりもこだわる健康にいい植物（ニンニク、タマネギ、パセリ、タイムなど）が入るからです。

詰めものを葉のあいだに詰めるだけ詰めたところで、煮ているあいだに中身が外に出てしまわないように、キャベツを丸ごと糸でしっかり結びます。ポトフのように煮てください。ニンジン、タマネギ、カブなどほかの野菜と一緒に煮てもいいでしょう。

キャベツの葉を一枚ずつはがして、詰めものをくるみ、糸で結んで一つずつまとめるというやり方をする人もいます。個人的には大きいキャベツ丸ごとのほうが好きです。しかも、ケーキのように簡単に切り分けることもできますし。まあ詰めものにありつければ、どんな方法でもかまいませんがね！

栗のシューファルシ

万が一、あなたのご家族がシューファルシを堪能してくれたようでしたら、次回は、ちょっと驚かせましょう。まったく趣の異なる詰めものを作ります。しかし、キャベツにとてもよく合うものです。生の栗のピューレを辛抱強く作ります。「私は辛抱強くありません」という方は、すでに出来上がったものを買ってもいいでしょう（ふつう保存食はお勧めしませんが）。栗のピューレに、小さいサイコロ状に切った脂身の少ないベーコンあるいはソーセージミートを二百五十グラム加えます。塩、コショウして、ナツメグも多めに入れます。

前のシューファルシと同じようにゆでたキャベツに詰めますが、スープ煮する代わりに、オーブンで、水とバターをかけながら焼きます。

テーブルに出すキャベツが七変化のようにいろいろな顔を見せてくれるように、ほかの詰めものも発明してみてください。キャベツの大きい葉が、どんなものでも喜んでもてなしてくれる、選択肢の多い器になってくれます。

キャビア風ナスのピューレ

ブルガリアでは、たいへん人気のある料理です。貧しい人や羊飼いのキャビアです。

グリル、薪《まき》ストーブ、あるいはオーブンで、ナスを丸ごと皮つきのまま焼きます。ふたつ割にして、火が通った中味を取り出します。すり鉢でオリーブオイルと大きめのニンニクのかけら三〜四個を混ぜてつぶしておいたものに、取り出したナスの中味を加えて、マヨネーズを作るときのように泡だて器で混ぜ合わせて、塩、コショウします。

温かくても、冷たくてもいいです。トーストに塗って出します。とてもコクのある前菜になります。

牛乳キャベツ

デリケートな舌の持ち主には、キャベツの個性的な味が敬遠されることがあります。熱湯でキャベツを五分間ゆでて、両手鍋に移し、牛乳をひたひたになるまで加えます。弱火で煮こみますが、しまいにはキャベツは牛乳を全部吸いこんで、味もマイルドになり、身も柔らかくなります。

キャベツのタマネギ炒め

変化をつけるために、今度はキャベツをイタリア風に調理してみましょう。千切りにしたキャベツを薄切りにしたタマネギと炒めます。タマネギはキャベツと同量にします。タマネギもキャベツも、少し歯ごたえがあったほうがいいので、火を通しすぎないようにします。ベーコンを加えてもいいでしょう。

赤キャベツのリンゴ煮

反対に、フランドル地方ではとろけるようなキャベツが好まれます。片手鍋に、ざく切りにした赤キャベツを入れて、水を加えます。そこに、皮をむいて芯を取り、くし形に切ったレネット〔香りの良い生食用リンゴの品種〕を四〜五個分、ベーコン少々、丁子数個を加えます。ふたをして、弱火で二〜三時間煮ます。

食卓に出すときは、煮汁を少し取り出して、酢をスプーン一杯、レッドカラントのジュレをスプーン二〜三杯、コーンスターチ少々と混ぜ合わせて、火にかけ、とろみをつけます。このソースを赤キャベツのリンゴ煮にかけます。

スービーズソース〔タマネギのピューレ入りクリームソース〕

ピューレの中では、最もとろけるようなまろやかさです。残念ながら、家庭の主婦は作るのに及び腰です。というのは、勇敢にもタマネギを一キロも皮むきしなければならないからです。何よりも、あなたの目が許可してくれることが先決ですが。

まず、窓を大きく開けましょう。あるいは、流しの水道の前に陣取って仕事に取りかかりましょう。十、十二、十五個と大きなタマネギの皮をむきます。薄切りにして鍋に入れ、タマネギがひたひたにかぶるくらいの水を加えて、四十五分ほど煮ます。その後、ミキサー（あるいはムリネット）にかけて、バターたっぷりと、とろみをつけるための小麦粉二十グラムを加えます。弱火にかけて、小麦粉でピューレを少し固めにします。生クリームをスプーン二～三杯加えて、食卓に出します（前もって作ったベシャメルソースでとろみをつけてもいいでしょう）。

このスービーズソースほど、とろりとした味わいのあるものはありません。「ベルベットの半ズボンを履いた親愛なるイエス様」という表現（「親愛なるイエス様がベルベットの半ズボンを履いて喉元に降りてくる」という表現があり、それをワインに対して「喉ごしがなめらかである」という意味で使う）が美食の世界で最もふさわしいのは、このソースだと私は思っています。そして、あらゆる肉のローストによく合います。

焼きタマネギ

昔、田舎では、暖炉に火を起こしたときには、灰の中でジャガイモをよく焼いていました。そして、大きなタマネギを皮つきのまま丸ごと加えることもありました。一～二時間も焼けばとろけるように柔かくなるので、皮をむき、塩だけで食べたものでした。こうした調理方法では、汁がまったく逃げないのです。

焼きナス・焼きズッキーニ・焼きトマト

さあ薪ストーブやバーベキューが流行りですから、ナス、ズッキーニ、トマトなどの野菜を灰の中に忍びこませましょうよ。ただ崩れやすい野菜なので、アルミホイルに包んでおいたほうがいいでしょう。その前に、オリーブオイルを擦りこんで、ハーブ（タイム、ローズマリー、セージなど）の中で転がしておいてもいいでしょう。早く火が通るようにということでしたら、ナスとズッキーニは薄切りにしてから、アルミホイルの中で形を整えます。串焼きにもピッタリの野菜です。

サマーセイボリー風ソラマメ

ソラマメは、サマーセイボリーの風味がたいへんよく似合う野菜です。この組み合わせがあまりにも相性がいいので、単独では考えられないほどです。

あなたの庭に新しい小さなソラマメができましたら、「衣をまとったまま」つまり皮つきのままにしておきます。万が一、固くなっているようでしたら、「衣から出して」ください。

サマーセイボリーを一枝入れたお湯で、煮崩れしない程度に柔らかくなるまで煮ます。茹汁《ゆでじる》は、スープ用にとっておきます。とてもいい香りです。

ソラマメは、グリーンピースのように、フライパンでサイコロ状に切ったベーコンと炒めます。肉のローストのまわりに盛りつける前にサマーセイボリーを取り出します。この料理に恐ろしいほどの催淫《さいいん》作用があるとは、誰も思わないでしょう。

ホップのドレッシング和え

春のホップの新芽は、アスパラガスと同じように料理することができます。非常に柔らかく、ジューシーです。ドレッシングかソースムスリーヌ（卵黄を使ってバターとレモン果汁を乳化し、塩と少量の黒コシヨウまたはカイエンペッパーで風味付けしたオランデーズソースに卵白や生クリームを加えたもの」を添えて出します。

レタスのグラタン

あなたのご家族は、サラダがあまりお好きでないとします。「草を食《は》むなんて、牛じゃあるまいし」とでも言って。それでしたら、火を通したサラダを出してあげてください。

庭で、大きなかごいっぱい、少なくとも一人に一個の目安で、レタスを収穫します。よく洗って、熱湯で十分間ゆでます。かなりかさが減るはずです。一人あたりリンゴ一個分の大きさでしょうか。オーブン皿に並べて、濃いめのナツメグ入りのベシャメルソースとすりおろしたグリュイエールチーズをかけて、グラタンにします。

もし家族の中に不眠症の人がいるようでしたら、夕食にほかの人の二倍あげてください！

スタッフドレタス

レタスは、キャベツとまったく同じように詰めものをすることができます（314頁参照）。葉を離れやすくするために、同じように湯がきます。そして、ブイヨンで煮る前に糸で縛ります。レタスはキャベツより小さいので、レタス一個でだいたい二人分ですが、新レタスで小さい場合には、一人一個と見たほうがいいでしょう。

スベリヒユのグラタン

庭のスベリヒユが生い茂ってきて、隣の野菜や花を脅かすようになりました。そこで、あなたは数株抜こうと決めます。それじゃあ、食べましょうよ。

苦味を取るために数分湯がきます。それから、塩を入れたお湯でゆでます。片手鍋に油を入れて、水気を切ったスベリヒユ、ニンニク少々、みじん切りにしたアンチョビーを炒めます。次に、牛乳に浸したパンの身を加えます。テラコッタの皿に、スベリヒユと他の物を敷いて、パン粉とすりおろしたチーズをかけ、グラタンにします。

ミント風グリーンピース

イギリスでは、料理によくペパーミントを使います。ここでは、グリーンピースにも、新鮮なミント類を一枝入れて調理します。みじん切りしたチャイブとバターをかけて出します。

テンサイの葉

メイン料理を飾るホウレンソウと同じ扱いをします。しかし、とても厚いので、ゆでる前に筋を取ります。同じ要領で、ソバの葉、ソバムギの新芽、ウスベニアオイ、ボリジ、オオバコ、ハナウド(の仲間)を調理することができます。

ココナッツ風野菜のパテ

これは、アフリカ原産のあらゆる野菜を上手に調理できる方法です。庭のすべての野菜（ニンジン、カブ、セロリ、キャベツ、フェンネル、ホウレンソウ、ズッキーニなど）を使います。

全部小さなサイコロ状に切っておきます。トウモロコシの粉と小麦粉を粥《かゆ》状にして、すりおろしたココナッツを大きいカップ一杯加えます。バターをひいた深い焼き型に、野菜の層とココナッツのベシャメルソースの層を交互に敷いていきますが、いちばん上はベシャメルソースが来るようにします。三十分湯せんにかけて、焼き型からはずします。うまく切り分けることができる野菜ケーキの出来上がりです。

ルバーブの花のグラタン

あなたのルバーブの株が花を咲かせました。花が開いたところで摘みます。カリフラワーと同じ要領でゆでますが、味もよく似ています。ホワイトソースと合わせてグラタンにします。

アイヤード風味のタンポポサラダ

アイヤードは、ニンニクをたっぷり擦りこんだクルトンです、ガスコーニュでは、あらゆるサラダに加えますが、ちぢみ葉チコリやタンポポサラダには特にそうです。

グレープフルーツジュースのサラダ

サラダの味付けをレモン汁でする代わりに、プチスイス〔牛乳から作る脂肪分の多いフレッシュチーズ〕と一緒に泡だて器で混ぜ合わせると極上の味になるグレープフルーツジュースを試してみてください。塩とコショウで味を調えて、タチチシャやアンディーブなど歯ごたえのあるサラダ野菜の上にかけると一段と冴えます。さらに、みじん切りにした香草をふりかけます。

赤キャベツのホットサラダ

ポーランドの大衆的なレシピです。

赤キャベツを千切りにして、ラードを溶かした片手鍋に入れて弱火で炒め、小さいグラス一杯の酢、塩、コショウを加えます。

充分しんなりしてきたら、卵黄二個でとろみをつけて熱いうちに出します。特に、冬場の前菜として最適です。

キュウリのマリネ

裕福な家庭から貧しい家庭まで、あらゆる食卓に並ぶポーランドのもう一つの前菜です。

理想的には、白ワインが眠っていた古い樽の中でキュウリを漬けこむのですが、ない場合には、陶器で充分代用できます。

輪切りにしたキュウリを敷きつめ、みじん切りにしたフェンネル、サクラの葉、つぶしたコリアンダー少々で覆います。上から塩分の強いお湯をたっぷりかけ二か月置きます。

貧しい人たちはパンを浸して食べるほど、マリネ汁は香り高くなります。

アメリカ風「ディップ」

大西洋の向こうでは、ビタミン類を信奉し、生野菜を高く評価しています。生でも加熱したものでも変化に富んだ野菜(ときには果物も)を混ぜ合わせた「サラダボール」は、わが国の(アメリカ式)ドラッグストアにも姿を現し、サイコロ状に切った肉や魚と一緒に、食欲をそそる完全食の様相を呈しています。

しかし、アメリカには、わが国ではほとんど知られていない生野菜のほかの食べ方があります。「ディップ」あるいは「つけるもの」と呼ばれるものです。大きなボールに、ニンニク、タマネギ、香草(パセリ、チャイブ、チャービルなど)をみじん切りにして入れ、つぶしたロックフォール(羊乳で作る風味の強い青かびチーズ)、塩、コショウ、クリーミーなホワイトチーズ五百グラムを加えます。泡だて器で混ぜ合わせて、滑らかな香草チーズに仕立て、パプリカをふりかけます。

次に、丸い大皿の真ん中にこのチーズの入った容器を据え、生のニンジンの拍子切り(縦に四〜六つ切りしたもの)、セロリの茎(芯に近い部分)のスティック、赤ラディッシュ、棒状に切ったクロダイコン、レモン汁で白くした生のカリフラワーの房、あれば茎つきの小さい新タマネギなどの野菜を束にしてまわりに並べます。

そして、食前酒のときに、この「ディップ」をみんなの手の届くところに置きます。立派に前菜の代わりになりますし、お客さんも長く楽しめます。生野菜が嫌いという人のために、ポテトチップスやほかの塩味クラッカーの皿も用意しましょう。もちろん、同じように「ディップ」につけて食べます。

デザート

クラフティ

四季を通じて出せる田舎風デザートです。毎月異なる果物で作れます。昔、私の田舎では、「田舎風」天火で焼いていました。足つきの丸い大きな鉄板とはめこみ式の背の高いカバーからできています。暖炉の熾火《おきび》の上に置いて、カバーの上にも熾火を乗せます。

ボールに、目分量で重さも測らず、小麦粉、砂糖、牛乳、卵を入れて混ぜます。ただし、だいたいの目安は、卵三個と牛乳〇・七五リットルに対して小麦粉六十グラムと同量の砂糖という具合です。

深いテラコッタの皿あるいはオーブンの皿（大きなクラフティになりますが）に、入るだけ果物を入れて、用意したクリーミーな衣を流しこみます。生地が焼けるまでオーブンで焼きます。冷ましてからグラニュー糖をふりかけて、器のまま出します。

クラフティの中味は、サクランボ、アンズ、風よけなしで栽培されるおくてのモモ、プラム、プルーン、リンゴ、ナシ、マスカットなどが使えます。庭の果物でシミがついて、そのままではとてもテーブルに出せないものも、すっかり気品を取り戻します。たくさんあるのでしたら、生地はただの押さえにすぎなくなるくらい果物をびっしり詰めましょう。

ニンジンのお菓子

もし、あなたが野菜として頻繁に出すニンジン料理をお子さんが拒否するようでしたら、戦略を変えましょう。デザートとして出すのです。子どもたちはきっと喜びますよ。家計が苦しくても、食卓では家族をいつも温かく迎えたいと、我々のおばあさんたちはそうしていたのです。

まずは、魔法のつえを一振りして、ニンジンを果物に変えます。これ以上簡単なことはありません。ニンジン五百グラムを輪切りにして鍋に入れ、粉砂糖五百グラムと水をひたひたに加えます。レモンの皮もすりおろして入れます。ニンジンが柔らかくなって、水もほとんどなくなっているころは、ほのかな香りのするニンジンの砂糖漬けになっています。レモン汁二個分加えて味を調えます。

さあここからは、あなたの思い通りにしてください。タルト、プリン、クラフティ、シャルロット型のケーキの材料に使ったり、コンポートやフルーツサラダに入れたりと。両面をカラメル焼きにしてタルトタタン〔バターと砂糖でいためたリンゴをしいて焼いたフランス菓子〕にしてもいいですし、メレンゲで飾ったタルトの材料にしてもいいですし、ニンジンの半月型パイもできます。

リンゴを使って作るものは、何でもニンジンで置き換えることができます。子どもたちにとって、なんという驚きでしょうか！

フェンネル風味の栗

昔は、秋になると子どもたちはよく栗を拾いにいって、大きなかごいっぱい持ち帰ったものです。皮つきのままゆでるのですが、フェンネルを一本加えていました。

そして、家族用のテーブルについて、それぞれ自分の分の栗を取って皮をむき、砂糖を加えた熱々の牛乳が注がれたカップに入れて、このごちそうをスープ用の大さじで堪能したものです。皮むきの儀式は時間がかかりましたが、そのあいだ、栗は熱い牛乳に溶けこむように柔らかくなり、ゆっくり噛みしめることもできました。夕食時には、子どもならこれで充分ご飯代わりになりました。

レジネ

まさに、田舎風ジャムでした。子どものころ、農家で作られるのをずっと見てきました。砂糖が不足した戦時中には、レジネは栄光の座についていました。しかし、戦後は、戦争を思い出すということで、まさに廃れてしまったのです。残念なことです。精製糖の代わりに天然の砂糖であるブドウ汁を使うのですから、ジャムの中でも最も健康的なものなのに。

ブドウの収穫期に田舎に出かけるようなことがありましたら、絶好のチャンスです。桶に入っているいちばん甘くしかもまだ発酵していない新鮮な黒ブドウのジュースを何リットルか分けてもらいにいきましょう。そこで、仕事にとりかかります。家族も友人も総動員します。レジネ作りは、ヘラクレス並みの力仕事に匹敵するからです。

私が子どものころ、中庭の焚き火の上に置かれた精錬した大きな銅鍋にブドウジュースを入れていました。そして、野菜や果物など庭のあらゆる宝物を獲りにいくのです。割れたメロン、カボチャ、青いトマト、ニンジン、リンゴ、ナシ、マルメロ、プラム、イチジクなどなど。貧乏人のレジネには野菜が多く、金持ちのレジネには果物が多いという具合でしたが、どちらもたいへんおいしいものでした。

一日中、野菜や果物の皮をむいてサイコロ状に切っては、弱火でとろとろ煮詰まっているブドウジュースの中に投げ入れるのでした。いちばん固く、火の通りが悪いもの（ニンジンやマルメロ）から始めて、いちばん熟しているものや崩れやすいものを最後にしました。

私は、皮をむく役と、ほとんど小梁《こばり》に近い固く太い棒でかきまわす役を仰せつかっていました。両手でまわさないとかなわないくらい鍋の中味は濃厚でした。しかも、朝の始まりが遅れて、皮をむくのに時間を取られると、夜になっても煮つづけなければなりませんでした。そんな場合には、火を小さくするのに、熾火の灰をかぶせて火力を弱めるのですが、片耳をそばだてて眠りについたものです。夜中も交代で起きて、レジネをかきまわしました。

ロロン叔母さんの家では、こうして三日も煮詰めたものです。私の代母〔カトリックで受洗者の女子保証人。霊的母として信仰の指導にあたる〕でもあるこの叔母さんのレジネは、実に数えきれないくらいの材料が入っていて、ヴェスタ女神に仕える巫女のように、注意深い視線で絶えずレジネを見張っていたものです。

レジネが出来上がると——つまりこげ茶色になって、あまりにも濃厚で棒が動かなくなるほどになると——玉杓子ですくっては手元にある大小のあるあらゆる壺や瓶にあけました。そのうちのいくつかには、生のクルミのみじん切りやアルマニャック数滴を加えて、特別な機会にだけ開けることになっていました。第一、容器に貼られたラベルにそう書かれてありました。

冬の終わり頃には、レジネは容器の中であまりにも固くなってしまうので、フルーツのペーストゼリーやマルメロのジュレのように、キューブ状に切って取り出して食べたものです。それは、おばあさんが作ってくれるジャムの中で、最高のものでした。廃れてしまったのはなんとも残念なことです。

一〇〇％ジュースのレジネ

レジネに入れる野菜や果物がない場合、あるいは皮をむく時間がない場合は、ブドウのジュースだけでレジネを作ることもできます。

桶からくんできたブドウジュースを、弱火で四分の一くらいのかさになるまで煮詰めるだけでいいのです。それでも、かなりの時間になりますけれどね。いたってシンプルなレジネですが、この前にご紹介したものに劣らぬおいしさです。

シードルジャム

ブドウがあまり獲れない地域では、ほかの果物の汁でジャムを作ることができます。リンゴのシードル〔リンゴまたはリンゴとナシの混合物を原料とした醸造酒〕はあまり糖分を含みませんが、ナシのシードルはもっと甘みがあるのでジャムに適します。三分の二まで煮詰めてから、熟した果物と砂糖を加えて、レジネと同じ要領で煮詰めます。

セイヨウニワトコジャム

セイヨウニワトコの実は、摘み取るが勝ちです。緩下《かんげ》作用のあるすばらしいマーマレードになるのですから、大いに利用しない手はありません。子どもたちにかごを持たせて、田舎では普通に見かけるセイヨウニワトコの黒い実を摘みにやりましょう。房から実をはずし、ついている埃《ほこり》をていねいに洗う仕事は子どもたちでもできます。

セイヨウニワトコの実一キログラムあたり砂糖一・五キログラムを大鍋に入れて、濃厚なマーマレード状態になるまで弱火で煮詰めます。キイチゴ、ブルーベリー、バーベリー（メギの仲間）のように、お金のかからない、しかもビタミン類が豊富なジャムの原料となる野生の果実はほかにもありますす。ただ、キイチゴは充分甘いので、砂糖は同量でいいのですが、ほかの果実は酸味が強いので、一・五倍の量を入れたほうがいいでしょう。

ニンジンジャム

一般の人たちの信じるところでは、ニンジンは「バラ色の腿」を与えてくれます。実際のところは、カロチンが適度な着色料になるので、朝食にこのニンジンジャムをパンにつけて食べると、冬でもいい顔色でいられます。

ニンジンを五キログラム輪切りにします。牛乳五リットルと砂糖一キログラムで五時間煮ます。香りづけに、レモンの皮をすりおろして加えます。傷みやすいジャムなので、冷蔵保存します。

ハチミツジャム

あなたの家には蜜蜂《みつばち》の巣箱があります。そして、今年はハチミツがたくさん採れました。いつも通りに、ティースプーンでちびちび味わう代わりに、ジャムにしてみませんか。果物を混ぜても、あなたのハチミツがその効能を失うことはまったくありませんし、風味という点でプラスアルファされます。

一〇〇%ハチミツのジャムでも、ハチミツと砂糖を半分ずつのジャムでもどちらでもかまいません。ただし、ハチミツは焦げやすいので要注意です。片手鍋に入れて、ごくごく弱火で、木べらでかきまわしながら煮詰めます。煮立ったらすぐに灰汁を取りますが、こうすると一層透明度が増します。次に、ハチミツと同量の果物を加えます（あるいは、ハチミツと同量の砂糖、そして、両者を合わせたものと同量の果物）。

ジャムが固まって長く保存できるように、数時間弱火で煮詰めます。

こうして、サクランボ、イチゴ、モモ、アンズ、リンゴ、ナシ、プラムなど庭に育つあらゆる果物で、なめらかかつ栄養価の高いジャムを作ることができます。

アカシアの花のフリッター

アカシアの花があなたの庭に芳香を漂わせる季節には、子どもたちを送り出して木に登らせ、いちばんきれいな花房を採らせましょう。枯れた花は取り除き、柄をつまみながら花房を薄い衣につけて、油に放します。粉砂糖と一緒に出します。

同じようにして、オレンジの花、ニオイスミレ、セイヨウニワトコの花、やろうと思えば白いキクの花でさえ、フリッターにすることができます。

味のないスベリヒユは、まず砂糖とシナモンを混ぜたレモン汁に一〜二時間漬けてから、衣をつけたほうがいいでしょう。

バラのクリーム

テーブルにバラのブーケを飾るように、皿にもバラを飾ることを忘れないでください。お客さんたちは、味覚ともども嗅覚《きゅうかく》でも堪能してくれることでしょう。

あなたのいちばん美しい赤いバラの花びら百グラムを、〇・五リットルのお湯で十分間ゆでます。火を止めてからも、十分間浸けたままにしてから濾します。このローズウォーターに、生クリーム〇・五リットル(あるいは練乳一缶)と砂糖を加え、沸騰させます。火からおろしたら、溶いた卵黄六個を加えて木べらでよくかきまわします。よく混ぜたところで、クリスタルガラス製の杯に入れます。その透明感が、バラの繊細さを引き出してくれます。冷たくして、できればバラ色のクッキーに添えて出します。

オレンジの花のクリーム

もう一つたいへん香りの高いクリームです。牛乳を一リットル煮立てて火を止め、スプーンでかき混ぜながら、卵黄六個と白身四個分を溶かしこみます。そこに、オレンジの花のウォーターをスプーン三杯加えて出来上がり。冷たくして出します。

オレンジの花のおかげで、お子さんたちは今晩熟睡することでしょう。

ニオイスミレのペーストゼリー

砂糖二キログラムを煮詰めて「グラン・ブーレ」〔セ氏一二一度まで煮詰めた砂糖シロップ〕を作ります。そこに、刻んだニオイスミレ一キログラムとリンゴのジュレ一キログラムを加えて、弱火で十分間よくかき混ぜながら煮詰めます。ニオイスミレはデリケートですから十分以上は禁物です。

ジャスミンのペーストゼリー

ジャスミンの花を、ニオイスミレとまったく同じやり方で調理します。ジャスミンは、ニオイスミレと同じくデリケートで芳香性があります。リンゴのジュレがベースになって固くなります。

オレンジの花のプラリーヌ

プララン公〔政治家。英国との戦争に備えて海軍を再編した。一七一二〜八五年〕の有名なおやつだったアーモンドのローズプラリーヌ〔糖衣アーモンド〕はご存知ですよね。

ところで、オレンジの花びらを使って同じものを作ることができるのですよ。万が一、砂糖菓子が得意で、糖度計を持っているおばあさんがいるようでしたら、頼んで作ってもらってください。

熱湯で花びらを湯がき、水を切ります。その間、砂糖で「プチ・ブーレ」〔セ氏一一六度まで煮詰めた砂糖シロップ〕を作ります。そこに、花びらを入れますが、花の水分が糖度を下げますので、しばらく煮ます。

「プチ・ブーレ」に戻った時点で、火からおろして冷まします。砂糖が乾いて粒子状になって指で触れるくらい冷めたところで、花びらを一枚ずつプラリーヌの衣から取り出して、クッキングシートの上に広げて乾かします。

若い花嫁にあげたり、結婚式のテーブルの上の杯に盛りつけたりできる美しいプラリーヌの出来上がりです。

飲み物

ゲンチアナワイン

わずかな出費でしかも強壮効果もあるおいしい食前酒を自分で作れるのに、どうしていつも市販のものを買うのでしょうか。

涼しいところで、大きな陶器の入れ物に、ゲンチアナの根を一握りとグラス一杯の蒸留酒を入れて浸けこみます。翌日、白ワイン一本を加え、週末まで置きます。

さあ、食前酒を楽しむ日曜日です。小さなグラスに注いで、お友達に出してください。痛風を患っている人や、インフルエンザにかかったかなという人から感謝されることでしょう。

オレガノミルク

牛乳〇・五リットルを沸かして、砂糖を加え、オレガノの葉を二枚浸けこみます。二枚で充分です。

さあ、熱いうちにこのおいしい飲み物をお楽しみあれ。

雌鶏ミルク

あなたは風邪を引いています。あるいはインフルエンザかもしれません。食欲がありません。カップに卵黄を溶いて、熱い牛乳を注ぎかき混ぜます。ハチミツで甘みをつけてください。栄養にもなるし、手当にもなります。いわば、ほぼ治ったも同然です！

ホットワイン

もしアルコールに強いのでしたら、元気づけに大いに活用しましょう。テラコッタの片手鍋に〇・五リットルの赤ワイン、ブラウンシュガースプーン二〜三杯、シナモン、丁子、すりおろしたレモンの皮を入れます。全部混ぜて火にかけますが、沸騰する前に火を止めます。飲むときに、グラスに輪切りのレモンを数枚入れます。

飲んだあとは、羽毛の掛け布団か羽布団にもぐってすぐ床についてください。汗をたっぷりかいて、翌朝は元気に目を覚ますことでしょう。

バラ蜜

おいしく、しかも詩的なボンヌファム風レシピです。

あなたの赤いバラは、花びらが散りはじめています。急いで身をかがめて、まだ新鮮な花びらを集めましょう。

花びら百グラムを〇・五リットルの熱湯に放します。十分間ゆでたあと、もう十分間浸けておきます。このバラの浸剤をざるに通してから、手に入る中でいちばん純粋な天然のハチミツ六百〜八百グラムを加えます。このミックスを充分かき混ぜてから広口瓶にあけます。

極めて保存がききます。ハーブティーにスプーン一杯入れたり、湯冷ましにスプーン一杯溶かしたものは、すばらしいうがい薬になります。こうして、あなたのバラは冬のあいだもあなたのお伴をしてくれます。

キイチゴのシロップ

あなたの子どもたちは、一日中野原を駆けまわりました。唇の縁に紫色のひげを生やしたり、キイチゴにまみれたりして帰ってきます。彼らがそれほど堪能したのはもっともなことです。キイチゴはビタミン類が豊富です。あなたを驚かせようと、彼らの収穫物を持ち帰ることでしょう。紙の中や大きな葉っぱの中、あるいは鞄の中ですっかりつぶれたキイチゴが少なくとも五百グラムはあるでしょうか。

捨てないでください。すぐに片手鍋に入れて、同量の砂糖を加え、弱火でゆっくり煮てください。何度か沸騰させて火からおろし、ざるに通します。冷まして、瓶に詰めます。これは、「彼らの」シロップです。子どもたちはきっと喜んで飲むことでしょう。

こんな風に、あなたの庭の小さな果実（レッドカラント、ブラックカラント、フランボアーズなど）

で、完璧に自然でおいしいシロップを作ることができるのです。

オレンジの花のラタフィア〔果実、花、種子などを蒸留酒に浸漬して作る自家製リキュール〕

オレンジの木の花が満開です。若い奥方たちは、髪に一枝さします。この機会を利用して、オレンジの花びら五十グラムを蒸留酒一リットルに四日間浸けます。四日後に濾して、〇・五リットルの水に溶かした砂糖三百グラムを加えます。そして、瓶に詰めます。やがて、瓶を開けた日、オレンジの花の香りがそこらじゅうに立ちこめることでしょう。鎮静作用のある夕食後に飲めるリキュールで、催眠剤としては最も気持ちのいいものです。

バラのラタフィア

芳香性のあるバラでしたらどんな色でも、だいたい百五十グラムになるように花びらを集めてください。熱い湯〇・五リットルに浸けて、二日間置きます。モスリンで濾します。バラの浸剤と同量の蒸留酒を加え、砂糖（リキュール一リットルあたり二百五十グラム）、シナモン少々、コリアンダーの種子少々も加えます。二週間置いて、もう一度濾して、このバラのラタフィアがすっかりピュアになるようにします。そして、あなたのいちばんきれいなクリスタルのグラスに注いで出します。

イポクラース〔肉桂、丁子《ちょうじ》入りの香りの強い甘味ワイン〕

名君ルイ十四世は、この飲み物をこよなく愛し、彼に従順な人たちは、この飲み物を贈り物として彼に贈っていたそうです。

赤ワイン一リットルに、砂糖三百五十グラム、輪切りのピーマン、ショウガ、そして薄切りにしたレネット（酸味の強いリンゴの一種）、砕いた皮つきアーモンド十二粒、丁子十二個、シナモンを浸けます。

一日置いて、ざるに通します。シナモンが少し強いかもしれませんが、飲むと太陽が三十六個も見えることでしょう！

アンバーグリスを一枝加えることもできますが、極めて催淫作用がありますのでご注意を。

ハチミツ酒

オリンポスの神々の飲み物であるハチミツ酒に秘密はありません。（例えば、オリンポスの山腹で集めた）良質のハチミツ一瓶を混ぜた水一リットルを沸騰させて、半分に煮詰めます。次に、大きなグラス一杯（お望みならもっと）の自然な蒸留酒を加えます。そして、「巨人たちとの戦い」の前日にはときどき味見してもかまいませんが、十二〜十五年寝かせます。

独身中年男性のリキュール

庭の果物の大半（サクランボ、プラム、グズベリー、ブドウ、プルーンなど）は、蒸留酒に漬けて保存することができます。しかしながら、イチゴやフランボアーズのように崩れやすかったり、アンズやリンゴのようにぱさぱさしやすかったりするものもあります。

でも、独身中年男性のリキュールには、季節ごとに何でも入れることができます。いちばん大きな広口瓶（少なくとも二・五リットル）に、四十度のアルコール〇・五リットルを入れ、毎月庭で熟している果物（サクランボ、イチゴ、フランボアーズ、アンズ、モモ、プラム、ナシ、ブドウなど、ほかにオレンジも）をどんどん足します。サクランボ以外は、種を取って。果物と果物のあいだには、スプーン数杯の粉砂糖を入れます。十月になったら、年代物のマール（ブドウの搾《しぼ》りかすで作るブランデー）を〇・五リットル注ぎます。口を締めて、棚の高いところにしまいこみます。

クリスマスになったら初めて瓶を開け、友達に振るまってあげてください。

第10章　心の声に耳を傾けて生活する

ある「インスピレーション豊かな」評論家が、私のことについて、表現は美しいのですが、次のように評したことがあります。「メセゲにかかれば、『採集の時代』に逆戻りすることになる」と。もちろん、そう評することで、彼は、私の意図するところを過小評価し、時代錯誤だと言いたかったのでしょう。

しかし、「採集」は馬鹿げた習慣でも、時代遅れの習慣でもありません。それは、何よりも生活に対する哲学的姿勢です。それは、私の主義主張であることは否定しませんし、これほど詩的に批判してくれたこの評論家に感謝しています。「摘め、いのちのバラを」とは、詩人のプリンス、ロンサールの言葉です。あえて繰り返しますが、是非とも生活の中にこの「採集」という行為を位置づけなければなりません。バラを摘み、野原の花を摘み、野草を摘み、果物を摘む。拾い集めるために地面に届くほど身をかがめ、天に届くほど身体を伸ばし、大きな束を作り、かごをいっぱいにし、鼻を突っこみ、思いっきり噛むのです。

採集とは、運動の中で最も気高く、最も自然で、よく話題に上るように現代のレジャー文化の中にあって、最初に求めるべきものであると思っています。木が高ければ高いほど、大地が低ければ低いほど、実を探すことも花を探すこともやりがいのある作業になります。そういうわけで、安易な結論を説いているわけではありません。自然は誇り高きものです。簡単に壊されたり、服従させられたり、飼いならされたりするものではありません。我々人間は、そこのところを誤解してきました。

さあ、主婦のみなさん、かごを手に！　採集に出かけましょう。夏休みや週末に田舎に出かけるたびに、タイム、ラベンダー、ミント類などの束、ニンニクやタマネギの束、農家の自家製ハムとソーセージ、どの巣箱から採れたかわかる天然のハチミツなど、野原のあらゆる宝物で車のトランクをいっぱいにすることをお忘れなく。

そして、一年を通して田舎の友人たちとの関係を絶やさず、こうした自然の食べ物が詰まっている小包を送ってもらうようにするのです。農家の人たちにとって、あなたのご家族の健康に貢献することができるなんて願ってもないことなのです。これは、確かです。私自身、こうした願い事をよく耳にしますから。「おいしい食べ物を作っている農家をぜひご紹介ください」という手紙を受け取るのです。こうして、ずいぶん大勢の都会の人と私の田舎の農家の縁結びをしてきました。以来、楽しい交流が続いています。友情は、こうして生まれます。小包のほかに、絵はがきを交わしたり、夏休みを利用して子どもたち同士の交流もはかったりしているのです。

都会に住む私の友人たちの中には、数年間のこうした田舎からの小包崇拝を経て、それまでまったく関心のなかったジェール県に家を購入した人もいます。まずは夏休みを過ごすために、そして定年後の人生を送るために。中には、コートダジュールの別荘を売り払って、フルーランスのそばに家を買い求めた人もいます。実際、私の故郷であるギャヴァレと何年もつながりを保っていた人です。

彼が崇拝してやまない人は、実は私の叔母です。ふたりともかなりの白髪頭ですから、下心はまったくありません。ギャヴァレの村長でもある私の叔母マリー・ロランは、確かに大した人物ですが。私を洗礼盤の上で抱きかかえてくれたので、彼女のことを「マレーヌ（＝代母）」と呼んでいます。しかし、彼女の庇護にあずかっている者は私だけではありません。マリーは、あちこちに「名付け子」

がいるのです。彼女は、魔法のつえ一振りで、カボチャを馬車に変え、ぼろ着を華やかな装いに変えてしまう妖精のごとく、愛情をこめて手作りしたプレゼントを送って兵士たちを元気づける戦時代母〔第一次大戦中、兵士を仮の養子にし、文通したり慰問袋を送ったりした女性〕のような人なのです。「部隊」の士気を上げたければ、私の叔母に会うといいですよ。彼女は、類まれな人です。

私は、ギャヴァレの近くにある、花でいっぱいの彼女の大きな家によく遊びにいきます。私の父は、ここで生まれました。そう、叔母は父の姉妹です。メセゲ家の人間が五百年にわたって暮らしたのもこの家です。屋根裏部屋には、一六〇〇年代の先祖に関する書類や古文書が眠っています。

しかし、私が叔母のところに遊びにいくのがこれほど好きなのは、楽しいことがたくさんあるからです。不意に訪ねても、叔母はいつでも何やらおいしそうなものを作っています。いい匂いがして、心と口を喜ばしてくれるものです。一日に叔母がこなす仕事の量は半端ではありません。たった一人の手伝い人と一緒に、敷地内でとれる収穫物を余すことなく、広口瓶や壺や瓶に詰めるのです。このほうが缶よりずっときれいだ、と彼女は言います。そして、フランス中に散らばっている彼女の「秘蔵っ子たち」にどんどん小包を送るのです。

ときどき、紙切れに書き留めた住所を叔母に渡すことがあります。「マレーヌ、長い付き合いの患者さんなんですが、叔母さんに定期的に注文できたら本当に喜ぶと思いますよ」と言いながら。すると叔母は「でもねえ、モーリス、うちの豚のハムはお客さん全員の分には到底間に合わないし、ウサギもそんなに続けて繁殖できるわけではないのよ。お手伝いさんと私で、二週間おきに保存食を百個くらい作っているのに、それでも棚はいつも空っぽだし。私の収穫物だけで、際限なく人に食べ物を供給するわけにはいかないのよ」と言いながら、彼女の元に送られてくる手紙を見せてくれるのです。「クリスマスまでに、ハムをもう一つ送ってください。このあいだいただいたものはほとんど食べてしまいました。それから、ソーセージも、ガチョウ肉のコンフィも、年代物のアルマニャックも」

冬に、叔母は若鶏やホロホロチョウや新鮮な卵を送りますが、夏は傷みやすいので控えます。

「知ってる？　モーリス」と、ある日叔母が言いました。「冬に毎週若鶏を一羽送っている○○さんだけれど、夏はまったく家族に食べさせないんですって。私のところ以外からは絶対に買わないのよ」

叔母の身にこうして起こっていることは、フルーランスに起こっていることと同様に、ほかでも起こるべきだと思います。都会の人は、夏休みを利用して、どうか地元の農家とつながりますように。農家の人たちは、自分たちの生産を放棄することなく、何人かの「秘蔵っ子」を抱えられるように協力し合えばいいのです。

「あなたの言っていることは、あまり現実的ではない」と言う人もいます。「田舎からその日産みたての卵や野菜を届けさせるなんて、大量になると現実的じゃなくなりますよ」とも。

もちろんそうでしょう。食べるということは毎日のことですし、産地直送小包だけでは賄いきれるものではありません。この小包システムを全国的に展開するのは無理です。郵便局は手いっぱいになって、業務を混乱させると言って私を恨むでしょう。

それに、私の産地直送小包を、現代人の新しい食生活として提案するつもりもありません。あまり高くなく、それでも大きな満足をもたらしてくれる補完的な方法の一つにすぎないのです。

私は、こうやって、少しずつ都会の人たちと田舎の人たちのあいだにか細くても関係が紡がれ、やがては「クモの巣」のように広がってフランス全土を覆い、そして国境を越えて、ほかのクモの巣にひっかかってさらに拡大していくことを夢見ているのです。これほど魅力的な美食の「スポンサー活動」が、いたるところ、家に持ち帰りたくなる「命と太陽に満ちた良質のもの」が存在する場所で実現できないわけがありません。

さあ、できるだけ頻繁に田舎に出かけていって、夏休みを過ごしてください。大きな効用が得られるはずです。都会に住んでいる人は、交通渋滞、車の排気ガスで汚染された空気、雑踏、疲れ、イライラなど都会の喧騒を、八月にまた味わうことは避けましょうよ。

むしろ「野原の鍵」を手に入れて、手放さないでください。天国への鍵ですから、あなたのポケットにいつも入れておいてください。地上にもう天国はあまり残っていません。アルコールやドラッグなど人工的な天国はいくつかありますが、私はお勧めできません。もう一つ、唯一本物の天国は、人間が犯した過ちによって失ってしまいましたが、もう一度取り戻すことはできます。この「地上」に存在するのですから。

都会の人に、土に触れ、巨人アンタイオス〔ギリシャ神話でポセイドンとガイアの息子〕のごとく、力を出しきってほしいのです。一人ひとりが、エネルギーを集中できるような「大地のかけら」を持つことができますように。私は、大地と大地を踏みしめる人間のあいだに、神秘的な力が直接伝わると信じています。私の家族には、父から息子へと伝えられる少々魔法使い的なところがありますが、私は大地の振動を感じることがよくありました。しかも、（ダウンジング用の）ハシバミの枝なしで。ところで、朝露に濡れた草の上を裸足で歩くことは、躍動感に欠ける人にとってはショック療法になります。

大地とせっかく絆を結んでも町に帰ったら消えてしまう、とは思わないでください。絆を保つ方法はいくらでもあります。あなたが受け取る野原の小包やトランクに入れて持ち帰った宝物が、橋渡しになってくれます。台所の天井にハムやソーセージをぶら下げて、ときどきさわっては匂いを楽しんでください。ニンニクやタマネギの束、タイム、ローレル、セージ、ローズマリーの束もです。

すべての感覚が、自然のごちそうにあずかるのです。触れたり、嗅いだりすることは、いろいろな喜びの源です。ごくシンプルですが、極めて深い意味のあるこうした小さな仕草を過小評価しないことです。私は、フルーランスの市場や野原に出かけると、髪の毛がカールした子どもの頭をなでるように、熟した果物や健康に輝く野菜をなでるのですが、本当にうれしくなります。私の「ハーブの店」では、乾燥したハーブをかき混ぜ、指で軽く持ち上げて風を通すと、まさしく香りが立ちこめます。これもなんともいえない喜びです。

こうした自然でごまかしのない、ささいな仕草で自分自身を喜ばせてあげるのです。これが、私の「幸せのレシピ」です。私は、立派な人間でも何でもありません。厳格さも、食事療法も、断食も説いているわけではありません。真剣に付き合ってくれる友人たちと食べるカスレ（白インゲンと肉やハムの煮こみ料理。南仏の代表的料理）は、台所で独りさびしく飲む「ダイエット」のためのリーキのブイヨンや、スナックバーで慌てて飲みこむ味気ないサンドイッチより消化にいいのです。もちろん、カスレは純粋な材料でていねいに作られなければなりませんが、ブイヨンやサンドイッチは、死んだ食べ物で有害であったりすることもあるのです。それにしても、気の合う人たちと笑いながら食べるカスレは、リラックスして穏やかな胃と、おいしいものを待ち構えている唾液が歓迎してくれることでしょう。

昔、ニースの近くに住んでいる司教座聖堂参事会員にお会いしたことがあります。彼も、私のように植物の効能を信じている人でした。しかし、このボナヴァンチュール・ファブロン司教は、特に生きる喜びを大切にする人でした。身体の病に限らず、精神的な病のためにも相談に訪れる教会員たちに、ハーブの入った袋と彼が手作りする有名な調合物「ファブロニーヌ」を授けるのでした。そして、いつもこう付け加えるのです。「たまには、ちょっとした宴会を開きなさい」

この司教座聖堂参事会員の言う「宴会」とは、別に邪な考えがあるわけではなく、禁断の果実（＝女遊び）などとは何の関係もありませんでした。家族とおいしいものをちょっと食べる程度のことでしかなかったのです。普段食べ慣れないものを消化しなければならない、というのは身体に鞭打つようなものですが、それ以上に、こうした食事は、心理的に大きな効用をもたらしてくれるものです。

外科医として世界的に有名なアンブロワーズ・パレ医師は、手術を受けた患者のために、「ささやかな宴会」を開いていました。術後の患者が口にする献立を注意深く研究して、通常そういうことにあまり関心を示さない病院の会計係が予期しない特別なごちそうを出していたそうです。それだけではなく、患者自身が選んだ香水や音楽を提供して、患者の満足感というものにも気配りしていました。ときには、ローズウォーターに散らしたスイレンの花の香りを嗅いでもらったり、ときには、食事中にオーバード（朝の音楽の意。表敬のため人の家の前や窓の下で行う）を楽しんでもらったりするために、演奏家を呼んだりすることもあったそうです。

強い鬱《うつ》状態のために回復が遅い患者の場合には、田舎出身の人が多かったらしいのですが、愉快な男たちを呼んで、患者のそばで飲めや歌えのどんちゃん騒ぎをさせ、目の前で酔っぱらって、ご満悦の顔しか患者に見せないようにさせた、という話さえ聞いたことがあります。

「笑い」を育てましょう。そうすれば宿根草のように毎年出てきます。あなたの内なる庭には、そのための場所があります。愛する術も育てましょう。座右の銘を選ばなければいけないとしたら、私はたぶん「愛することを愛します」と言うでしょう。物も人間と同じように愛情をもって愛しましょう。情熱を傾けると痛みも伴うからといって、恐れてはいけません。私のお気に入りの花で情熱のシンボルでもあり、私のまわりにたくさんある赤いバラをなでて、とげを何度指に刺したことでしょう。それでも、なでつづけます。私の指に水滴のように現れる血も、私がバラに触れるたびに心に沸き立つ熱い血に比べれば取るに足らぬものだからです。

何かにつけふと顔がほてってしまうことを忘れてしまった人は悲しい人たちです。頬《ほお》にさすバラ色は青春時代だけのものではありません。バラの花を受け取ると、いまだ赤くなる老婦人もいます。我慢しないでください。感動で顔が赤くなるようなものは、何でも育ててください。それは、シンプルすぎて、思ってもみないものかもしれません。例えば、朝庭で見つけた一本の花、子どもの一言、青春の思い出、やり遂げた仕事、などなどのように。いずれにしろ、「自然な」何かです。人工的なものは冷たく、心に火が灯るような温かみではありません。

あらゆる情熱を避け、固い表情や石のような心を守るということは、死ぬ練習をしているようなものです。しかし、それが私たちの目指すところでしょうか。毎日、生きる練習をしたほうがよくはありませんか。死は、いずれある晩不意にやってくるものです。

愛は、奇跡を生みます。病気の人、悲しみに打ちひしがれた人、途方にくれた人たちが、何度恋に落ちて立ち直ったことでしょう。醜女は美しくなり、年寄りは若さを取り戻すといいます。

マックス・ジャコブは、こう書いています。

「年寄りは、愛している、とは言わない。愛してくれ、と言う」

私は、それは間違っていると思います。何歳になっても「愛している」と言っていいのです。それが、若さを保つ秘訣です。

今日では、セックスは、必ずしも子孫を残すためとは限らないということは暗黙の了解になっています。現在のアメリカで権威のあるマスターズ&ジョンソンの研究によれば、キンゼーの報告書を参考にしているのですが、男性も女性も、中断の時期さえなければ、かなりの高齢まで普通のセックスを楽しむことができ、満足もできると発表しています。女性の更年期も男性の更年期（男性では、五十歳頃に現れます）も、赤信号ではないのです。

私の田舎では、とてもかくしゃくとした年寄りが、まだまだ奥さんを喜ばせ、それを自慢しています。彼らは、映画のスクリーンや、宣伝ポスターや、あるいは小説で、若い肉体がセックスする光景を日常的に目にして劣等感を抱いている都会人のトラウマを経験したことがないからです。

私の家の近くに、いまだある程度性欲が衰えていないと打ち明けてくれた百歳に近い（実際は九十五歳ですが）男性がいます。

「町長さん、この歳になってもまだいい思いをしていてね。ときどき、ご婦人がたのところに出かけるんですわ。フルーランスではちょっと難しいのでトゥールーズまでだがね」と、話してくれるのです。

九十五歳で、「ご婦人がたに会いにいく」なんて、皆がみんなできることではありませんよね。この達者な老人は、多少ほらを吹いているのでしょうかね。それにしても、彼は、体の調子を整えるためなら、少々手荒なことでも躊躇《ちゅうちょ》しません。血行を良くするために、裸になって庭のイラクサの茂みの中で転がる習慣があるのです。静脈瘤や血流障害のある患者さん、あるいは不感症の患者さんにとてもお勧めできない荒療治です。そんなことをしたら、鼻で笑われることでしょう。それにしても、この老人は元気ですし、彼曰く、まだ「いい思い」をしているのですから、間違ってはいませんよね。

一生涯、当然のことなのですから、敬意をもって愛と付き合いましょう。あまり上品ぶると、自然が人間に与えてくれた根幹的な機能を軽視することになります。だからといって軽率すぎてもいけません。あんなに甘い行為を台無しにするのはもったいないですよ。

あまりにも頻繁に質問されるのですが、セックスの頻度について細かいアドバイスはしません。自分の年齢と健康状態に応じて、それぞれが自分のリズムを見つければいいのです。しかし、少なすぎたり、多すぎたりを避けて、食生活を管理するように性生活のバランスをとればいいのです。

もちろん、愛は注文しても来るものではありません。愛に飢えている人たちにはお気の毒ですが、それも、一般的には、人生の中で病気のように通過しなければならない悲しい一時期にすぎないのです。感傷的な孤独に陥ってはいけません。自分の内に引きこもる傾向のある人は、あらゆる状況において、官能的になる練習をすることをお勧めします。小さい子どもを抱き締めるとか、愛する犬や猫をなでるという小さい喜びを通して、心の痛手によって失われた官能性を取り戻すこともできます。それだけで、フラストレーションから解放される場合もあります。年齢に関係なく、新たな愛への準備ができたということです。

もしくは、夫婦のあいだの冷たい関係に苦しんでいる場合には、抱擁や優しい言葉など、小さいシンプルな仕草をもう一度身に付けるようにすると、やはり年齢に関係なく、もう一度新しい蜜月に旅立てるかもしれません。

大文字の「A」で始まる「アムール Amour（＝愛）」を生み出すこうしたささいな仕草のメリットは、

語っても語りつくせるものではありません。

人の愛がなくても、物の愛が元気を与えてくれることもあります。趣味をもつことで、すばらしいバイタリティを保っている老人をたくさん知っています。切手のコレクション、レタス畑、古本、ブロット〔二～四人で三十二枚のカードを使うゲーム〕をこのうえなく愛しているのです。春の花の樹液のように、毎日新しい血が彼らの唇に上るのにこれ以上のものはいりません。

あらゆる形の陶酔が、身体に若さの息吹を吹きこんでくれます。医師も精神科医も、この点について研究を重ねています。声の精神生理学の専門家であるオーシェ教授によれば、歌は、孤独な女性に、愛に等しい性的陶酔をもたらし、生殖腺の正常な働きを保障するそうです。合唱団で歌う少女たちは、歌いながら甘い喜びを感じていて、その喜びを奪ってはいけないのだそうです。

アレクシス・カレルは、その著書『人間 この未知なるもの』の中で、祈りの治療効果を説いています。神への飛翔、つまり病人が神にささげる信仰と愛は、特定の疾患に対して効果的に働き、「奇跡的に」治癒することがあるといいます。ルルド〔奇跡的治癒が起こるとされている「ルルドの泉」で知られるフランス南西部の小さな町〕の奇跡と言われているものの本質がまさにそうであり、身体的昇華が起こって病気から解放されるという現象が起きるのではないか、とも。

謹厳な科学的精神の持ち主と考えられているアレクシス・カレルが、このような論を唱えたことで、彼は多くの批判を浴びることになりました。しかし、今日ではますます科学はこうした方向に進み、つい先頃認めていなかった事実を認めるようになっています。アレクシス・カレルの直観的認識は、予言的価値があったと言えるでしょう。

現象（治癒という奇跡）に唯一不可欠な条件は、祈りである。しかし、必ずしも病人自身が祈る必要も、宗教的信仰をもつ必要もない。病人に近い者が、祈るということで充分である。こうした事実には、高次の意味合いがある。性質上まだ未知ではあるが、心理的プロセスと生体上のプロセスのあいだにある種の関係性の実在を示唆しているのである。衛生学者、医師、教育者、社会学者が、ほとんど取り組もうともしてこなかった霊的行動の客観的重要性を証明し、我々の前に、新しい世界を開いているのである。

信心深い人は、あらゆる料理に神を少々加えてみてください。どんな神でもオーケーです。あなたが信じている限りどんな神でもいいのです。かくして、神は、植物採集を司り、スープの作り方を司るのです。材料としては、重さでも、○○つまみでも、リットルでも測ることのできないものですが、たぶん「一吹き、二吹き」でなら可能かもしれません。それでは、毎回神の「一吹き」を加えてみましょう。どんなあんばいか教えてくださいよ。

うまく言葉で言い表せないのですが、ライフスタイルには「ほかの材料＝要素」も関係してくると、私の内なる声はささやきます。（生活にとって）良いものとそうでないものを見分ける単純な方法があります。生活の一つひとつの行為に対して、自分にこう問いかけてみるのです。

「これは、私の生命力を高めてくれるものだろうか？」

生命力とは何でしょう。『プチラルース』（フランスの代表的な辞典）によれば、「生命力とは、エネルギー、活力の密度」とあります。実は、私たちを生きようとさせてくれる「はずみ」です。この「はずみ」を大きくしてくれるものなら何でも良いのです。逆に、ブレーキをかけるものは何であれ好ましくありません。

植物に関しては、生命力の測定方法を確立することに成功しました。発芽力、耐病害虫性、天候異変（暑さ、凍結など）への耐性、生産性、保存を対象として測定されます。こうした生命力に対する判断基準は、比較的測定しやすいものです。

動物に関しては、使用される用語は多少異なりますが、基本は同じで、生殖能力、病気や天候に対する耐性、寿命、生産性となります。

自然に親しんでいる人には（本当はみんながそうであってほしいのですが）、野菜や花の生命力は、見た目にもわかりやすいものです。固く結球したキャベツを叩いたことのある人や、明け方に肉付きが良く根元が膨らんで先がほっそりしているバラの蕾《つぼみ》を見た人には、私が何を言っているかおわかりでしょう。

動物は私たちにもっと近い存在ですから、彼らの生命力に気づき、感動することはより簡単です。外見はあんなにひ弱に見える鳥ですが、極寒にも耐えられます。雨水は羽を滑り落ち、身体を包みこむ軽い羽毛の下には、熱い血が流れているのです。

動物の生命力は、どこから来るのでしょうか？　このうえなく興味深いことです。口にする餌《えさ》からでしょうか。しかり。例えば、雌鶏は食べるために生きているようなもので、一粒の種も一匹のミミズも拒みません。そこから、あのすばらしい繁殖力が生まれるのです。しかし、それだけでなく動物は、彼らの力のすべてを自然から得ています。春の訪れとともに、活力を与えてくれる太陽の最初の光で身体を暖めます。この優しい温もりの中から、新たなる力をくみ上げるのです。春は、原っぱの花が開花する季節であり、雛鳥《ひなどり》が巣の中でかえる季節です。光に負うこうした自然界の活性化は、光刺激と呼ばれているものです。このあいだ、私たち人間はどうしているのでしょうか？　窓の外の春に気づかず、事務所や工場に閉じこもっていたり、あるいは単に暗い部屋でテレビの前にいたりするのです。

しかしながら、患者さんが診療室に入ってくるなり、生命力という点でどう対処すればいいのか、私にはすぐわかります。私の測定の仕方は、科学的でもなく、ほかの人が使えるかどうかもわかりませんが、私には大いに役に立っています。患者さんのカルテに、「生命力良好」あるいは「生命力不充分」とただちに書きこむことができます。目に光があり、声に暖かみがあり、頭の支え方に自尊心が感じられる人がいますが、これらはすべて生命力の確固たる印で、疑いの余地がありません。反対に、目に光がなく、髪の毛につやがなく、肌は灰色がかっていて、呼吸は不規則で、手はためらいがちに動き、背中は曲がっている人がいます。これらは、年齢とは何の関係もありません。年寄りじみた若者もいれば、若い年寄りもいます。ピカソは、まさに九十歳の生き証人です。

「若くなるには時間がかかる」と、彼は言いました。そして、この座右の銘を実践していました。生涯、毎日若々しい行為しかしなかったのです。若々しい行為は積み重なると、膨大な若さの充電になるのです。

ですから、バッテリを充電するには、自然が私たちにさし出してくれる一秒一秒を謳歌することです。束の間の日光？　急いで外に出て、太陽に顔を向けましょう。いい気持ちですよ。にわか雨？　仕方ない、まあそれでも外に出て、今度は顔を突き出しましょう。雨水は、肌に最高です。それに、滴り落ちる雨には鎮静力があり、心配事を洗い流し、イライラを沈めます。

夏は陽に当たり、道徳に反しない程度に肌を出しましょう。可能ならそれ以上でも結構。やりすぎると「調理」されかねませんが、太陽の愛撫《あいぶ》は、少量にとどめればいつでも効果的です。

冬は、抵抗力をつけるために寒さを利用しましょう。あまり着こまないで、寒さからあなたを守ろうと努力をする機会を、身体に与えてあげてください。私が若いころは、子どもたちはいつでも素足でした。寒さに蝕まれて子どもたちの膝は紫色になっていましたが、今日私たちがしているように、過保護に育てた「雛《ひな》」より風邪を引くことは少なかったようです。

同じく、冷たい小川に行ってパチャパチャする喜びには抵抗できませんでした。友達同士でエネルギッシュに身体をこすり合っても、ブルブル震えていましたが。私の村の子どもたちは、コートダジュールの海岸に息抜きしにいく機会はありませんでしたし、あの時代、プールなんてまれにしかありませんでした。

まれといえば車もそうでしたから、子どもたちは、友達の家に歩いていきました。彼らは、こうして徒歩や自転車で長旅をしていましたので、ふくらはぎも立派なものでした。現代の少年たちが、身体を動かすことには本当に怠け者になってしまったことは、たいへん嘆かわしいことです。私は熱烈なファンなのですが、ラリーの際も、どのチームを見ても、率先してスポーツレースに参加しようとするのは若者とは限らないことに気がつきました。自転車の坂道レースのために一家の主が自転車にまたがり、気乗りしない息子がただそれを見ているという光景を見ることもあります。私自身、機会さえあれば、楕円形のボールを蹴ること（若いころよくラグビーをしましたし、今でも関心がありますす）や、闘牛場に降りていって闘牛に立ち向かうことも厭《いと》いません。実際、息子たちも一緒に来ます。耐久力という点では、息子たちを鍛えましたし、あとできっと感謝することでしょう。まあ、そう期待しています。

そこで、歳をとっても若々しく、幸せに暮らすための実践的アドバイスを一つするとしたら、「どんな状況においても、自然を伴侶とし、自然を寝床とし（たとえ、バラと同じくらいイラクサがはびこっていても）、愛する妻のように一歩一歩あとに従い、そして裏切らないこと。自然の息づかいに沿って呼吸し、季節のリズムに従うことを学びなさい。刻一刻と自然を観察しなさい。小道をゆっくり運転して、樹木に止まる野鳥や、野原の小さな花を眺めなさい。木からもいだリンゴをゆっくり噛みしめなさい。新しいワインもゆっくり飲みなさい。そして、いつもいつもふと手を止めては、鳥のこと、花のこと、リンゴのこと、ワインのことを思い出しなさい。あなたを楽しませ、顔色を良くしてくれる心穏やかな思いとは、こういうことの中にあるのです」と言うでしょう。

あらゆる状況において、自分を喜ばせましょう。自分の機嫌をとりましょう。モンテーニュは、私のお手本にしたい人ですが、こうした自分に優しくする自分中心主義を実践していた人でした。自分自身に良きことをする、ということは、必ずしも、他人を無視するということではありません。隣人を愛するということだって、裏を返せば、自らの喜びのためなのですから。「自分の気に入ることをしなさい」とは、彼の座右の銘でした。さあ、これが私の提唱するライフスタイルです。

しかし、フルーランスの役場で、若い新郎新婦の結婚式を司るとき、「つねに、寛容を心がけなさい。寛容は徳の女王です」ということを付け加えています。

自分でも、この教えを実行しようと努力しています。私に徳があるからではありません。前にも言いました。「私には何の徳もありません」と。あらゆる善良なガスコーニュ人がそうであるように、感情的で、燃え上がる怒りを覚えたり、後悔して悲しくなったりします。こうした感情に流されてはいけないと思えるようになっても、後の祭りです。でも、それは自分自身を傷つけることなのです。

モンテーニュは、そういうことを望みませんでした。「過ちを許す」ことは、傷を癒す「軟膏《なんこう》」の一つです。ローズウォーターやボダイジュの入浴剤に混じって、「軟膏」の占める場所があることに気づきました。

ラ・ロッシュフーコー〔作家、モラリスト。一六一三〜八〇年〕は、著書『箴言集《しんげんしゅう》』の中で、ネガティブな感情があらゆる病気の原因であると糾弾《きゅうだん》しています。確かにモラリストの診断ですが、一理あると思います。人類の黎明期《れいめい》である黄金時代〔古代ギリシャの詩人ヘシオドスが人類の歴史を金・銀・銅・鉄の四期に分けた、その第一期〕には、彼曰く、徳が地上に君臨していたそうです。ところが、鉄の時代になってすべてが崩れ、情熱が頭をもたげ始めたのです。

野心は急性の高熱を、欲望は黄疸《おうだん》と不眠を生み出した。無気力、無力感、憂鬱《ゆううつ》は怠惰から生まれた。怒りは、呼吸困難や胸部の炎症を引き起こし、血を沸き立たせた。恐怖心は、動悸と失神をもたらし、傲慢《ごうまん》は精神異常を、強欲は頭部白癬や疥癬を作りだした。悲しみは、壊血病、残忍さ、結石を作りだし、誹謗中傷と偽りの関係は、はしか、天然痘、顔の赤らみを広げた。壊疽《えそ》、ペスト、狂犬病は、嫉妬によるものである……。

以来二世紀以上が経ち、ラ・ロッシュフーコーの論理は、二十世紀の医者から見れば当てにならないように見えるかもしれませんが、まったく根拠のないものでもありません。現代思想の前衛派を自称する作家アルビン・トフラーでさえ、その著書『未来の衝撃』の中で、類似する現象について述べています。彼は、次から次へと新しい要素で過熱する環境に起因する恒常的なトラウマは、体内でアドレナリンの分泌を引き起こし、不安、動悸、偏頭痛の原因となると語っています。「進歩を追いかける熱狂的なレース」は、まさに病なのです。私もそんな気がしていました。ですから、こうした病は、私の調合の範疇《はんちゅう》には入っていません。

進歩を追いかけてもいいでしょう。もちろんです。しかし、ゆっくり歩んでください。あなたの心臓をいたわって、ときには踊り場も必要ですし、海辺の休息も必要です。私は、過去に戻ることを願っているわけではありません。私たちの歩みが、事の成り行きに翻弄されるのではなく、ひとりひとりが自ら感じる内なるリズムによって刻まれることを、何よりも願うものです。

私の公然たる「魔術」は、魔術でも何でもありません。あまりにも使ってきたので、「トリック」もトリックでなくなりました。それは良識以上の何ものでもありません。しかし、家庭の中で代々受け継がれる古い家具のように、屋根の下で一生守りつづけ、手放してはいけないものです。家族全員に幸せをもたらすものなのですから。

訳者あとがき

本書の著者メセゲさんのことは、何度も何度も夫リュックから熱く聞かされていました。それこそ、結婚してベルギーに住んでいた一九七〇年代からの話です。夫は、ベルギー生まれのペイザジスト（自然風景式庭園デザイナー&ガーデナー）です。子どもの頃の遊び場は、自宅の広い庭。「緑の指」を持つ母親が育てる色鮮やかな花に囲まれて、お気に入りのサクランボの木に登ってはサクランボをほおばり、プラムに舌鼓を打ち、小粒の甘酸っぱいりんごに皮ごとかぶりついた、蜜蜂《みつばち》やクモと遊んだ、という思い出を鮮烈に持っています。

メセゲさんの自然観、植物や動物との関係の結び方、ライフスタイルは、夫のそれとずいぶん重なるところがあります。植物の力で、自分の健康や家族の健康を守ろうという首尾一貫した姿勢もそっくりです。そして、口調まで似ているのですから面白いものです。我が家のふたりの子どもは、小さい時から、庭で、散歩道で、森や山の中で、「この植物はこんな風に体にいいんだよ」という話を父親から何十回何百回と聞かされながら育ちました。

私自身は、北海道生まれです。子どもの頃の遊び場は、海と山でした。一番の思い出は、父親の号令と励ましのもとで、誰も降りられそうにない急な崖を、命綱をつけてはらはらどきどきしながらやっとの思いで海岸まで降りてゆく遠足でしょうか。ほかには誰もいない海岸、荒々しい波の音、目の前に広がる太平洋、そしてその向こう……高校を卒業するまで、この海は私の秘密の場所でした。さらに大人になってかなり時間が経ってからのことですが、植物を育てながら、植物の力に助けられて心身を癒す、という園芸療法を生業にしています。

夫には植物との関わりを通して見えてきた世界、私には植物と人の関わりを通して見えてきた世界が、それぞれあります。そうした世界を統合したい、表現したいと、ちっちゃな学校「エコール・グロッセ」を、実は始めたところです。

地湧社の増田圭一郎さんから本書の原書、C'EST LA NATURE QUI A RAISONの翻訳のお話しをいただいたとき、すぐに夫に相談しました。「もう古い本だよね」というのが彼の率直な感想でした。確かに、初版は一九七二年ですので、もう四十年近く前の本です。十年ひと昔と言いますから、すでに「古典」の範疇《はんちゅう》に入るかもしれません。果たして、この時代にあってどの程度のメッセージ性があるのだろうか、という問いが、まず私の中に浮かびました。

とりあえず、原書を読んでみることにしました。驚きました。というか、衝撃を受けました。少しも古くなかったのです！　今、ここで、私たちの身のまわりに相変わらず起こっている話、だったのです。

こうして始まった翻訳の真っ只中、二〇〇九年秋のこと、フランスのドキュメンタリー映画『未来の食卓』に出会いました。ブドウ栽培が盛んな南フランスに位置するガール県の小さなバルジャック村のショーレ村長が、学校給食と高齢者の宅配給食をオーガニックにする、と決めて行動に移すのです。子どもたちの未来を守るために。

四十年前、フルーランス町長のメセゲさんは、安全な食べ物の生産と普及を促進する、と決めて行動に移しました。町民の健康のために。そして、豊かさのために。

バルジャックもフルーランスも、裕福というよりむしろ貧しい、小さな村と町です。『未来の食卓』の公開後、フランスにはオーガニックブームが起こっているそうです。フルーランスの試みも、当時大きな反響を呼びました。

メセゲさんの前には『沈黙の春』のレイチェル・カーソンが、メセゲさんとほぼ同じ時代には、『複合汚染』の有吉佐和子が、凍りつくような警鐘を鳴らしました。アインシュタインは、「蜜蜂がいなくなったら、人類は四年で滅びる」と予言しています。

本書の初めの方に、DDTが登場します。子どもの頃の話ですが、ある日の朝、窓を開けて外を見ると、家の前が真っ白になっていました。壁も真っ白でした。何か異様なものを見てしまった、という感覚がはっきり思い出されます。私も、DDTがシラミやノミ退治の救世主のように気前よく使われていた時代に生まれました。

『未来の食卓』の冒頭では、パリのユネスコ本部で開かれた「健康と環境に関するシンポジウム」の様子が流れます。DDTの話はもうありません。その代わり、もっと複雑な「化学汚染」が、そしてさらに深刻化する「飲料水の危機」「食品添加物」「がんの増加」などがテーマになっています。

食の安全と確保、健康、そして環境。四十年の月日を経ても、私たちは同じ問題と取り組んでいます。いや、同じじゃないかもしれません。四十年経った今、取り組む相手は、もっと複雑で、もっと巧妙で、もっと見えにくく、そしてもっと危ないものになっています。結局何をやっても世の中は変わらない、という無力感しか私たちには残らないのでしょうか？

興味深いことに、『未来の食卓』の原題は、Nos enfants nous accuseront です。直訳すると、「子どもたちは、我々大人たちを責めることになるだろう」となります。日本語のタイトルが『未来の食卓』でよかったな、と思いました。この映画に託された監督ジャン゠ポール・ジョーさんの想いを、DVDに添えられたインタビューの中から引用させていただきます。

「環境問題を考えたとき、世界を変えていくには、子ども達とそして、母親の役割が大きいと思います。母親というのは人生を守る人だと考えています。父親はそれを助ける人で、実際生活を作るのは母親です。そして、この作品を作るにあたって、私は最後に必ず希望を残したかった。今、すぐに行動すれば希望は失われないという希望です」

メセゲさんも、「女性がお望みになることは、神がお望みになることと」と言って、世のお母さんたちにエールと期待を寄せています。「解決策を提示せず、読者に不安と悪夢を与えるだけならば、この本の狙いは失敗に終わります」とも言っています。本書の日本での出版と『未来の食卓』のあいだに共時性を感じます。「時」もそうですが、「食」という点でも、「行動」という点でも。

本書は、「私にもできること」の本です。そのためには、「幸せになるセンス」を磨いて、「幸せのレシピ」を実践しましょう、という本です。それは、メセゲさんのライフスタイルとユーモアと感性から生みだされたものです。おいしいものを食べたり、動物や花を愛でたり、子どもたちの健康に気を配ったり、女性が美しくなることを喜んだり、病気の人が元気になるのをお手伝いしたり、夫婦仲が良くなるのを心から望んだり、という日々の生活とその中で見つけられるささやかな喜びや楽しみを何よりも大切にしたい、生活の中には身近な植物も動物もみんな入っているんだよ、という、私たちひとりひとりが持ちうる生活者の想いに彩られたものです。「貧しいことを理由に、花をあきらめてはいけない」という信念に貫かれたものです。

例えば、「専門家が示す環境汚染で全滅した種の統計より、私の手の中で死んだ鳥の方がかわいそうに思える」気持ちや、「地球上で特権的立場にある我々でさえ健康が欲しいのです。貧しい人たちや恵まれない人たちにも健康が欲しいのです。友達である動物にも、鳥にも、蝶《ちょう》にも、花にも健康が欲しいのです。彼らがいなかったら、この地球はなんて味気ないものになることでしょう」と感じる気持ちです。

本書と関わりながら『未来の食卓』という新しい出会いがあったように、嬉しい再会もありました。本文の「万物は相互に関係し合い、影響し合うという感覚を私はいつももっていました。こうした感覚から、詩人はソネットを生み出しましたが、現代の科学者は、そこから報告書を作成します。両方ともいいと思います。詩は、夕食後の団欒《だんらん》に読み、報告書は、朝に畑で活用できますから」という一節に触れたとき、ある方の言葉が思い出されました。福岡正信さんです。『自然農法・わら一本の革命』（春秋社）を、さっそく本棚から取り出してきました。この本が書かれたのは一九七五年のこと（初出は柏樹社版）。やはり、この本も「古典」なのでしょうか。ちょっと長くなりますが、引用させてください。

「私は、近頃つくづく思うんですが、この場所に立って、この一枚の田圃《たんぼ》をながめるのは、分科した専門の科学者だけの頭ではだめだ。本当は、科学者と哲学者と宗教者の三者はもちろん、あらゆる畑の人、政治家も芸術家も含めて、ここに集まって、ここで評議して、果たしてこれでいいのか、という結論を出すところまでいかなきゃいけないと思います。……なぜかというと、専門の農学者や科学者は、自然がわかると思っている、あるいはそういう立場に立っている。自然がわかると思っているから、自然を研究していくんだ、自然を利用できるんだ、と確信してしまっている。しかし、哲学的に、宗教的に見た場合には、人間は自然を知ることができない、というのが真実であろうと思うのです。……一つの立場から見たものは、本物ではないということを各自が知り合わないと、本当の、一つの話にはならない、と私は思います。……

……クモなんかでも、この田圃には四種類も五種類もいる。……特に風の吹く日なんかには、二、三尺から数メートルほどの絹の糸が、風にのって、サーッと飛んでいる。いったい何が飛んでいるのかとよく見ると、クモの巣の糸が切れて、風に飛んでいて、それに五〜六匹のクモがぶらさがっているんです。ちょうど、松の実やタンポポが、風にのって飛んでいくあんな状態です。クモの糸を、飛行機代わりにして、それにすがって、クモの子が遠方まで飛行していくわけです。その情景というものは、全く、すごいというか、自然の大きなドラマなんですね。そんなのを見ますと、これはもう、芸術の世界というのでしょうか、そこにはやっぱり詩人とか芸術家も参加していなきゃいけないんです。そうしてこそはじめて、自然っていうものは、どういう営みをしているのか、どういうドラマが行われているのか、ということもわかってくる」

こうした情景に出会うことは、「幸せのレシピ」のひとつ。驚嘆できることは「幸せになるセンス」そのもの。そして、何よりも「私にできること」のひとつです。自然が好きだから、大地を守りたいから、家族を守りたいから、自分の健康を守りたいから、と、動機はさまざまでいいと思います。多種多様な動機と感性を生かすことが、全体の「幸せになるセンス」を磨くことにつながっていくと思いますし、こうしたことが、これからますます大事なことのような気がするのです。

四十年前に書かれた『自然が正しい』の現代性を危惧した私の懸念は、すっかり晴れました。これは、原点だったのです。福岡さんも『自然農法・わら一本の革命』の中で言っています。「どんな時代が来ても、本当の原点というのか、中心というものは、常に一点であり、不動であり、不変であると思うんです」と。

遠心力が昂じて原点から遠ざかりすぎたとき、このままいけばやがてはこの自然という円環から放り出されるかもしれない、というアラームが作動し、ブレーキが働くしくみが、実は私たちの中には組み込まれています。ぎりぎりのところで私たちを原点に立ち戻らせる「大いなるいのちの記憶」です。その「大いなるいのちの記憶」につながるひとつの回路が、「幸せになるセンス」だと私は思います。

近代化されるまで、日本では、自然を「じねん」と読んでいて、「自然＝自ずから然り」であった、という話を聞いたことがあります。科学が発達し、自然を研究の対象としたときから、人間は自然の外に出てしまったそうです。自然という円環から放り出されることは、「自ずから然り」という大いなるいのちの摂理から放り出されることなんだと思うのです。「自然が正しい」と言い切ってしまうことは少し乱暴ではないのか、と躊躇《ちゅうちょ》する気持ちが実は私の中にあったのですが、「自ずから然り」という光に照らされたとき、腑に落ちたのでした。

「幸せのレシピ」を実践するために、家庭菜園から始めましょう、と提唱するメセゲさんは、その輪を広げて「質を提供または生産するコミュニティ」というローカリズムに発展させています。まさに、バルジャック村の試みのように。そして、こうしたローカリズムが世界のあちこちに生まれ、つながる夢をメセゲさんは、私たちに託しました。こうしたことも、「私にできること」のひとつではないでしょうか。

たとえあなた自身がこうした試みの直接的な担い手にならなくても、「美食のスポンサー」になることはできますよね！「都会の人は健康と幸せを手に入れ、農村の人は繁栄と復権を手に入れるときです」という言葉も、今の日本に必要なメッセージとして響きます。

もうひとつ、日本には、他の国に類を見ない宅急便という発達した輸送システムがあります。「美食のスポンサー」を支える基盤が整っているのです。「産地直送小包」の普及には懐疑的なメセゲさんですが、今の日本ではこうしたことが問題なく可能です。

メセゲさんがこよなく愛するイラクサは、岩手の我が家の畑の脇でもすくすく育っています。夫リュックもイラクサの大ファンです。ベルギーの両親の畑から持って帰ってきて植えたくらいですから。第9章で紹介されているイラクサポタージュは、春から秋まで我が家の定番メニューになっています。本当においしいんです。人間だけではなく、湧水にイラクサを漬け込んで作るイラクサの冷浸剤は、野菜や植物の健康にも貢献しています。

本書で紹介されているレシピの中には、特定のアルコール類、ハム類、果実類、それからフランスでは野草のように生えている一部のハーブなど、入手しにくいものも多少ありますが、それ以外の野菜や果物、ハーブ類（種、苗、乾燥させたもの、あるいはスパイスとして）はほぼ問題なく手に入りますので、健康や美容のレシピも、必要に応じて、そして可能なもので、臨機応変に活用できると思います。

「カルボナード」は、ベルギーの代表的な料理で、ビールを使うのですよね。実は、フリッターの衣に水の代わりにビールを入れると、衣が軽くなり、サクサクしておいしいのです。我が家では、「アカシアの花のフリッター」はこうして作っています。日本の秋は栗の季節でもありますから、フェンネル風味の栗や「栗のシューファルシ」をぜひ試してみたいものです。「キャビア風のナスのピューレ」は、パン好きの家族に大好評でした。七月は、我が家でも、レッドカラント、ブラックカラント、グズベリーの収穫時期ですが、リキュール、ジャム、シロップ作りに加えて、「クラフティ」も作ってみました。アイスクリームを添えれば、とてもリッチなデザートになります。「赤キャベツのりんご煮」は、実は一度もうまくできた試しがありません。レッドカラントのジュレが入っていたのですね。メセゲさんのレシピを参考に、今年再挑戦したくなりました。ところで、レシピに出てくる「レネット」という品種のリンゴは、酸味の強い紅玉で代用できます。

本書では、ハーブだけではなく、果物や野菜の力についても触れていて、まさに食の大切さを痛感させられます。食事の中だけではなく、ちょっとしたけがや不調など、日常生活のあらゆる場面で活躍してくれる野菜の存在について再認識させられました。

身近な植物（願わくば健康な）を惜しみなく生活に利用できる具体的な方法が、豊富に紹介されていて、植物と暮らしの楽しみがまた一段と広がるような気がします。キュウリパックのように、調理しながら美しくもなれる、のですし！　トマトの葉での蚊除けも実験してみたい！　素材は、育てる、買う、そして、「採集」することもできるのですよね。日本には、春の山菜、秋のキノコと、「採集」の文化はまだまだ残っています。そして、「摘み草」も。

　こうした「幸せのレシピ」は、薬効のある素材をいただくということに加えて、メセゲさんがおばあちゃんやおばさん、そしてご両親から受け継いできた、「手作りと手のぬくもり」が感じられる「愛のレシピ」でもあると思います。家族あるいは友人と食卓を囲んで食事をすることにまでつながる、まさに今、ここで思い出したい「愛のレシピ」です。

　そういえば、子どもの頃、風邪で喉が腫れて痛かったとき、母は長ネギ（本書では「リーキ」）を焼いて布にくるみ、喉に巻きつけてくれたものです。こんな経験のひとつやふたつ、母親の温かい手の感触と一緒に憶えている読者の方も多いのではないでしょうか。

　ああ、次のことも「私にできること」ですね。

「『笑い』を育てましょう。そうすれば宿根草のように毎年出てきます。あなたの内なる庭にはそのための場所があります」

「……自然が私たちにさし出してくれる一秒一秒を謳歌することです」

「……歳をとっても若々しく、幸せに暮らすための実践的なアドバイスを一つするとしたら、『どんな状況においても、自然を伴侶とし、自然を寝床とし（たとえ、バラと同じくらいイラクサがはびこっていても）、愛する妻のように一歩一歩あとに従い、そして裏切らないこと。自然の息遣いに沿って呼吸し、季節のリズムに従うことを学びなさい。……』」

　そう、自然が正しい、のですから。

最後に、膨大な翻訳作業を無事このように終えることができましたのは、多くの方々のご協力の賜物と思っております。特に、医学用語や薬品名のチェックに関しては、医療法人蓬左クリニック院長・愛知薬科大学医学部非常勤講師の竹村一三さんと薬剤師の武政文彦さんに、植物名のチェックに関しては、友人の小泉美智子さんにお力添えをいただきました。地湧社の丸森真一さんには辛抱強く原稿の推敲をサポートしていただきました。この場を借りて、心よりお礼申し上げます。

また、私ごとではありますが、私にメセゲさんの存在をいち早く語ってくれた夫リュックは、フランス語の微妙な言い回し、生活文化や歴史、さらに植物に関する知識と実践という点で、今回の翻訳には欠かせない黒子のようなパートナーであったことを付け加えさせていただきます。

健康、美容、そして、安全においしく食べること。メセゲさんの「幸せのレシピ」と共に、あなたの「幸せになるセンス」も日々磨かれ、生活の一秒一秒が輝くものとなりますように、と祈りつつ…。

私たちの輝く一秒一秒に欠かせないいのちのパートナー、あらゆる生きとし生けるものに畏敬の念を抱き、心より感謝の気持ちを込めて、本書が幸せな未来への一助となりますように…。

グロッセ世津子

二〇一〇年五月

〈著者紹介〉

モーリス・メセゲ

1921年、南仏ガスコーニュ地方生まれ。薬用植物療法の大家。ジェール県で農業を営む父親と幼いころから野山を歩いて植物に触れ、植物を使って治療する父親の「離れ業」を目の当たりにしながら育つ。こうして授かった知識と健康や美容のための秘伝、そして自らの経験をもとに、詩人のジャン・コクトー、画家のユトリロ、英国のチャーチル元首相、モナコ公妃のグレース・ケリーなど多くの著名人を治療するまでに至る。特にグレース・ケリーは、「植物の知識で彼の右に出る人はいない」と褒め称えた。数々の著作とメセゲブランドの製品を通して、ハーブの利用を普及することに大きく貢献し、71年から89年までフルーランスの町長も務める。彼の功績は現在もラボラトリー・モーリス・メセゲ社に受け継がれ、「信頼のブランド」として世界各国で好評を博している。

〈訳者紹介〉

グロッセ 世津子《せつこ》

北海道生まれ。立教大学文学部フランス文学科卒業後、フランスのブザンソン大学に留学し、フランスとベルギーに13年暮らす。「自然の恵みを分かち合いながら、いま、ここにある自分を祝福できるような場づくり」をめざす園芸療法実践家。夫のグロッセ・リュックと共に、庭づくりの会社(有)みどりのゆびを経営し、岩手をフィールドとした自然を感じるステイ、「自然界の神秘」を学ぶクラス、ひとりひとりユニークな表現者としての自分「虹色の種」を育てるワークショップなどを提供する、ちっちゃな学校エコール・グロッセを主宰する。さらに、大学などの教育機関において将来の園芸療法士を育てる教育にも関わっている。主な著書に『園芸療法のこころ』(ぶどう社)、『園芸療法』(日本地域社会研究所) 等。

自《し》然《ぜん》が正《ただ》しい

2010年 7月20日　初版発行

著　者　モーリス・メセゲ

訳　者　グロッセ世津子　

発行者　増　田　正　雄

発行所　株式会社　地《ち》　湧《ゆう》　社

東京都千代田区神田北乗物町16（〒101-0036）

電話番号・03-3258-1251　郵便振替・00120-5-36341

装　幀　塚本やすし

印　刷　萩原印刷

製　本　小高製本

ISBN978-4-88503-208-0 C0098

生命の医と生命の農を求めて

梁瀬義亮著

医師である著者は、戦後いち早く農薬の恐るべき毒性に気づき、敢然とその危険性を訴えた。一方で生命を全うする農のあり方を真摯に問い続け、完全無農薬有機農法を確立した著者の思索と実践。

四六判並製

いのちのために、いのちをかけよ

吉村正著

産科医として50年あまりにわたり自然出産を見つづけてきた著者が、現代の医学や経済の問題点を根本から指摘し、感性的認識を取り戻して自然に生きることの大切さを、ユーモアをまじえて説く。

四六判上製

土からの医療

医・食・農の結合を求めて

竹熊宜孝著

人間の生命を支える「医・食・農」を根底から問い直し、田舎の診療所に根をおろした著者が、地域の人たちと一体となって、いのちと土を守る運動や、養生運動を展開していく感動の実践記録。

四六判並製

ガンジー・自立の思想

自分の手で紡ぐ未来

M・K・ガンジー著／田畑 健編／片山佳代子訳

近代文明の正体を見抜き真の豊かさを論じた独特の文明論をはじめ、チャルカ（糸車）の思想、手織布の経済学など、ガンジーの生き方の根幹をなす思想とその実現への具体的プログラムを編む。

四六判上製

牛が拓く牧場

自然と人の共存・斎藤式蹄耕法

斎藤晶著

機械を使わず、除草もせず、あるときは種もまかない自然まかせの牧場。北海道の山奥で生まれた、自然の環境に溶け込んだ牧場経営を通じて、未来の人と自然と農業のあり方を展望する。

四六判上製

みんな、神様をつれてやってきた

宮嶋望著

北海道新得町を舞台に、様々な障がいを抱えた人たちとともに牧場でチーズづくりをする著者が、人と人のあり方、人と自然のあり方を語る。格差社会を超えた自由で豊かな社会の未来図を描く。

四六判上製

自然に産み、自然に育てる

ちあきのマクロビオティック・タイム

橋本ちあき著

マクロビオティックの考え方を取り入れて、5人の子どもを自宅出産し、大自然の中で育てた著者。その体験をもとに子どものからだと心をバランスよく育てるための知恵とコツを伝える。

四六判並製

老子（全）

自在に生きる81章

王明校訂・訳

老子の『道徳経』をいくつかの原典にあたりながら独自に校訂し、日本語に現代語訳。中国語、日本語ともに母国語の著者が、その真髄を誰でもわかるように書き下ろした、不朽の名訳決定版。

四六判上製

わらのごはん

船越康弘・船越かおり著

自然食料理で人気の民宿「わら」の玄米穀菜食を中心とした「重ね煮」レシピ集。オールカラーの美しい写真とわかりやすい作り方に心温まるメッセージを添えて、真に豊かな食のあり方を提案する。

B5判並製

もう一つの人間観

和田重正著

大脳の欲望と知力に振り回されて苦悩する人間を、生物進化という大きな流れの中でとらえ直し、その本質に迫る。現代の危機は、いのちの流れに沿わなければ乗り越えられないと示唆した先見の書。

四六判上製